E-BOOK INSIDE

Vogt: Lösungsfokussierte Therapie mit Kindern und Jugendlichen
Mit dem untenstehenden Download-Code erhalten Sie die PDF-Version dieses Buches.

So laden Sie Ihr E-Book inside herunter:

1. Öffnen Sie die Website: http://www.beltz.de/ebookinside
2. Geben Sie den untenstehenden Download-Code ein und füllen Sie das Formular aus.
3. Mit dem Klick auf den Button am Ende des Formulars erhalten Sie Ihren persönlichen Download-Link.
   [Für den Einsatz des E-Books in einer Institution fragen Sie bitte nach einem individuellen Angebot unseres Vertriebs: vertrieb@beltz.de. Nennen Sie uns dazu die Zahl der Nutzer, für die das E-Book zur Verfügung gestellt werden soll.]
4. Beachten Sie bitte, dass der Code nur einmal gültig ist. Bitte speichern Sie die Datei auf Ihrem Computer.

Download-Code

9XGFM-P34W3-P4Z9C

Vogt

Lösungsfokussierte Therapie mit Kindern und Jugendlichen

Manfred Vogt

Lösungsfokussierte Therapie mit Kindern und Jugendlichen

Mit E-Book inside

BELTZ

Anschrift des Autors:
Dr. Manfred Vogt
Norddeutsches Institut für Kurzzeittherapie, NIK
Außer der Schleifmühle 40
28203 Bremen
E-Mail: manfred_vogt@t-online.de

1. Auflage 2016

Werderstraße 10, 69469 Weinheim
Programm PVU Psychologie Verlags Union
http://www.beltz.de

Lektorat: Karin Ohms
Illustrationen: Bettina Bexte, Bremen
Herstellung: Sonja Frank / Uta Euler
Umschlagbild: Konstantin Yuganov / fotolia.com
Satz und Bindung: Beltz Bad Langensalza GmbH, Bad Langensalza
Gesamtherstellung: Beltz Bad Langensalza GmbH, Bad Langensalza

Printed in Germany

ISBN 978-3-621-28298-7

Inhaltsübersicht

Inhalt

Vorwort

Zeichnen ist die Sprache für die Augen, Sprache ist die Malerei für das Ohr.
Joseph Joubert (1754–1824)

Anfang der 1980er-Jahre begann ich in einer freien Praxis und in der stationären Kinder- und Jugendhilfe, mit Kindern und Jugendlichen und deren Familien zu arbeiten. Damals lernte ich Insoo Kim Berg und Steve de Shazer auf ihrem ersten in Europa abgehaltenen Workshop zum Thema »Lösungsfokussierte Therapie« kennen. Begeistert von der zielgerichteten Einfachheit, fand ich hier alle Formen der Hilfestellung für Kinder und Jugendliche in einem klaren pragmatischen Therapieansatz vereint.

Noch am selben Tag luden Wolfgang Eberling und ich Insoo Kim Berg und Steve de Shazer zu uns nach Bremen ein. Dort hatten wir zusammen mit Heinrich Dreesen, Jürgen Leistikow, Peter Kruse und Wolfgang Burr das *Norddeutsche Institut für Kurzzeittherapie* (NIK) gegründet. Wenige Wochen später besuchten wir Insoo Kim Berg und Steve de Shazer in Milwaukee (USA) und lernten dort ihre therapeutische Praxis und ihr *Brief Family Therapy Center* (BFTC) kennen. Die sich daraus entwickelnde intensive kollegiale und freundschaftliche Zusammenarbeit dauerte bis zu ihrem Lebensende an.

Im BFTC wurden damals ausschließlich erwachsene Klienten oder Kinder in ihren Familien behandelt. Auf der Suche nach einem zielgerichteten Vorgehen in der Kinder- und Jugendlichenpsychotherapie traf ich 1985 den niederländischen Kinder- und Jugendpsychiater Dick Oudshoorn. Seit Jahren hatte er erfolgreich mit direktiver Hypnose in einer Klinik für Kinder- und Jugendpsychiatrie in Dordrecht gearbeitet. Sein kurzzeittherapeutischer Ansatz beruhte auf der Hypnose nach Milton H. Ericksons und der strategischen Therapie nach Jay Haley und Cloe Madaness. Dick Oudshoorn stellte für mich den Kontakt zum amerikanischen Kinder- und Jugendpsychiater Richard A. Gardner in New Jersey her, der therapeutische Spiele für ein direktives und gezieltes Arbeiten mit Kindern entwickelt hatte. Seine Materialien sowie die Ideen von Steve de Shazer, Insoo Kim Berg und Dick Oudshoorn inspirierten mich dazu, meine Arbeit mit Kindern und Jugendlichen ziel-, kompetenz- und ressourcenfokussiert zu gestalten.

Im Laufe der Jahre entwickelte sich daraus eine kreative lösungsfokussierte Therapiepraxis mit Kindern und Jugendlichen, die ich Ihnen mit diesem Buch vorstellen möchte. Getreu dem Credo kurzzeittherapeutischer Praxis, dass weniger mehr sein kann, konzentriere ich mich betont auf die lösungsfokussierte Therapie mit Kindern und Jugendlichen, wohlwissend, dass bei therapeutischen Indikationsstellungen zur Kinder- und Jugendlichenpsychotherapie in der Praxis oftmals familientherapeutische Interventionen und Elternberatung einen bedeutsamen Stellenwert einnehmen. Im

Selbstverständnis des vorliegenden Buchs sind mit Klienten sowohl meine jungen und jugendlichen Klienten als auch Eltern gemeint. Obwohl im Feld der Kinder- und Jugendlichenpsychotherapie mehrheitlich Therapeutinnen praktizieren, gebrauche ich für eine einfache Lesart die Bezeichnung Therapeut. Danke.

Mit diesem Fokus auf die Therapie mit Kindern und Jugendlichen lade ich Sie ein, therapeutische und lösungsfokussierte Denk- und Handlungsräume zu betreten und Theoriegebäude mit einem konzeptionellen und methodischen Arbeitsraum kennenzulernen. Werfen Sie einen Blick in Erfahrungsräume und kreative Gestaltungsräume therapeutischer Praxis. Mit all seinen Räumen gleicht das vorliegende Buch im Sinne von Joeph Joubert einer Kunstgalerie als (m)einem Haus für die lösungsfokussierte Therapie mit Kindern und Jugendlichen. Sie finden *»Bilder als Sprache für die Augen«, und Sie finden geschriebene »Sprache als Malerei für das Ohr«. So ist das vorliegende Buch statt in gewohnte Kapitel in einzelne thematische Flügel gegliedert. Übliche Unterkapitel befinden sich in thematischen Galerien und in ihnen finden Sie unterschiedlich gerahmte Bilder als Beispiele, Fallbeispiele und Abschnitte.*

Und weshalb das so ist, erfahren Sie gleich im 1. Flügel, in dem therapeutische Praxis als eine Improvisationskunst verstanden und begründet wird. Von dort geht es in den 2. Flügel, in dem die Quellen und Prämissen lösungsfokussierter Therapie skizziert sind. Im 3. Flügel werden in einzelnen Galerien Improvisationsfiguren zu einem konzeptionellen Arbeitsraum entwickelt. In den Galerien des 4. Flügels werden entwicklungspsychologische Aspekte einer lösungsfokussierten Therapie mit Kindern und Jugendlichen profiliiert. Die Bedeutung des Spiels als Bindeglied zwischen kindlicher Entwicklung und einer kindergemäßen therapeutischen Praxis wird in den Galerien des 5. Flügels dargestellt. Im 6. Flügel werden kindgerechte lösungsfokussierte Interviewtechniken gezeigt und im 7. Flügel finden Sie Anregungen für eine ressourcenorientierte Diagnostik. In den Galerien des 8. Flügels zeigen viele einzelne Bilder in unterschiedlichen Galerien insbesondere gestalterische und kreative Interventionen. Im 9. Flügel werden die lösungsfokussierten Interventionsformen in Form von therapeutischen Aufgaben und Experimenten für eine lösungsfokussierte Therapieplanung vorgestellt. Im letzten, dem 10. Flügel sind ausgewählte Studien aufgezählt, die die Effektivität der lösungsfokussierten Therapie mit Kindern und Jugendlichen dokumentieren. Wie in jeder Kunstgalerie können die Flügel wahlweise besucht werden. Im Nacheinander eines aufeinander aufbauenden Rundgangs erschließt sich Sinn und Intention eine Ausstellung jedoch am umfänglichsten.

Mögen Ihnen die verschiedenen Flügel, Galerien, Rahmen und (Sprach-)Bilder als nützliche Anregung dienen.

Im Gedenken an Steve de Shazer, der sich zu Therapiebeginn mit ähnlichen Worten bei seinen Klienten für deren Kommen bedankte, erlaube ich mir, Ihnen für den Weg durch mein Buch mitzuteilen: »Danke, dass Sie das Buch beginnen zu lesen. Möge es hier und da nützlich sein. Ich habe mein Bestes versucht. Aber es gibt keine Garantie.«

Bremen, Frühjahr 2016 *Manfred Vogt*

1 Flügel: Therapeutische Praxis als Improvisationskunst

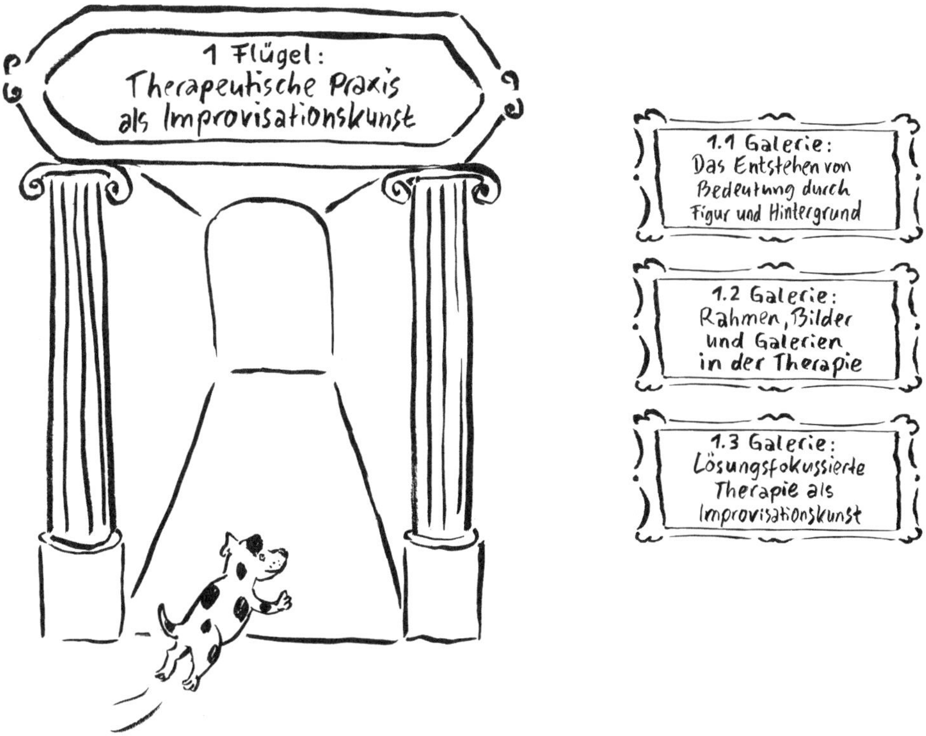

Der Körper ist das Haus, in dem die Seele wohnt.
Afrikanisches Sprichwort

Dem Psychischen begegnen wir in der Umgangssprache häufig in Form von räumlichen bzw. materiellen Bildern. So ist die Rede davon, dass jemand seine Ohren auf Durchzug stellt. Manche sind nicht ganz dicht, andere lassen die Rollläden herunter, um etwas zu vermeiden. Bei dem einen muss etwas zurechtgerückt werden, ein anderer ist ganz verrückt. Kinder mit einem starken Willen haben ein gutes Fundament fürs Leben. Gibt jemand auf, so wirft er das Handtuch oder hängt seine Gitarre an den Nagel. Wird etwas als existenziell bedrohlich wahrgenommen, geht es ans Eingemachte. Man ist im Keller und will dem Ganzen vielleicht auf den Grund gehen. Manche Menschen werden gefragt, ob ihr eigenes Ich eigentlich der Herr (die Frau) im eigenen Hause ist. Anderen wird sogar unterstellt, sie hätten Leichen im Keller.

Keeney (1991) nutzt die Metapher des Hauses, um die Improvisationskunst therapeutischen Handelns zu beschreiben. In therapeutischen Gesprächen gewähren

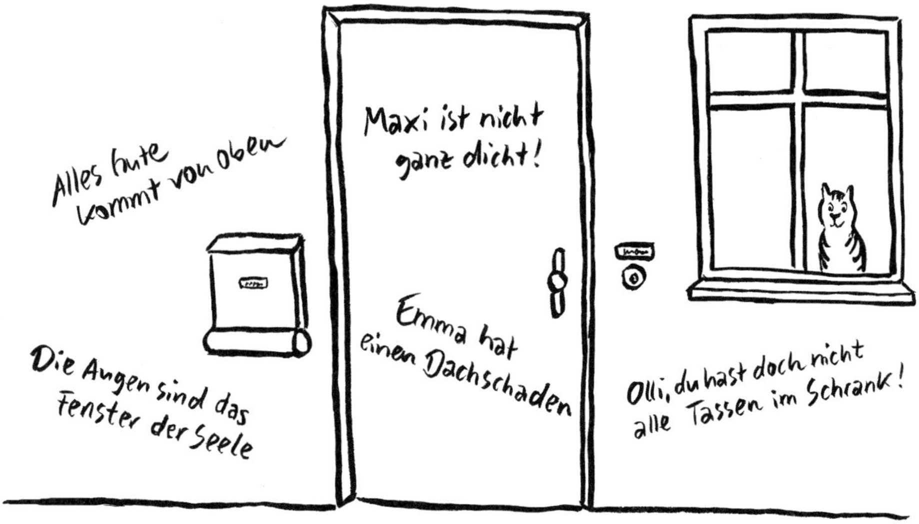
Alles Gute kommt von oben
Maxi ist nicht ganz dicht!
Emma hat einen Dachschaden
Die Augen sind das Fenster der Seele
Olli, du hast doch nicht alle Tassen im Schrank!

Klienten durch ihre sprachlichen Bilder Einblicke in ihr »inneres Haus«. In ihren Narrativen zeigen sie unterschiedliche Bilder ihres Selbsterlebens:

- Progressive Narrative deuten auf ihre proaktiven Seiten und ihre erlebte Selbstwirksamkeit,
- stabile Narrative lassen erkennen, wie das Leben als stabil, aber auch als unveränderbar erlebt wird,
- degressive Narrative weisen darauf hin, dass sich Menschen von ihren Zielen und Hoffnungen entfernen (vgl. Miller & de Shazer, 1991).

Diese sprachlichen Bilder befinden sich in unterschiedlichen Galerien des Hauses. Galerien können geöffnet oder verschlossen erscheinen und unterschiedliche Überschriften tragen. Auf den Spuren im Flügel der Vergangenheit begehen wir möglicherweise die Galerie der Kindheit, die Galerie der Familie, die Galerie der Geschwisterbeziehungen oder mehrgenerational die Ahnengalerie. Dort werden Bilder vorgestellt, die durch ihre unterschiedlichen Rahmungen vielfältige Bedeutungen anbieten.

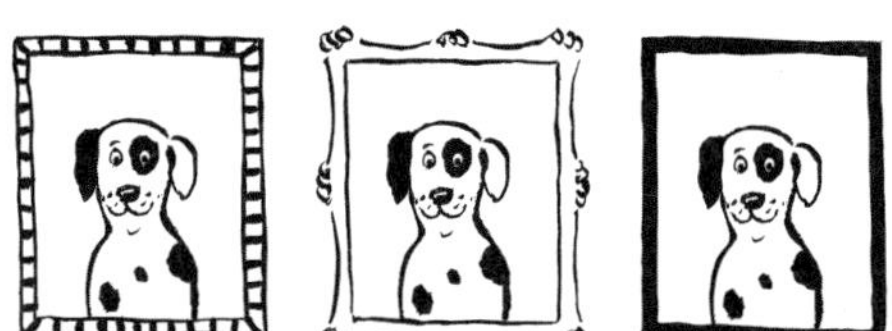

Die Bedeutung der Bilder wird über das Zusammenspiel von Bild und Rahmen geprägt und damit über das Spiel von Figur und Hintergrund. Während jemand das Bild als Figur vor dem Hintergrund des Rahmens sieht, betrachtet ein anderer zunächst die Randbedingungen und hebt den Rahmen als Figur in den Vordergrund.

1.1 Galerie: Das Entstehen von Bedeutung durch Figur und Hintergrund

Informationen bestehen aus Unterschieden, die einen Unterschied machen.
Bateson (1987)

Informationen entstehen aus dem Wechselspiel zwischen Figur und Hintergrund. Anhand dieser Beziehungen zwischen Figur und Hintergrund werden Informationen in eine sinnhafte Bedeutung transformiert. Um einen Baum als Baum erkennen zu können, bedarf es eines Hintergrunds, z. B. des blauen Himmels. Und erst die leeren Räume zwischen den Ästen lassen uns diese als einzelne Äste erkennen.

Figur und Hintergrund erkennen wir also erst, wenn sie sich voneinander unterscheiden. Das Zusammenspiel verschiedener Linien im Vordergrund ermöglicht unterschiedliche Bedeutungen.

Bild: Kippfiguren

Beim Betrachten von bi-stabilen Bildern, den sog. Kippbildern (Haken & Schiepek, 2006) wird das Zusammenspiel von Figur und Hintergrund für die Ordnungsbildung nachvollziehbar.

Beim Necker-Würfel in Abbildung 1.1 erscheint einmal die eine Front als Vorderansicht, das andere Mal als Hinteransicht und bei der zweiten Kippfigur in Abbildung 1.2 sehen wir je nach Perspektive das Gesicht einer alten oder einer jungen Frau. So wandeln sich Bedeutungen im Wechselspiel mit Figur und Hintergrund.

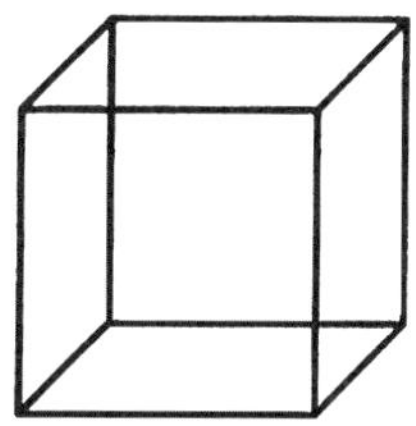

Abbildung 1.1 Kippfigur: Necker-Würfel

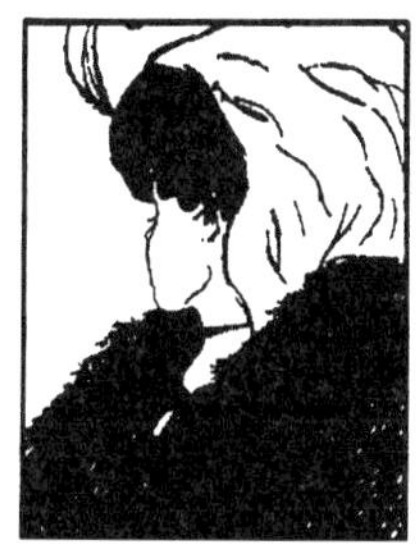

Abbildung 1.2 Kippfigur: Alte Frau und junge Frau

Durch die Wahl des Sprechens können wir die Wahrscheinlichkeit der Wahrnehmung förmlich »herbeireden«. Sehen Beobachter das Kippbild mit der alten und jungen Frau und haben sie vorher einige Zeit über das Altern, Erinnerungen an Großmütter und generell über ältere Frauen gesprochen, so steigt die Wahrscheinlichkeit, dass sie beim Ansehen des Bildes zuerst die ältere Frau erkennen. Umgekehrt erkennen Beobachter, die zunächst über Jugend, junge Mädchen und Frauen und über die Mode der 1920er-Jahre gesprochen haben, zunächst die junge Frau. Die Suggestibilität der Wahrnehmung und die suggestive Kraft der Sprache beeinflussen unsere Bedeutungs- und Ordnungsbildung.

Am Bekanntesten ist diese Phänomen beim Autogenen Training, wo die selbstgesprochenen Worte »Meine Hand ist ganz warm« nach mehrmaligem Wiederholen dazu führen, dass die Temperatur der Hand physikalisch messbar ansteigt. Wir reden uns unsere Wirklichkeit herbei. Dies ist jedoch nicht beliebig möglich, wir können die Flüssigkeiten in unserer Hand nicht zum Kochen bringen. Aktiv Einfluss nehmen können wir jedoch.

Bild: Ähnlichkeiten und Unterschiede
Mit dem Erfassen von Ähnlichkeiten und Unterschieden treffen wir Unterscheidungen, die wir als Informationen generieren. Wir sprechen dann von einer Information, wenn es sich um einen Unterschied handelt, der einen Unterschied schafft.

Im nachfolgenden Beispiel (Smileys (a)) erkennen wir ein Gesicht sofort, weil es sich durch seine Unähnlichkeit von den anderen unterscheidet.

(a)

Unähnlichkeiten ziehen unsere Aufmerksamkeit auf sich. Haben wir uns einmal darauf fokussiert, vergewissern wir uns immer wieder, ob sie noch da sind. Die Umgebung der ähnlichen Gesichter wird weniger interessant als der eine Unterschied. Die Unähnlichkeit rückt mehr und mehr in den Vordergrund. So hebt die Aufmerksamkeit die Unähnlichkeit hervor in den Vordergrund und betont sie (b).

(b)

Beginnen wir, über die Unähnlichkeit zu sprechen und sie von verschiedenen Seiten zu betrachten, gewinnt sie immer mehr an Bedeutung. Wir beginnen möglicherweise Ähnlichkeiten zu den Unähnlichkeiten zu suchen und zu finden. Erst ist nur ein kleiner Unterschied aufgefallen, und als wir darüber zu sprechen beginnen, erinnern wir uns an andere Bilder, die auch eher zu der unähnlichen Figur passen. Figur und Hintergrund bilden eine stabile Beziehung der Bedeutung. Die Unterscheidung eröffnet eine Wahl, welches Gesicht für unsere Aufmerksamkeit bedeutsam wird, und wir schränken möglicherweise andere Wahlmöglichkeiten ein (c).

(c)

Je länger wir über den Unterschied sprechen, desto mehr Raum erhält er in unserer Wahrnehmung und beginnt sie zu dominieren. Wir sehen mehr unähnliche Figuren und fokussieren unsere Aufmerksamkeit darauf. Das ist die Grundlage des Diagnostizierens (griechisch diagnōstikós = zum Unterscheiden geschickt).

Metaphorisch gesprochen kann so aus einer Mücke ein Elefant oder aus einer kleinen Auffälligkeit oder Schwierigkeit ein einnehmendes Problem werden (d).

(d)

Das Prinzip, aus einer Mücke einen Elefanten werden zu lassen, funktioniert auch umgekehrt und lässt sich therapeutisch nutzen. Schließlich sind Mücke und Elefant zwei Tiere, deren Bedeutung unterschiedlich gesehen werden kann, je nachdem ob man gestochen oder getreten wird.

In der lösungsfokussierten Praxis nutzen wir dieses Prinzip, indem wir die Ausnahmen des einnehmenden Problems suchen und die Stärken und Ressourcen der Klienten betonen und somit in den Vordergrund rücken. Zu Therapiebeginn haben die Beteiligten aufgrund ihrer vergangenen Erlebnisse manchmal eine problemfokussierte Sichtweise entwickelt. Sorgenvolle Bilder stehen im Vordergrund und hoffnungsvolle Bilder verblassen im Hintergrund, oder der Hintergrund ist zur alles bestimmenden Figur im Vordergrund geworden. Viele Therapien beginnen im übertragenen Sinne mit Bild (e).

(e)

Als Therapeuten haben wir die Wahl, welches der Bilder wir hervorheben möchten, um den Beteiligten zu helfen. Dabei entscheiden wir uns in der lösungsfokussierten Praxis darauf, unscheinbare Hintergründe als Figuren im Vordergrund zu betonen (f).

(f)

In der lösungsfokussierten Therapie suchen wir das Bild bzw. die Figur, die sich am deutlichsten vom Hintergrund unterscheidet und die für die Klienten attraktiv und erstrebenswert erscheint. Wir betonen das zunächst Unscheinbare, Hintergründige und versuchen, es auf attraktive Weise in den Vordergrund zu überführen (g).

(g)

Rahmen: Figur und Hintergrund in der Sprache

Fallbeispiel

Annette (17) lebt in einer Wohngruppe mit anderen Jugendlichen. Sie möchte gern ins Kino fahren. Als sie zu ihrem Fahrrad geht, entdeckt sie, dass die Kette vom Zahnrad gesprungen ist. Nachdem sie laut geflucht hat, überlegt sie, wie sie das Fahrrad schnell reparieren kann. Als dies nicht auf Anhieb gelingt, flucht sie erneut und beschimpft sich und ihre Unfähigkeit, das Fahrrad zu reparieren. Sie erlebt ihr Versagen persönlich und sagt sich: »Ich kann das nicht!« Zugleich bemerkt sie, dass sie es nicht pünktlich ins Kino schafft. In ihrer aktuellen Selbstwahrnehmung erlebt sie den verhinderten Kinobesuch als persönliche Strafe, weil sie nicht in der Lage ist, ihr Fahrrad zu reparieren. Sätze wie »Immer ich!« und »Womit hab ich das verdient?« rücken in den Vordergrund und lassen andere Möglichkeiten für den Kinobesuch in den Hintergrund rücken. Die negative Selbstbewertung überlagert alle anderen Gedanken und andere Möglichkeiten, ins Kino zu kommen, werden nicht mehr bedacht.

Ideen, wie z.B. ins Kino zu laufen und etwas später anzukommen oder eine spätere Vorstellung zu besuchen, sind blass. Diese Alternativen haben keinen Platz neben denen des vordergründigen Erlebens: »Ich habe versagt und mir gelingt nichts.« Das eigentliche Vorhaben, ins Kino zu gehen, tritt in den Hintergrund. Im Vordergrund steht nun die Verknüpfung »Kein Fahrrad reparieren zu können heißt zu versagen und das heißt, auf den Kinobesuch zu verzichten«.

Auf sprachlicher Ebene begegnet uns das Wechselspiel in der Pragmatik der Kommunikation (Watzlawik et al., 1969). Interpunktionen zwischen der Figur der Buchstaben und dem grammatikalischen Satzzeichen als Hintergrund erzeugen unterschiedliche Bedeutungen:

- Wir essen jetzt Oma!
- Wir essen jetzt, Oma!

1.2 Galerie: Rahmen, Bilder und Galerien in der Therapie

Das Unterscheiden von Figur und Hintergrund bildet die Grundlage für das weitere Konzept der Rahmen, Bilder und Galerien. Neben personenbezogenen Galerien, wie die Ahnengalerie oder die Galerie der Geschwisterbeziehungen, sind auch andere Arten von Galerien vorstellbar, z.B. die Galerie der guten Erinnerungen, die Galerie der großen Lernerfahrungen, die Galerie schwieriger Zeiten usw. Die Präsentation und das Arrangement der Bilder innerhalb einer Galerie vermitteln einen Eindruck von erlebten Zusammenhängen und Ereignisfolgen, die den subjektiven Hintergrundtheorien entsprechen.

Mit welchen Bildern wird eine Galerie eröffnet, welche folgen und welche werden erst am Ende der Galerie gezeigt? Wie beziehen sie sich aufeinander? Ist für das Verständnis mancher Bilder das vorherige Betrachten anderer Bilder notwendig? Werden Bilder als Ursachen oder Folgen von etwas interpretiert? Die Art der dargebotenen Bilderfolge lädt zu Interpretationen über das Selbsterleben des Gegenübers ein.

Zum Modellieren therapeutischer Prozesse bietet sich das Bild an, sich zu Beginn die Begegnung innerhalb einer therapeutischen Eröffnungsgalerie vorzustellen. In ihr werden uns mögliche Bilder zu beklagenswerten Themen gezeigt, die aus Sicht der Klienten in einer Problemgalerie gesammelt sind.

Bild: Problemverhalten des Sohnes Holger

Hier begegnen uns beispielsweise drei Bilder dreier beklagenswerter Verhaltensweisen eines Sohnes:

- Rahmen 1: Sohn zeigt delinquentes Verhalten und stiehlt Kaugummi.
- Rahmen 2: Sohn stört den Unterricht in der Schule.
- Rahmen 3: Sohn verbreitet Lügen.

Am meisten sorgen sich die Erwachsenen um das Stehlen und stellen dieses Bild ausführlich dar, indem sie detailliert das Bild ausmalen:

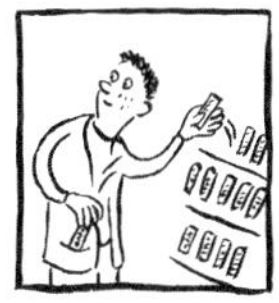

Um das Bild zu rahmen bzw. zu deuten, können wir in unseren alltäglichen Deutungsweisen ein kausal-funktionalistisches Interpretationsschema anlegen, indem wir einzelne Ereignisse als Ursache für bestimmte Ereignisse deuten. Dazu verknüpfen wir Ereignisse mit dem Wort *weil*: Holger stiehlt Kaugummis, *weil* er sich als langweilig erlebt und eine Mutprobe sucht.

Oder wir deuten sie funktionalistisch, wenn sie mit dem Wort *damit* verbunden werden: Holger stiehlt Kaugummis, *damit* er in seiner Peergruppe anerkannt wird.

Mit diesen Eindrücken verlassen wir die Problemgalerie und begeben uns in die Familiengalerie, wo das Verhalten des Sohnes eine andere Bedeutung haben kann.

Bild: Familiengalerie

In der Familiengalerie begegnen wir weiteren Bildern in ihren Rahmen.

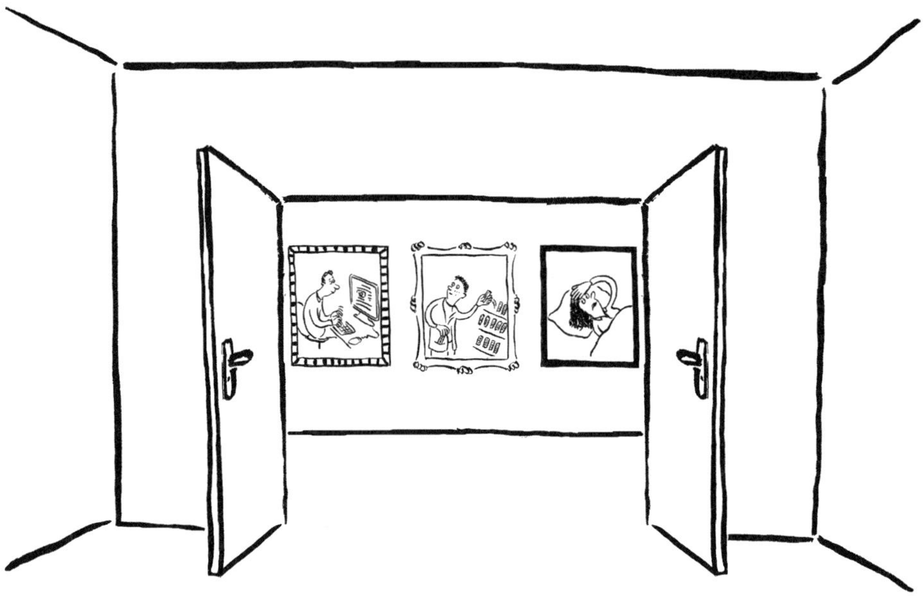

Rahmen 1: Sohn stiehlt Kaugummi.
Rahmen 2: Mutter klagt über Migräne.
Rahmen 3: Vater verbringt die meiste Zeit am PC.

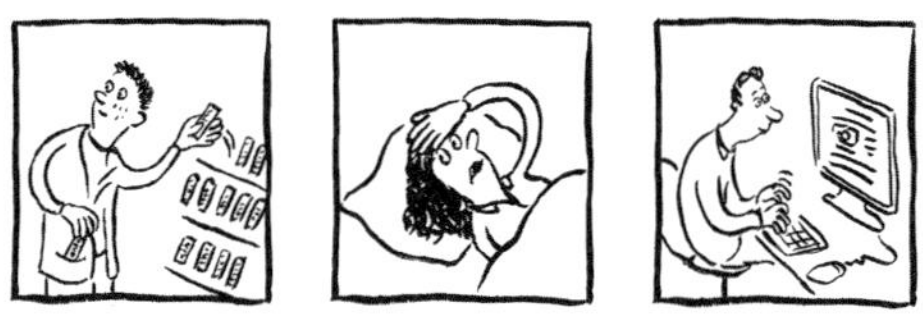

Kausale Interpretation. Je nachdem, in welcher Reihenfolge die Bilder vorgestellt, betrachtet und in Zusammenhang gestellt werden, bieten sich unterschiedliche kausale Deutungsmöglichkeiten:

Weil der Vater die meiste Zeit am PC verbringt, klagt die Mutter über Migräne. Und *weil* die Mutter so viel klagt, zeigt der Sohn delinquentes Verhalten.

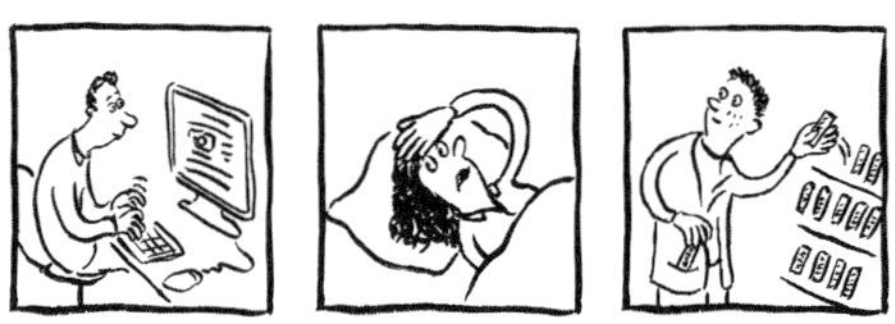

Oder: *Weil* Mutter über Migräne klagt, zieht sich der Vater an den PC zurück. Und *weil* sich der Vater oft zurückzieht, zeigt der Sohn delinquentes Verhalten.

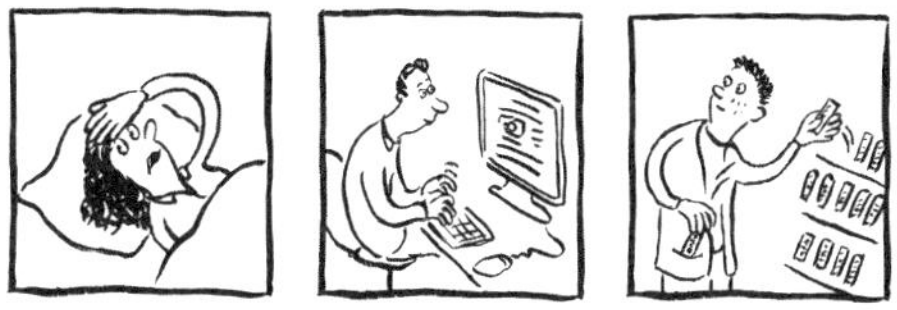

Oder: *Weil* der Sohn delinquentes Verhalten zeigt, zieht sich der Vater an den PC zurück. Und *weil* sich der Vater häufig zurückzieht, klagt die Mutter über Migräne.

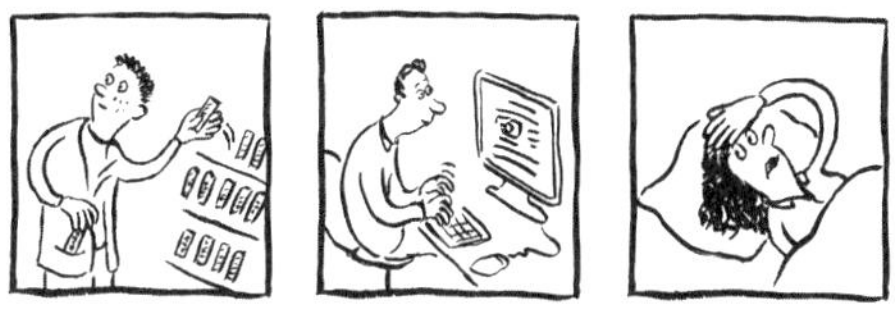

Oder …

Funktionalistische Interpretation. Funktionalistisch interpretiert bieten sich folgende Deutungen an:

Der Vater verbringt die meiste Zeit am PC, *damit* die Mutter ihre Migräne lindern kann und beide Eltern vom delinquenten Verhalten des Sohnes abgelenkt sind.

Oder: Die Mutter kümmert sich um ihre Migräne, *damit* der Vater die meiste Zeit am PC verbringen kann und beide Eltern vom delinquenten Verhalten des Sohnes abgelenkt sind.

Oder: Der Sohn zeigt delinquentes Verhalten, *damit* die Mutter vom Rückzugsverhalten des Vaters und der Vater vom Rückzugsverhalten der Mutter abgelenkt ist.

Oder …

Unterschiedliche Verknüpfungen können als subjektive Einbettungsmuster verstanden werden und ermöglichen verschiedene therapeutischer Interventionen. Keeney (1991) bezeichnet das Spielen mit unterschiedlichen Deutungsmöglichkeiten als therapeutische Improvisationskunst, die maßgeblich durch das therapeutische Interventionsverhalten beeinflusst wird.

Bild: Therapeutische Flügel, Rahmen und Galerien

Zu Beginn einer Therapie führen uns die Klienten in ihr inneres Haus. Aus therapeutischer Perspektive führen sie uns in ihre therapeutische »Eröffnungsgalerie«. Dort präsentieren sie ihre Sorgen und ihre Themen, die zur Therapie geführt haben. Sie zeigen Bilder und erklären mögliche Zusammenhänge zum Therapieanlass. Als Therapeuten fragen wir zunächst nach der Ideengeschichte, wie es zum therapeutischen Kontakt gekommen ist und welche Hoffnungen die Klienten mit einer Therapie verbinden. Dabei suchen wir in der Zielgalerie nach Bildern, die den Klienten zeigen, dass therapeutische Interventionen hilfreich sind und woran dies von den einzelnen Beteiligten erkannt werden wird.

Weiterführende Bedeutungen entstehen durch die Anordnungen einzelner Bilder zueinander durch die Klienten, sowohl innerhalb einer Galerie als auch in Bezug zu anderen Galerien.

Von dort geht es dann in die therapeutische Galerie. Mit welchen Bildern wird diese eröffnet? Welche Bilder schließen sich an und welche werden am Ende der Galerie gezeigt? Setzen einzelne Bilder das Verstehen vorheriger Bilder voraus? Werden bestimmte Bilder vom Klienten als Ursachen oder Wirkungen von Ereignissen interpretiert? Wie ist das aktuelle Gesamtwerk arrangiert?

Es ist nicht der Klient allein, der uns seine Sicht der Dinge in sprachlichen Bildern darbietet, sondern wir als Therapeuten explorieren und ordnen mit unserer Sicht der Dinge die Themen der Klienten und intervenieren entsprechend. Wir stellen Fragen und suchen nach therapeutisch relevanten Galerien und Bildern, nach unterschiedlichen Konnotationen in den Erzählungen der Klienten.

Keeney (1991) bezeichnet diesen Prozess als ko-konstruktive Improvisation, indem wir therapeutische Galerien *er-suchen* und *er-finden*. In imaginativen Zwischengalerien schlagen wir möglicherweise eine Neu-Rahmung i. S. einer Neu-Deutung eines Bildes vor. Angenommen, eine bestimmte Erinnerung an eine geliebte Person war bislang mit Trauer verknüpft und schwarz gerahmt. Wie erscheint das Bild vor einem anderen Hintergrund? Wenn zum Beispiel ein schwarzer durch einen goldenen Rahmen ausgetauscht wird? Erscheint das Bild in neuem Licht? Wird aus der Trauer eine gute Erinnerung, aus der die Klienten Kraft schöpfen können?

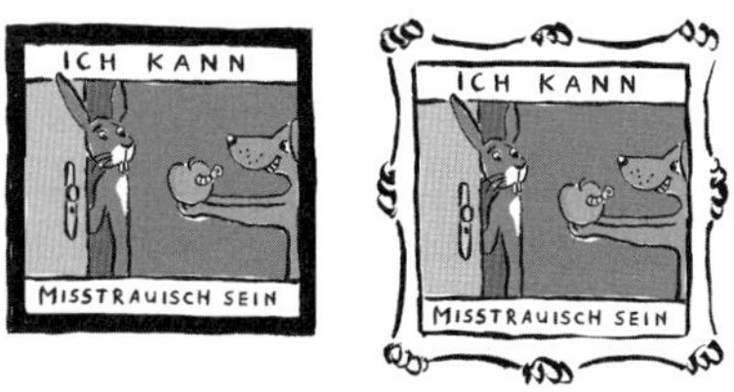

In den Bildern therapeutischer Zwischengalerien werden Deutungsgewohnheiten hinterfragt, indem vermeintlich schwierige Themen wie z. B. »Ich bin immer so misstrauisch!« als Lösungsversuche gedeutet werden: »Gut, dass du gelernt hast, Neues zunächst anzuzweifeln, um die damit verbundenen Konsequenzen für dich zu prüfen!«

Ein beobachtetes störendes Verhalten wird in einer anderen Galerie – mit anderer Rahmung – neugedeutet. Bilder können auch umgehängt werden.

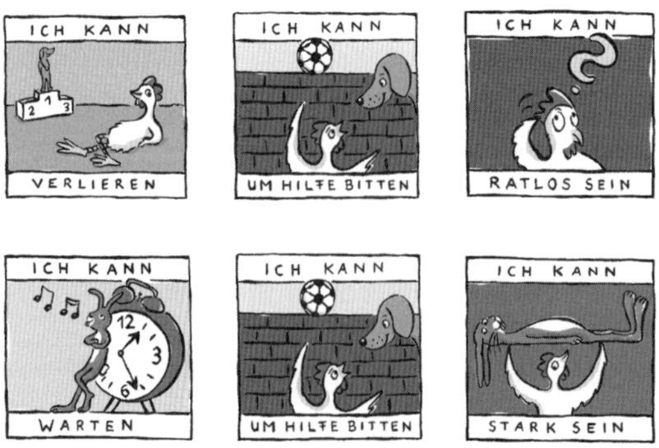

Das Versagensgefühl »andere um Hilfe bitten« kann aus der Galerie der erlebten Hilflosigkeit in die Galerie der persönlichen Stärken überführt werden.

Bilder aus der Galerie der persönlichen Stärken können in die Galerie der therapeutischen Themen und Fragen überführt werden, um sie dort zu nutzen. Therapeutische Zielgalerien haben häufig zum Inhalt, dass dort die Bilder der erlebten Schwierigkeiten verschwunden sein sollen. Die Wände der Zielgalerie sind häufig leer, solange kein »Stattdessen« etabliert wurde.

Klient:	Es wäre schön, wenn die plagenden Gedanken einfach weg wären!
Therapeut:	Welche Gedanken können dann an ihre Stelle treten?
Klient:	Keine Ahnung!
Therapeut:	Kann das unser erstes gemeinsames Ziel sein, nämlich herauszufinden, welche Gedanken du dir stattdessen wünschst?

Dabei betreten wir die Galerie der *Sehnsucht*. Wonach *sehnt* sich der Klient? Wonach und was *sucht* er?

Durch die handlungs- und aktivierende Perspektive lösungsfokussierter Therapie gehen wir in weitere therapeutische Galerien der Lösungsimaginationen. Wir erfinden Bilder, in denen das So-tun-als-ob (eine Lösung bereits gefunden ist) als imaginäres Probehandeln, als inneres Planspiel mit seinen Konsequenzen reflektiert werden kann.

1.3 Galerie: Lösungsfokussierte Therapie als Improvisationskunst

In der Pragmatik der lösungsfokussierten Therapie werden die Interventionen nach dem Versuch-und-Irrtum-Prinzip improvisiert. Es werden Lösungsbilder entworfen, Lösungsperspektiven reflektiert und nächste Handlungsschritte *er-funden*. Wie Klienten auf die therapeutischen Interventionen reagieren, zeigt, welche konstruktiven Effekte mit einzelnen Handlungsschritten verbunden werden.

In der Improvisation entsteht die Partitur bzw. das Skript erst *nach* der Vorstellung, d. h. nach unseren Explorationen, Beobachtungen und Interventionen und *nicht vorher*. Die Bedeutung einer Frage lässt sich im Nachhinein in der Antwort darauf finden, die jedoch unvorhersehbar ist. Unsere Intuition, unser klinisches Erfahrungswissen und unsere subjektive Hintergrund- und Erkenntnistheorie bestimmen, wie wir unsere Beobachtungen verarbeiten und nutzen.

Für Steve de Shazer und Insoo Kim Berg stand *vor* der Antwort des Klienten nie fest, »was die Bedeutung dessen gewesen sei, das sie gefragt hatten« (Varga von Kibed im Vorwort zu de Shazer & Dolan, 2008).

Die Kunst der Therapie besteht im Improvisieren und spielerisch-rhetorischem Jonglieren eigener Neugier im Zusammenspiel mit den *Re-Aktionen* des Klienten, die wiederum *Re-Aktionen* des Therapeuten mit den ihm zur Verfügung stehenden Mitteln für weiterführende Interventionen bedingen. Dieser Prozess der ko-konstruktiven Improvisation folgt einer polykontexturalen Logik (Goldammer, 1999), die im lösungsfokussierten Konversationsstil bereits angelegt ist: »Ein weiterer überraschender Zug des lösungsfokussierten Ansatzes, der auch von erfahrenen Praktikern manchmal unterschätzt wird, ist, wie sehr lösungsfokussierte Fragen eigentlich ausschließlich der Generierung relevanter Unterschiede bei den Klientinnen dienen, nicht aber der inhaltlichen Information der Therapeutinnen« (Varga von Kibed, 2008).

Rahmen: Anforderungen an eine lösungsfokussierte Therapie für Kinder und Jugendliche

Kinder, Jugendliche und ihre Familien benötigen in herausfordernden Lebenssituationen situationsbedingt unterschiedliche Formen von helfenden Improvisationen bzw. Hilfestellungen (Palmowski, 2007). Für die Praxis lösungsfokussierter Therapie umfassen sie eine mögliche

- explorative Begleitung: Fragestellungen, die darauf abzielen, schwierige Lebensereignisse oder scheinbar Unveränderbares auszuhalten und zu bewältigen (z. B. existenzielle Fragestellungen bei Verlust der eigenen Unversehrtheit oder realer Bezugspersonen durch Trennung oder Tod);
- ressourcenorientierte Intervention: Identifizieren, Erweitern und Nutzen von Stärken und Fähigkeiten für die weitere Entwicklung;
- instruktive Intervention: negative Entwicklungen durch soziale Kontrolle konstruktiv begrenzen;
- interventive Exploration: anregende Fragestellungen, um Hoffnungen und Zielvorstellungen zu erwecken;
- pragmatische handlungsorientierte Intervention: Erarbeiten von Ideen für kleine Entwicklungsschritte hin zu einem besseren Leben.

In der lösungsfokussierten Arbeit mit Kindern und Jugendlichen wollen wir dazu folgende Besonderheiten berücksichtigen:

- Kinder erleben sich stark körperlich. Sie haben einen starken Bewegungs-, Entdecker- und Eroberungsdrang.
- Kinder leben in existenziellen Abhängigkeitsverhältnissen.
- Kinder entwickeln eine naive Expertise, was nicht bedeutet, dass sie ihre eigenen Lösungsexperten sind.
- Jüngere Kinder verfügen über einen geringeren Wortschatz.
- Kinder wünschen selten eine therapeutische Gesprächskur.
- Kinder formulieren selten eigene therapeutische Ziele.
- Kinder werden professionellen Praktikern zugewiesen.
- Kinder haben einen eingeschränkten Erfahrungsraum und können manche Konsequenzen ihres Tuns nicht absehen.

Unter welchen Kontextbedingungen bestimmte Hilfestellungen zu wählen sind, bleibt in der Literatur zur lösungsfokussierten Praxis mit Kindern, Jugendlichen und ihren Familien vage beschrieben: »Allerdings muss man die Frage, welche Technik zu welchem Kind bzw. Elternteil passt, klinisch entscheiden und sich dabei auf seine therapeutische *Intuition* verlassen. Im Großen und Ganzen entwickeln sich *Intuition* und *Scharfsicht* durch Erfahrung in der Arbeit mit Kindern« (Steiner & Berg, 2009).

Dolan (2005) spricht vom *gesunden Menschenverstand*, wenn sie erläutert, weshalb sie in einem bestimmten Moment eine bestimmte Frage stellt und ein Thema aufgreift, was vom aktuellen therapeutischen Thema scheinbar weit entfernt ist. Stierlin (1983) zufolge bestimmt – abgesehen von den wissenschaftlichen Erkenntnissen über effektive therapeutische Methoden und Techniken – Erfahrungswissen, Empathie und Kunstfertigkeit das therapeutische Handeln, da es ihrer bedarf, um eine fragwürdige Situation empathisch zu hinterfragen, eine bedeutsame Zusammenfassung zu reflektieren, eine humorvolle Formulierung zu finden oder entscheidende Interventionen zum passenden Zeitpunkt anzuregen. Und Hargens (2014) betont den *Glauben an das Kind*, das Zu-Trauen, das Zu-Muten und Zu-Lassen (vgl. Thoma, 2007) als Grundlage gelingender Therapie mit Kindern. Hargens betont, »dass das Kind das, was es erreichen möchte, auch erreichen *wird*. Dieser Glaube *von mir* (I) ist die Basis, ist das Zutrauen, das ich dem Kind entgegenbringe – auch bei möglichen ›Fehlschlägen‹ bleibt mein Glaube bestehen. Insofern geht es bei einem solchen Vorgehen nicht um die Intervention, sondern um das Praktizieren und Ausdrücken der eigenen Grundüberzeugung« (2014, 84, Hervorhebung im Original).

»Intuition«, »Scharfsicht«, »gesunder Menschenverstand«, »Kunstfertigkeit« und »Glaube von mir« sind wesentliche Bestandteile therapeutischer Improvisationen. Dass diese therapeutischen Improvisationen nicht beliebig sind, zeigen die Einblicke in den Flügel der Geschichte des lösungsfokussierten Ansatzes und in den Flügel des konzeptionellen Arbeitsraums.

2 Flügel: Quellen lösungsfokussierter Therapie

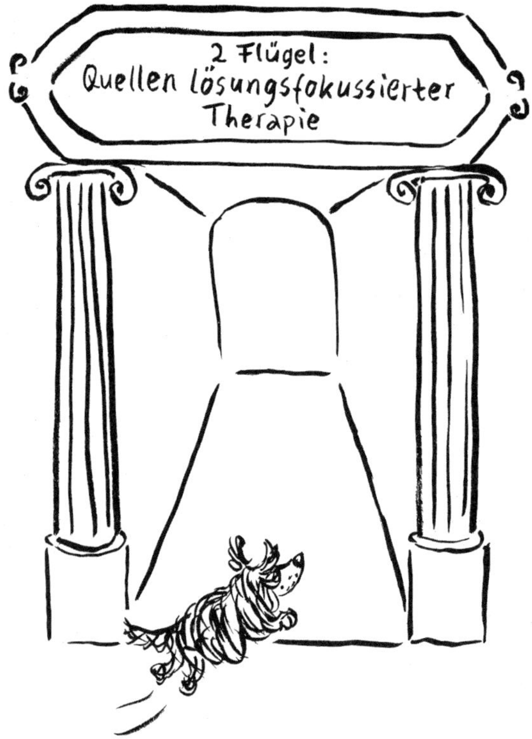

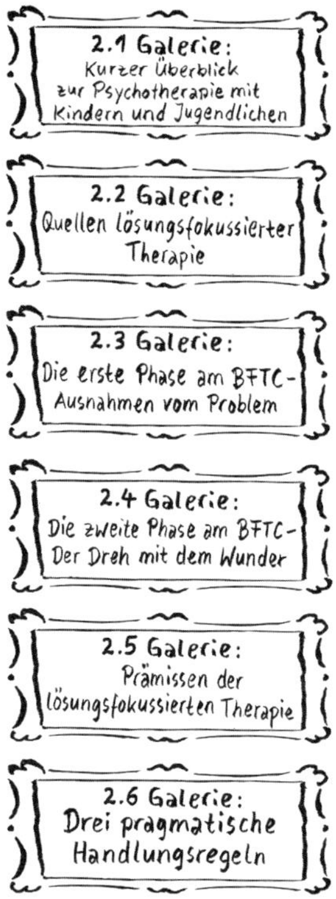

Alles Gescheite ist schon gedacht worden,
man muss versuchen, es noch einmal zu denken.
Johann Wolfgang v. Goethe

Das Orientieren an den Zielen der Klienten, das Betonen der Stärken und Ressourcen und das Utilisieren der subjektiven Expertise des Klienten innerhalb der lösungsfokussierten Therapie hat die gesamte weitere Psychotherapie wesentlich beeinflusst (vgl. Grawe, 1998, 2004). Die heute vielfach als selbstverständliche therapeutische Praxis angesehene Pragmatik wurde in vielen Jahren entwickelt. Betrachten wir zunächst in der Galerie zur Entwicklung der Psychotherapie mit Kindern und Jugendlichen der vergangenen Jahre, wo die lösungsfokussierte Therapie verortet werden kann. Anschließend finden wir in der Galerie der historischen Quellen die Einflüsse weiterer therapeutischer Konzepte auf die aktuell entwickelte lösungsfokussierte Therapie heute.

2.1 Galerie: Kurzer Überblick zur Psychotherapie mit Kindern und Jugendlichen

In der Psychotherapie mit Kindern und Jugendlichen wurden tiefenpsychologische Verfahren und integrative Ansätze humanistischer Therapiemodelle favorisiert (Petzold & Ramin, 1991). Non-direktive, spieltherapeutische Ansätze (Axline, 1947; Schmidtchen, 1999; Goetze, 2002), gestalttherapeutische Ansätze (Oaklander, 1981) und verhaltenstherapeutische Therapie- und Trainingsprogramme (Steinhausen & v. Aster, 1993) prägten die weitere Entwicklung.

Mit dem Aufkommen der Familientherapie (Stierlin et al., 1977; Selvini Palazzoli et al., 1978; Minuchin, 1977) wurde die systemische Perspektive in die Therapie von Kindern und Jugendlichen eingeführt. Bevorzugt im Rahmen familientherapeutischer Konzepte wurden Kinder nun »mit-gedacht und mit-behandelt«, wie die frühe Arbeit von Schlippe und Matthaei *Das Kind in der strukturellen und entwicklungsorientierten Familientherapie* (1991) zeigt. Die Einzelarbeit mit Kindern und Jugendlichen galt als »un-systemisch«, da es in der Therapie um die »Konfliktlösung am Ursprungsort« ging (Stierlin et al., 1977).

Heute, nach drei Jahrzehnten, sind die non-direktiven, individuum- bzw. klientenzentrierten und frühen familientherapeutischen Ansätze der Kinderpsychotherapie zu eher direktiven ziel- und ressourcenorientierten Konzepten entwickelt. So beschreibt Schmidtchen 25 Jahre später im Vorwort zu seinem 1974 erstmalig erschienenen Buch »Klientenzentrierte Spieltherapie« die wichtige Weiterentwicklung, »dass der Therapeut nicht nur das kindliche Spiel beobachtet und kommentiert, sondern aktiv so mitspielt, dass das Kind auf der Spielebene hilfreiche Anregungen zur Entwicklungsförderung und Heilung seiner Probleme bekommt. Eine weitere Veränderung betrifft die Einbeziehung der Familie des Kinderklienten« (1999).

Die aktiv interventionistische Perspektive wurde durch hypnotherapeutische Konzepte erweitert. Die Ideen der grundlegenden Arbeit von Olness und Kohen (2001) entwickelten später Holtz et al. (2000), Holtz und Mrochen (2005), Mills und Crowley (1996), Mrochen et al. (1993), Signer-Fischer et al. (2009) sowie Vogt (1990, 1992, 1993) und Vogt-Hillmann (2000) in eigenen Beiträgen zu einer hypnotherapeutischen Kindertherapie.

Die systemische Perspektive wurde vor allem in den Arbeiten von Rotthaus (2001), Pleyer (2001) und Retzlaff (2008, 2010, 2013) weitergeführt.

Die Entwicklung der Lösungsfokussierten Therapie mit Kindern und Jugendlichen beruht auf Arbeiten von Berg und Shields (2005), Kim und Franklin (2009), Selekman (1997) sowie auf frühen Arbeiten am Norddeutschen Institut für Kurzzeittherapie (NIK; Burr, 1993; Dreesen & Eberling, 1996; Vogt-Hillmann & Burr, 1996, 1999; Vogt, 2007, 2014). Sie gilt heute als eingeführtes Behandlungskonzept in der Praxis mit Kindern und Jugendlichen (Furmann, 1999, 2005; Kim & Franklin, 2009; Selekman & Beyebach, 2013; Steiner, 2011; Steiner & Berg, 2005; Vogt & Caby, 2009). Durch kindgerechten bzw. altersgemäßen Sprachgebrauch und wohlformulierte Fragestellungen werden die Hoffnungen und Ziele der Kinder exploriert, um sie durch lösungsfokussierte Interventionen zu erreichen (Bavelas et al., 2002; McGee et al., 2005).

Wheeler (2001) zeigt auf, dass die Betonung von Stärken die kindliche Selbstachtung und Selbstwirksamkeit positiv beeinflusst. Im abschließenden Flügel 10 zur Evaluation lösungsfokussierter Therapie zeigt ein Überblick von Forschungsstudien, welche wirksamen Effekte zur lösungsfokussierten Therapie mit Kindern und Jugendlichen beschrieben sind. Zunächst aber zu den Quellen.

2.2 Galerie: Quellen lösungsfokussierter Therapie

Zukunft braucht Herkunft.
Odo Marquardt

Als primäre Quelle gelten die Ergebnisse der Kommunikationsforschung, wie sie in den 1950er- und 1960er-Jahren von Watzlawick, Beavin, Weakland, Fish und Jackson entwickelt und später am Mental Research Institute (MRI) als kurzzeittherapeutische Praxis umgesetzt wurden.

Rahmen: Der Einfluss des Mental Research Institute (MRI)

Die Gruppe am MRI um Watzlawik, Weakland, Beavin, Jackson und Fish interpretierte Probleme als gescheiterte Lösungsversuche, die sich zu problemstabilisierenden Interaktionsmustern und somit zu Schwierigkeiten verfestigten, solange an unbrauchbaren Lösungsversuchen festgehalten wird (Watzlawik et al., 1984). Ein Beispiel:

»Ist das Feuer der Kerze wirklich gelöscht?« Die Kontrolle, ob das Feuer der Kerze gelöscht ist, löst die Unsicherheit auf. Wenn dies jedoch nicht reicht und die Kontrolle der Kerze abermals wiederholt wird, kann dieses Verhalten selbst problematisch werden, wenn es dadurch andere Verhaltensweisen zu dominieren beginnt.

Dieserart Verhaltensmuster sollten unterbrochen und die damit verbundenen Schwierigkeiten einer Lösung zugeführt werden. Das Konzentrieren auf das problemstabilisierende Verhalten führte schließlich zu einer problem-fokussierten Kurzzeittherapie von zehn Sitzungen. In der Zeitschrift *Family Process* wurde sie mit dem Titel *Brief therapy: focused problem resolution* (Weakland et al., 1974) modellhaft dargestellt.

Steve de Shazer und Insoo Kim Berg studierten am MRI Kurzzeittherapie und gründeten 1978 zusammen mit Michele Weiner-Davis, Eve Lipchik, Elam Nunnally, Alex Molnar und Wallace Gingerich das Brief Family Therapy Center (BFTC) in Milwaukee/Wisconsin. In *Muster familientherapeutischer Kurzzeit-Therapie* (1992) beschreibt de Shazer den Einfluss des MRI wie folgt: »Das hervorstehende Charakteristikum der Arbeit dieser Gruppe ist ihre Hervorhebung der Problementstehung (problem formation) und der Problemlösung. Verallgemeinernd ausgedrückt beschreibt die Sichtweise dieser Gruppe Probleme als Ergebnis falschen Umgangs mit alltäglichen Ereignissen, die dann gerade durch die Bemühungen der Betroffenen, die problematische Situation zu lösen, perpetuiert wird« (de Shazer, 1992).

Lösungsversuche wie das Aufmuntern depressiver Patienten scheitern, da sie sich nicht aufheitern lassen. Im Gegenteil, es treibt ihre depressiven Gefühle voran. Als Musterunterbrechung dient das »Unterbinden der Heilung« (durch Aufmuntern): »Es kann dem Depressiven helfen, weniger deprimiert zu sein oder die Depression sogar völlig aufzulösen« (de Shazer, 1992).

Kritisch merkte de Shazer (1992) an, dass die pragmatische Zielorientierung der Musterunterbrechung sowohl Stärke als auch Schwäche des MRI-Modells ist: »Nirgendwo beschäftigt sich diese Gruppe ausdrücklich mit der Anwendung der Kurztherapie bei Menschen, die einander ausschließende Ziele haben, oder mit solchen, die vage Ziele haben, die sie nicht artikulieren können.« Als konsequente Weiterentwicklung des MRI-Modells betrachtete die Gruppe des BFTC von da an das systematische Erfragen der Ziele ihrer Klienten sowie das Bearbeiten scheinbar widersprüchlicher und unvereinbarer Ziele.

Rahmen: Der Einfluss von Milton H. Erickson

Milton H. Erickson war international als kreativer Hypnosetherapeut angesehen. In seinem Artikel *Special Techniques of Brief Hypnotherapy* (1954) beschrieb er seine kurztherapeutische Praxis, die durch die therapeutische Haltung des Nicht-Wissens und des Utilisierens dessen, was Klienten präsentieren, gekennzeichnet war.

»Erickson bedient sich der Erkenntnisse, über die seine Klienten bereits verfügen, und hilft den Klienten, diese Erkenntnisse auf andere Weise anzuwenden. Das heißt, dass Erickson die Weltsicht der Klienten und die Muster, in denen er (oder sie) sich bewegt, akzeptiert und ihm dann hilft, die Muster auf neuartige Weise zu nutzen. Erickson hütet sich davor, dem Patienten etwas Neues einzuverleiben ...« (de Shazer, 1992).

Haley (1978) war der Ansicht, dass sich die kreative Vielfalt Ericksons nicht in einer Theorie oder einem Modell erfassen lässt, und de Shazer (1992) formulierte: »Das Modell der Familien-Kurzzeittherapie hat sich zum Ziel gesetzt, die Prinzipien hinter Ericksons Methoden so deutlich zu machen, dass auch andere Therapeuten, die nicht mit Ericksons außergewöhnlicher Begabung gesegnet sind, sich ihrer bedienen können. Das Modell erweitert diese Prinzipien so, dass andere Therapeuten es auf effektive Weise benutzen können.« Den Schlüssel sah de Shazer in der »Kristallkugeltechnik« (Erickson, 1954). In *Wege der erfolgreichen Kurztherapie* (de Shazer, 1989, S. 116) schreibt er: »Die Kristallkugeltechnik soll den Klienten in eine ›gelungene‹ Zukunft hineinprojizieren, in der die beklagte Situation nicht mehr besteht. Nach meiner Erfahrung braucht es in manchen Fällen nicht mehr, als dass man den Klienten, der sich in Trance befindet, sein zukünftiges Leben in einer Kristallkugel oder in einer Reihe von Kristallkugeln betrachten lässt, um so ein anderes Verhalten hervorzurufen und damit die Lösung einzuleiten.«

Rahmen: Der Einfluss der Mailänder Gruppe

Die Mailänder Gruppe um Mara Selvini Palazzoli war sowohl vom MRI als auch von Milton H. Erickson und dessen paradoxen Interventionen beeinflusst und verstand sich als Begründerin einer systemischen Familientherapie (Selvini Palaozzli et al., 1978). Sie deuteten symptomatisches Verhalten nicht als gescheiterte Lösungsversuche, sondern als unbewusste Lösungen, um die eigentlich anstehenden Entwicklungsprozesse durch Vermeiden (als Lösung) zu bewältigen. Symptome wurden in »positiven Konnotationen« als paradoxe Lösungsversuche gedeutet. Daraus folgten therapeutische Verschreibungen als therapeutische Gegenparadoxien, indem Klienten aufgefordert wurden, das unerwünschte Verhalten erst recht zu praktizieren, um über das Reaktanzverhalten der Klienten therapeutische Effekte zu erzielen. De Shazer merkte zum Einfluss der Mailänder Gruppe auf seine Praxis an: »Doch ist das positive Konnotieren (Mit-Einbeziehen) des Symptoms des Patienten nicht systemisch, und die Mailänder Gruppe bemüht sich sehr darum, konsequent systemisch zu sein. Deshalb konnotiert die Gruppe nicht nur das Symptom positiv, sondern auch die Muster, die jenes Symptom umgeben« (de Shazer, 1989).

Von der Mailänder Gruppe übernahm das Team des Brief Family Therapy Center (BFTC) das therapeutische Setting. Von nun an wurden die therapeutischen Sitzungen in einem 5-Phasen-Modell organisiert:

- Vorbereiten der Sitzung
  Während nach dem Mailänder Modell auf der Grundlage vorhandener Informationen mögliche Hypothesen reflektiert werden, um Suchrichtungen für die Interviewphase zu entwickeln, bereiten sich die Therapeuten am BFTC vor, indem sie vorhandene Informationen austauschen und gff. Protokolle vergangener Sitzungen studieren.
- Interview- oder Explorationsphase
  Die Interviewphase dient nicht ausschließlich dazu, Informationen und Fakten zu sammeln, sondern um Informationen ko-konstruktiv mit den Klienten zu erzeugen.
- Reflexions- und Beratungsphase innerhalb des Therapeutenteams
  In der Sitzungsunterbrechung reflektieren die Therapeuten mit ihrem Beobachtungsteam die therapeutische Sitzung und entwickeln eine Abschlussintervention.
- Abschlussintervention: Experimente bzw. Aufgaben
  Zum Abschluss formuliert der Therapeut eine handlungsbezogene Empfehlung oder schlägt vor, etwas Besonderes bis zur nächsten Sitzung auszuprobieren. Dann werden die Klienten verabschiedet.
- Nachbereiten der Sitzung
  Das Nachbereiten besteht darin, mögliche Effekte und Wirkungen der Sitzung zu antizipieren.

2.3 Galerie: Die erste Phase am BFTC – Ausnahmen vom Problem

Die lösungsfokussierte Kurzzeittherapie des BFTC entwickelte sich in zwei Phasen. In der ersten Phase wurde zunächst mit der hypnotherapeutischen Kristallkugeltechnik nach Erickson experimentiert, indem der Blick in eine imaginäre Kristallkugel genutzt wurde, um mit den Klienten angenehme Erinnerungen in der Vergangenheit zu identifizieren und für das Erreichen der therapeutischen Ziele zu nutzen.

Zusammen mit den Klienten wurden Vergleiche zu anderen Personen gezogen, um zu reflektieren, wie sich andere Personen im Unterschied zum Klienten verhalten hätten und zukünftig würden. Den Bezugspersonen des Klienten wurde dabei besondere Aufmerksamkeit beigemessen: Wie würden die sich verhalten, wenn der Klient das symptomatische Verhalten nicht mehr zeigen würde?

Ziel war es, die Klienten bezogen auf das eigene Verhalten zu sensibilisieren und die Reaktionen der Bezugspersonen zu reflektieren. Es »soll sich der Gedanke bei ihm [*dem Klienten*] festsetzen, dass Vergessenes erinnert und Erinnertes vergessen werden kann … Bei der Kristallkugel-Technik geht es ganz wesentlich um die Voraussage, wie die anderen Menschen, die zum Leben des Klienten gehören, auf eine Veränderung reagieren werden. Diese vorausgesagten Reaktionen helfen dem Klienten, seine eigenen Erwartungen und damit auch sein Verhalten zu ändern« (de Shazer, 1989). Und weiter: »[*Später*] habe ich auch eine Version der Kristallkugel-Technik entwickelt, bei der es nicht notwendig ist, eine Trance zu induzieren oder die Hypnose auch nur zu erwähnen.« Hierin begründet sich der Minimalismus seines Modells. Unter Berufung auf das als »Ockhams Rasiermesser« bekannte Prinzip »Was mit weniger Hilfsmitteln getan werden kann, wird umsonst mit vielen getan« verabschiedete sich das BFTC-Team von hypnotherapeutischen Interventionen.

Einen weiteren Meilenstein stellte der Artikel *Death of Resistance* (de Shazer, 1989) dar, in dem er betonte, alle als Widerstand anmutenden Äußerungen der Klienten als eine Form des Kooperieren zu utilisieren. Das Konzept der Kooperation löste das therapeutische Verständnis des Widerstands des Klienten ab, was die therapeutische Kommunikation radikal vereinfachte. Im diesem Artikel wurde eine Abschlussintervention für eine Familie vorgestellt, welche die Interviewphase mit einer Liste von über 20 Klagen beendet hatte. Die Therapeuten des BFTC stellten sich die Frage, ob es in dieser Familie überhaupt irgendetwas gäbe, das sie nicht beklagten, und schlugen vor: »Beobachten Sie von heute bis zu unserem nächsten Treffen all die Dinge, die in Ihrem Leben passieren, von denen Sie möchten, dass sie auch in Zukunft passieren, sodass Sie uns beim nächsten Mal davon berichten können.«

In der Folgesitzung berichtete die Familie, einiges beobachtet zu haben, was sie zuvor nicht bemerkt hatte. Die Familie war nun der Ansicht, dass sie eigentlich keine Therapie mehr bräuchte, und beendete diese. Das beeindruckte Team erprobte diese Hausaufgabe daraufhin erfolgreich mit anderen Klienten und nutzte sie lange Zeit als »First Session Formula Task«. Es erkannte, dass es offenbar nicht nötig war, für jedes Problem eine spezifische Hausaufgabe zu erfinden.

Von nun wurden die Klagen der Klienten als »Türschlösser« verstanden, hinter denen ein zufriedenes Leben wartete. Ihre Interventionen bezeichneten die Therapeuten des BFTC als »Schlüssel«, um diese Schlösser zu öffnen. Anstatt für jedes Schloss einen Schlüssel anzufertigen, konzentrierten sie sich darauf, wenige »Dietriche« zu entwickeln, die für viele Schlösser passen.

Mit diesen Ideen verabschiedete sich das BFTC-Team von den hypnotherapeutisch geprägten Interventionen mit der Kristallkugeltechnik und konzentrierte sich von nun an auf die Ausnahmen von den beklagten Problemen. Das therapeutische Interview diente fortan nicht mehr dem Sammeln von Informationen, um daraus eine musterunterbrechende Intervention abzuleiten, sondern das Interview wurde selbst zur therapeutischen Intervention. Der Fokus wurde auf das Erkennen, Benennen und Ausweiten der Ausnahmen vom Problem gelegt.

Als eine der Geburtsstunden gilt der in Anlehnung an den bereits erwähnten, frühen Artikel des MRI von Weakland et al. (1974) formulierte Artikel *Brief therapy: focused solution development* (de Shazer et al., 1986).

Hier formulierte de Shazer eine elementare Prämisse lösungsfokussierter Therapie: Wandel ist konstant und unausweichlich, Stillstand eine Illusion. Lösungsfokussierte Kurzzeittherapie heißt, unausweichlichen Wandel hervorzuheben und zu beeinflussen, ihn jedoch nicht durch Interventionen hervorrufen zu müssen.

2.4 Galerie: Die zweite Phase am BFTC – Der Dreh mit dem Wunder

Den Wendepunkt in die zweite Entwicklungsphase bezeichnete de Shazer als den »Dreh« (1989). Der Dreh lag darin, Klienten gezielt zu ermutigen, mehr darüber zu sprechen, was funktioniert, und weniger darüber zu sprechen, was nicht funktioniert (vgl. de Jong & Berg, 1998).

Im Abwenden von den Problemen und dem Hinwenden zu den Zielen der Klienten wurde die vergangenheitsorientierte Kristallkugeltechnik zu einer zukunftsgerichteten Projektionstechnik gestaltet, die als »Wunderfrage« bekannt geworden ist.

Insoo Kim Berg hatte diese Form der Zukunftsprojektion zum ersten Mal genutzt, als eine Klientin sagte: »Vielleicht kann mir nur ein Wunder helfen« (de Jong & Berg, 1998), woraufhin Berg fragte: »Woran würden Sie bemerken, wenn Ihnen ein Wunder geholfen hätte?« In *Der Dreh* formulierte de Shazer die Wunderfrage folgendermaßen: »Angenommen, es würde nachts, während Sie schlafen, ein Wunder geschehen und Ihr Problem wäre gelöst. Wie würden Sie das merken? Was wäre anders? Wie wird Ihr Ehemann davon erfahren, ohne dass Sie ein Wort darüber sagen?« (de Shazer, 1996).

Es wurde schnell deutlich, dass die »Wunderfrage« mehr war als eine Form der Zielprojektion. Die Verknüpfung zukunftsprojizierter Antworten mit der vergangenheitsbezogenen Frage »Wann war es in der jüngeren Vergangenheit schon einmal ein bisschen so, wie Sie den Tag nach dem Wunder beschreiben?« machte sie zu einer komplexen therapeutischen Intervention. Durch eine »Wunderskala« (de Shazer & Dolan, 2008), auf der das aktuelle Erleben, bezogen auf das Wunder, auf einer Skala von 1 bis 10 bewertet wird, entstand ein »Wunderszenario«. So wurde gefragt: »Stellen Sie sich eine Skala zwischen 1–10 vor. 10 steht für den Tag nach dem Wunder, 1 markiert den Tag, als Sie sich entschieden hierher zu kommen, wo auf der Skala würden Sie sagen, sind Sie heute?« Das Wunderszenario gilt heute als das Herzstück lösungsfokussierter Therapie (de Shazer & Dolan, 2008).

Nachdem sich die lösungsfokussierte Kurztherapie als eigenes Verfahren zu etablieren begann, entwickelten sich die einzelnen Teammitglieder des BFTC in verschiedene Richtungen weiter (vgl. Lipchik, 2011). Die Pioniere Steve de Shazer und Insoo Kim Berg führten das BFTC bis zu de Shazers Tod 2005 in folgenden Richtungen weiter:

- Steve de Shazer widmete sich theoretischen Fragestellungen und fand in der Philosophie Wittgensteins (de Shazer & Dolan, 2008) einen erkenntnistheoretischen und philosophischen Hintergrund, um seine Praxis lösungsfokussierter Kurztherapie theoretisch zu rahmen.
- Insoo Kim Berg widmete sich unterschiedlichen Anwendungsbereichen lösungsfokussierter Kurztherapie: Mit ihrem Buch *Kinderschutz und Lösungsorientierung* (Berg & Kelly, 2001) regte sie einen ressourcenfokussierten Umgang in der Arbeit mit traumatisierten Kindern und Jugendlichen an. Mit *Solution Work with Children* (Steiner & Berg, 2009) widmete sie sich ausdrücklich der therapeutischen Arbeit mit Kindern und Jugendlichen. Zudem entwickelte sie mit *Kurz(zeit)coaching mit Langzeitwirkung* (Szabo & Berg, 2006) und *Classroom Solutions: WOWW-Approach* (Berg & Shields, 2005) »lösungs(er)schaffende Strategien im Unterricht«.

Als Ergebnis dieser Entwicklungsphasen lassen sich die Prämissen und die Handlungsregeln beschreiben, die die lösungsfokussierte Therapie als ein kohärentes Therapiekonzept begründen.

2.5 Galerie: Prämissen der lösungsfokussierten Therapie

Die folgenden Prämissen beinhalten die Kernannahmen einer lösungsfokussierten therapeutischen Grundhaltung. In ihnen wird die Kompatibilität des Ansatzes für eine Therapie mit Kindern und Jugendlichen sichtbar.

Rahmen: Wandel ist konstant und unvermeidlich

Man kann nicht zweimal im selben Fluss baden. Alles wandelt und entwickelt sich im Fluss des Lebens. Stillstand ist eine Illusion, auch wenn es in schwierigen Situationen manchmal empfunden wird, als stünde die Zeit still.

Im Leben mit Kindern bestätigt sich diese Annahme täglich: Ihre rasante Entwicklung führt uns den permanenten Wandel vor Augen.

Mutter: Ich versteh das nicht: Eben warst du noch ganz traurig und jetzt kannst du schon wieder lachen.

Tim: Ja, ich *war* traurig und jetzt mach ich etwas anderes.

Insbesondere bei Verlusterfahrungen erleben wir kindliches Trauerverhalten anders als bei Erwachsenen. Kinder trauern anders und oftmals wechseln sie schnell in ein anderes inneres Erleben.

Rahmen: Lösungen müssen nicht mit dem Problem zusammenhängen

You cannot solve the problem
with the same kind of thinking
that has created the problem.
Albert Einstein

Die Sprache, die Probleme beschreibt und erklärt, ist häufig von analytischem Denken geprägt. Lösungssprache hingegen ist oftmals naiv, phantasievoll und utopisch. De Shazer äußert sich dazu mit Wittgenstein: »Die Sprache der Lösungsentwicklung ist eine andere als die, die zur Problembeschreibung notwendig ist« (2008). Er zitiert Wittgenstein mit den Worten: »Die Welt des Glücklichen ist eine andere als die des Unglücklichen«.

Wenn ein Jugendlicher mit Hilfe von Aspirin seine Kopfschmerzen erfolgreich auflöst, ist Aspirin ein hilfreiches (Lösungs-)Mittel. Niemand wird dabei auf die Idee kommen, Kopfschmerzen auf den Mangel von Aspirin zurückzuführen.

Björn: Ich würde gern ein Mädchen kennenlernen, aber ich bin so verdammt schüchtern. Einmal, da hatte ich etwas Alkohol auf einer Party getrunken, da hab ich mich getraut. Das war cool.

Kai: Hat dich der Alkohol entspannt?

Björn: Ja, irgendwie schon!

Niemand würde hier denken, Björns Schüchternheit beruhe auf Alkoholmangel.

Rahmen: Kleine Schritte können große Wirkung erzielen

So wie die ersten Schritte eines Kindes dessen Selbsterleben immens beeinflussen, da sich der Aktionsradius der »Eroberung« der Welt dramatisch ausweitet, können auch kleine Therapiefortschritte in den Wechselwirkungsprozessen zwischen Kindern und Erwachsenen große Wirkung erzielen.

Fallbeispiel

Marias Mutter berichtet in der zweiten Sitzung von einem Erfolgserlebnis, das sich einfach so eingestellt zu haben scheint. Niemand hatte sich absichtsvoll anders verhalten.

Therapeut: Was haben Sie bei Maria beobachtet, was sich nach den ersten Sitzungen entwickelt hat?

Mutter: Hm, was habe ich beobachtet? Ich glaube, es ist irgendwie entspannter geworden zu Hause.

Therapeut: Woran merken Sie, dass es ›entspannter‹ geworden ist?

Mutter: Ich kann es nicht genau sagen. Aber allein die Tatsache, dass wir zur Therapie gehen, entspannt mich, weil ich mich nicht mehr so allein mit Marias Wutanfällen fühle. Ich reagiere weniger gereizt, wenn sie mal wieder laut wird, wenn ich den Fernseher ausschalte. Und auf dem letzten Elternabend sagte mir ihre Lehrerin, dass sie es gut fände, dass ich ihrem Rat gefolgt und mit Maria zu Ihnen gekommen bin. Das würde man schon bemerken.

Therapeut: Was machen Sie seitdem anders?

Mutter: Ich setze ihr öfter Grenzen. Ja, irgendwie fühle ich mich sicherer dabei.

Eine Wirkung scheint also darin zu bestehen, dass die Beteiligten, die sich um das kindliche Verhalten sorgen, anders mit dem Kind umgehen, wenn sie wissen, dass es professionell unterstützt wird und die Last der Verantwortung geteilt werden kann.

Rahmen: Lösungen können einfach sein

Die meisten Lösungen sind einfach. Oftmals bestehen sie in der Anerkennung dessen, was ist, und in der Wertschätzung einzelner Aktivitäten. »Eigentlich sind viele Dinge einfach. Es ist jedoch nicht leicht, einfach zu sein« (de Shazer im persönlichen Gespräch). Das kindliche, naive, magische und utopische Denken von Kindern enthält oft eine verblüffende Einfachheit, auf die Erwachsene nicht so leicht kommen.

Mutter: Es ist jedes Mal ein Drama, wenn Sven von seinem Vater kommt. Dort bekommt er alles, was er will. Er wird mit Geschenken überhäuft und dadurch regelrecht verzogen. Ich weiß langsam nicht mehr, was ich tun soll. Ich kann es mir nicht leisten, so viel zu schenken. Und außerdem finde ich es falsch. Ich will mich nicht jede Woche mit Sven darüber streiten.

Therapeut: Wie siehst du die Situation?

Sven: Ich weiß, dass Mama das nicht gut findet. Sie könnte doch einfach mehr mit mir spielen und ich wäre froh.

Therapeut: Wie oft und was würdest du gern spielen?

Sven: Ein- oder zweimal die Woche, das wäre schon gut. Anstatt mir zu sagen, was sie doof findet, könnte sie auch mal sagen, was sie gut findet. Dann weiß ich, dass sie mich mag, auch wenn sie Sachen, die Papa macht, nicht mag.

Rahmen: Kein Problem besteht ohne Unterlass – es gibt immer Ausnahmen

So wie das Leben einem ständigen Wandel unterliegt, tritt auch ein Problem nicht gleichmäßig konstant auf. Ängste fühlen sich am Morgen vielleicht weniger intensiv an als am Abend, traurige Gedanken beim Spielen weniger intensiv, als wenn wir beim

Einschlafen beginnen zu grübeln. Das nächtliche Einnässen tritt möglicherweise am Wochenende weniger auf als zu Wochenbeginn usw.

Das Suchen von Ausnahmen betont die nicht-pathologische, andere Seite von kindlichem Verhalten. In der Beschreibung von Ausnahmen erfahren wir etwas von der Normalität des Klienten, von seinen Stärken und Bewältigungskompetenzen schwieriger Situationen. Aus formulierten Ausnahmen lassen sich therapeutische Ziele ableiten.

Therapeut: Wann ist es dir zum letzten Mal gelungen, ohne Angst in die Schule zu gehen?

Sabine: Das war vor zwei Wochen.

Therapeut: Was war da anders als sonst?

Sabine: Da waren die Jungs aus der Parallelklasse auf Klassenfahrt und konnten mich nicht ärgern.

Therapeut: Möchtest du, dass dies öfter geschieht?

Sabine: Oh ja, das wäre super, wenn ich wieder einfach so zur Schule gehen und mit den anderen in der Pause spielen könnte.

Rahmen: Widerstand von Klienten ist eine Form der Kooperation

Lassen sich Kinder, Jugendliche oder Eltern nicht von den Ideen des Therapeuten überzeugen und wehren sie sich, in eine bestimmte Richtung zu bewegen, so wird dies mitunter als Widerstand vor Veränderungen bezeichnet. In der lösungsfokussierten Therapie wird scheinbar widerständiges Verhalten als Hinweis an den Therapeuten gedeutet, die eigene therapeutische Flexibilität im Umgang mit den Klienten zu reflektieren.

Widerstand als Kooperation meint, dass Klienten Hinweise geben, wenn sie sich nicht verstanden, sondern gedrängt und ihre eigene Expertise nicht wertgeschätzt fühlen.

Moritz: Ich hab keinen Bock auf diese therapeutischen Gespräche über mich und meine Eltern. Das nervt.

Therapeut: Worüber möchtest du sprechen, damit dieses Gespräch für dich nützlich ist?

Moritz: Ich will hier gar nicht sein!

Therapeut: Wäre das interessant zu besprechen, wie du hier möglichst schnell wieder wegkommst?

Moritz: Wenn es da etwas zu besprechen gibt? Dann von mir aus.

Zeigen Klienten widerständige Reaktionen, so bedeutet dies für den Therapeuten, nochmals genau hinzuschauen und hinzuhören, was der Klient aktuell braucht, und sich diesen Bedürfnissen innerhalb der vorhandenen Möglichkeiten maximal anzupassen.

2.6 Galerie: Drei pragmatische Handlungsregeln

Aus den skizzierten Prämissen einer therapeutischen Grundhaltung lassen sich drei grundlegende Handlungsregeln ableiten, die den minimalistischen Pragmatismus des lösungsfokussierte Ansatzes kennzeichnen.

Rahmen: Wenn etwas funktioniert, mach mehr davon

Das Erkennen, Herausarbeiten und Ausweiten der Hinweise auf das bereits Gelingende bildet die Grundlage therapeutischen Wandels. Werden Klienten darin unterstützt, mehr von dem zu tun, was sie bereits tun, wenn die Schwierigkeiten weniger oder gar nicht auftreten, lässt die Klienten hoffen, dass eine kleine Ausnahme größer und damit zur Regel werden kann. Arbeiten mit dem, was funktioniert, erzeugt Hoffnung und Zuversicht.

Rahmen: Wenn etwas nicht funktioniert, mach etwas ganz anderes

Diese Handlungsregel ist wichtig, um wenig nützliche Lösungsversuche zu unterbrechen. In degressiven Narrativen berichten Klienten, sich für eine Lösungsperspektive entschieden zu haben: Wenn Eltern ihre jugendlichen Kinder zu kontrollieren meinen, indem sie ihre Freiheit durch Verbote einschränken, die langfristig im Alltag nicht zu realisieren oder aufrechtzuerhalten sind und keine nachhaltige Perspektive darstellen.

Wird diesen Eltern dann in der Therapie empfohlen, das Verhalten ihrer Kinder differenziert zu beobachten, um herauszufinden, an welchen Stellen sie ihren Kindern Vertrauen schenken können, und wird diese Empfehlung von den Eltern nicht weiter verfolgt, dann scheint es wenig effektiv, ihnen weitere Beobachtungsaufgaben vorzuschlagen. Stattdessen sollte etwas anderes versuchen werden, dass den Eltern mehr entspricht.

Rahmen: Wenn etwas nicht kaputt ist, repariere es nicht

In der Therapie werden Aspekte im Leben der Klienten wahrgenommen, die aus Sicht des Therapeuten entwicklungs- und ausbaufähig sind und die auf eingeschränkte Möglichkeiten hinweisen. Ein klinisch-diagnostischer Blick auf weitere Entwicklungspotenziale kann über die Erwartungen der Klienten hinausgehen.

Insbesondere in der Arbeit mit Kindern und Jugendlichen wollen viele gutmeinende Erwachsene und sich sorgende Eltern mehr, als für die jungen Klienten angemessen oder machbar erscheint. Das Motto »Höher, schneller, weiter« ist wenig nützlich, um nachhaltigen therapeutischen Wandel zu stabilisieren.

Die Prämissen und Handlungsregeln prägen die lösungsfokussierte therapeutische Praxis, die, wie wir betont haben, nicht aus beliebigen Improvisationen besteht, sondern sich aus der eigenen therapeutischen Haltung heraus auf die Narrative der Klienten bezieht.

Was wir bei den Klienten sehen und in ihren Erzählungen hören und wie wir ihre Narrative für eine lösungsfokussierte Therapie bedeutsam ordnen, sehen wir in den folgenden Improvisationsfiguren lösungsfokussierter Therapie mit Kindern und Jugendlichen.

3 Flügel: Der konzeptionelle Arbeitsraum lösungsfokussierter Therapie

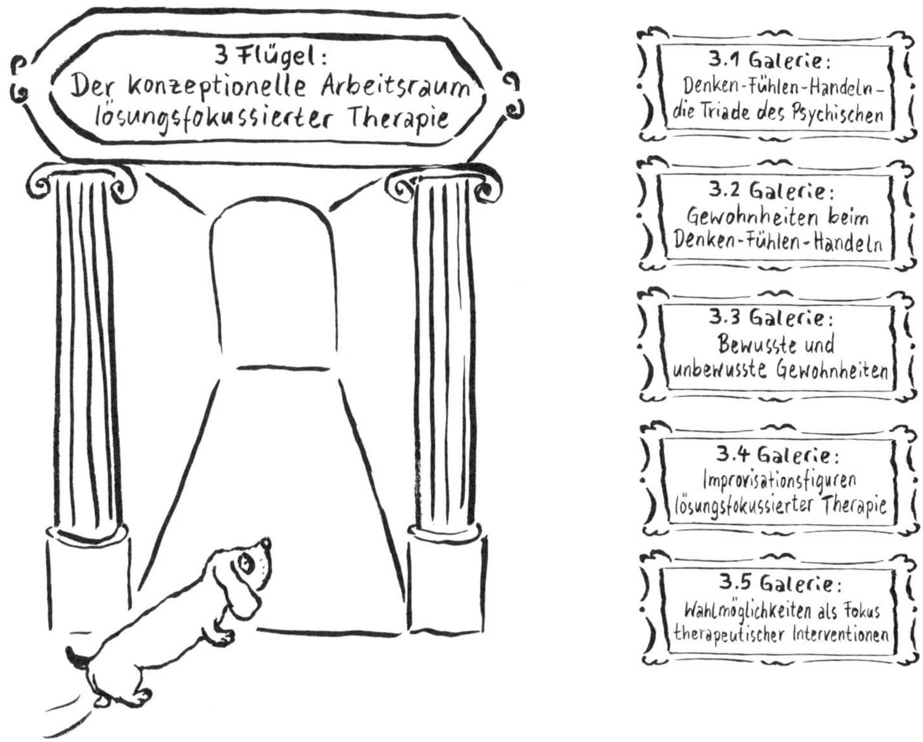

Don't explain, observe.
Steve de Shazer

Das Konzept »Beobachten statt Erklären« (de Shazer & Dolan, 2008) bildet die Grundlage für therapeutische Improvisationen. Durch präzises Beobachten und genaues Zuhören dessen, was Klienten sagen, wie sie Ereignisfolgen vorstellen und deuten, auf welche Weise sie aktiv werden und zu welchen Formen von Hilfestellungen sie herausfordern, entstehen Figuren und Hintergründe, anhand derer therapeutische Interventionen ko-konstruktiv entwickelt werden können.

Einerseits entscheidet der Klient, welche Figuren er auf welchem Hintergrund präsentiert. Andererseits entscheiden wir als Therapeuten, welche Dimensionen wir beobachten und hören, welche wir in den Fokus stellen und welche wir als Hintergrund betrachten.

Mit welchen Formulierungen werden Klagen, Hoffnungen und Ziele der Klienten beschrieben? Welche subjektiven Erklärungstheorien und Interpunktionen werden gewählt?

Als therapeutisch relevant gelten:

- die Dimension von Denken-Fühlen-Handeln
- die Dimension von Individuellem und Interaktionalem
- die Dimension von Bewusstem und Unbewusstem

3.1 Galerie: Denken-Fühlen-Handeln – die Triade des Psychischen

Das Bild des Körpers als Haus, in dem die Seele wohnt, weist auf die neurobiologischen Grundlagen des Psychischen hin. »Wie das Gehirn die Seele macht« (Roth & Strüber, 2014) wird entscheidend während der embryonalen Phase geprägt. Mit der Geburt sind bereits die Grundsteine für Stressresistenz und Stressverarbeitung, Impulskontrolle, Empathie- und Bindungsfähigkeit gelegt, die sich mit der Sozialisation des Kindes weiterentwickeln.

Erfahrungen werden *emotional* über das limbische System reguliert, über den frontalen Kortex *kogniziert* und über den temporo-parietalen Kortex mithilfe der Propriozeption in Muskelbewegung und *Handlungen* transformiert.

Kognitionen, Emotionen und Motionen (Bewegungen, Handlungen) können nicht losgelöst voneinander betrachtet werden, sondern beeinflussen sich gegenseitig. Sie bilden eine *triadische Einheit des Psychischen*, die aus drei Perspektiven betrachtet und verstanden werden kann (Grawe, 1998). Beruhend auf dem Prinzip der Konsistenz beschreibt sie die Regulation psychischer Prozesse und Zustände untereinander.

Die neuroanatomische Grundlage des Psychischen beschreibt Isebaert (2005) mit dem altgriechischen Wort *Oĩkos* (Haus). Für die Triade Denken-Fühlen-Handeln wählt er die griechischen Benennungen Logos, Pathos und Ethos:

- Logos meint das Wort. Da sich Denken in Worten vollzieht, sind Gedanken sprachliche Formulierungen. Logos steht demnach für das Wort, das auf Verstehen angelegte Sprechen und die Vernunft. Logos repräsentiert das Denken.
- Pathos meint Affekt, Emotion und Gefühl. Es geht um den Ausdruck von Gefühlen gegenüber anderen. Diese Gefühle werden non-verbal (in Gestik, Mimik, Sprechgeschwindigkeit und Tonalität) und verbal (indem sie benannt werden) ausgedrückt. Zum Pathos gehören empathische Fähigkeiten wie Kongruenz, Authentizität und Mitgefühl.
- Ethos heißt Verhalten und Haltung. Es bedeutet angewöhnte Verhaltensweisen, aber auch das in der jeweiligen Situation an den Tag gelegte Verhalten, die Muskelbewegungen, die Mimik, alles Nonverbale, das damit einhergeht. Ethos hängt folglich mit den übergeordneten Begriffen Ethik (Handeln – Denken und Wahrnehmen sind Handlungen) und Moral zusammen. Im Griechischen meint *ẽthos* auch die Ge-*Wohn*-heit. Gewohnheiten entstehen durch Wiederholungen von Handlungen. Sie bilden die Grundlage des Lernens.

So entwickeln wir eine gewohnte Art des Denkens, Fühlens und Handelns.

Psychische Aktivitäten sind von Motiven und Zielen bestimmt. Sie sollen Grundbedürfnisse befriedigen. Psychische Aktivitäten umfassen die energetische Versorgung des Kindes mit Nahrung und Wärme, die emotionale Versorgung mit dem Gefühl von Geborgenheit und Sicherheit, sozialemotionaler Zugehörigkeit sowie entwicklungsfördernde Stimulationen. Die Regulationsprozesse der Bedürfnisbefriedigung führen zu individuellen und interaktionalen Gewohnheiten und finden sowohl auf bewusster als auch auf unbewusster Ebene statt.

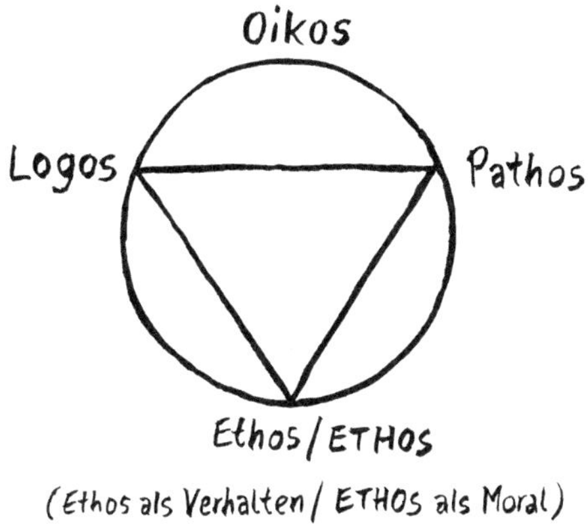

(nach Isebaert, 2005)

3.2 Galerie: Gewohnheiten beim Denken-Fühlen-Handeln

Man kann es nicht oft genug betonen. Man wächst in die Welt hinein durch Nachplappern von Wörtern. Diese Wörter kommen nicht allein, wir hören sie als Teile von Urteilen, Sinnsprüchen, Sentenzen. Mit diesen Urteilen verhält es sich lange Zeit ähnlich: Auch sie plappern wir einfach nach. Nicht viel anders als den Refrain eines Kinderlieds. Und man muss es fast als einen Glücksfall bezeichnen, wenn es einem später gelingt, diese aufdringlichen, betäubenden Wortfolgen als das zu erkennen, was sie sind: blinde Gewohnheiten.

Pascal Mercier (1997)

Kehren wir zum Bild des Hauses zurück, in dem die Psyche basierend auf der Triade aus Denken, Fühlen und Handeln wohnt.

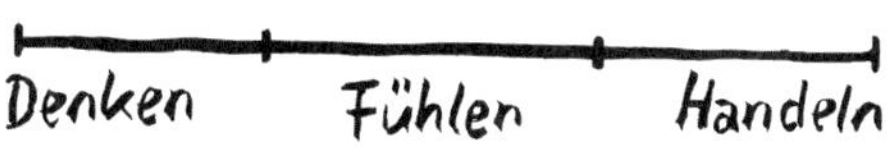

Mit seiner Entwicklung beginnt das Kind, »sein Haus zu *be-wohnen*«, indem es sich an wiederholende Handlungen *ge-wöhnt*. Es lernt, auf seine Art Bedürfnisse zu artikulieren und sie durch interaktionale Handlungen zu befriedigen. Es lernt, Ziele zu erreichen, die sich mit wiederholten emotionalen Regungen koppeln und zu vertrauten Gefühlen entwickeln.

Kinder sind fühlende Wesen, lange bevor sie in Sprache denken und sich mit Worten ausdrücken. Verspüren sie Hunger und fühlen sich allein oder unsicher, so drücken sie diese Gefühle durch Laute und Bewegungen aus. Dieser *leidenschaftlich*-bewegte Gefühlsausdruck ist mit Leiden und Leidenschaft verknüpft. Der Organismus vollzieht seine Entscheidungen auf emotionaler Ebene. Fühlt sich ein Kind bedroht, organisiert der Organismus Fluchtverhalten, lange bevor dem Kind seine Entscheidung bewusst wird.

Das Kind handelt, indem es sich in und gegenüber seiner Umwelt verhält. Erfolgreiche Handlungen werden wiederholt und für eine erfolgreiche Bedürfnisregulation in der Zukunft antizipiert.

Im *Ver-Halten* findet sich der Begriff der Haltung, der sich im Laufe der kindlichen Entwicklung im Handeln (Ethos) ausdrückt. Ethos meint auch die vom Bewusstsein sittlicher Werte geprägte Gesinnung und Haltung. Eine hohe ethische Haltung bestimmt das Handeln:

- Was ist nützlich und was nicht?
- Was ist zielführend und konsistenzregulierend und was nicht?
- Was ist erlaubt und was ist unerwünscht?

So entstehen auf individueller und interaktionaler Ebene kognitiv-emotionale Handlungsmuster erfolgreicher Regulationsprozesse der eigenen Bedürfnisse.

Individuelle Gewohnheiten, eigene Wahrnehmungen bzw. innere Gedanken zu formen und Gefühle auszudrücken, sowie interaktionale Gewohnheiten entwickeln sich ebenso wie das *Mit-Teilen* von Gedanken, indem *mit-einander* gesprochen wird, anderen Gefühle gezeigt werden und beziehungsgestaltend gehandelt wird.

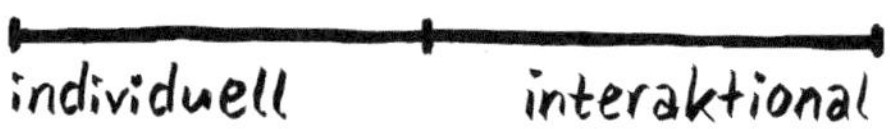

Die folgenden *Sprach-Bilder* der Klienten Lars und Nadine zeigen, wie Denk-, Gefühls- und Handlungsgewohnheiten individuell und interaktional zum Ausdruck kommen.

Rahmen: Individuelle Gewohnheiten von Lars und Nadine

Fallbeispiel

Der 14-jährige Schüler Lars leidet unter Zwangsgedanken und Zwangshandlungen. Häufig dreht er sich morgens im Bett noch einmal um und versäumt es, zur Schule zu gehen. Sowohl sein Vater als auch sein älterer Bruder verlassen frühzeitig das Haus. Lars fürchtet sich davor, das Haus zu verlassen. Einerseits möchte er zur Schule gehen, andererseits denkt er, dass er das nicht darf, weil er sonst die Kontrolle über seine Zukunft verliert, die vom Wohlergehen seiner Familie abhängt. Denn er hat auch Angst vor vergiftetem Essen, das seine Familie bedrohen könnte. Folglich kontrolliert er die Einkäufe und schlägt vor, was gegessen werden sollte und was nicht. Oft bleibt er an der Küchentür stehen, hält sich am Türrahmen fest und versperrt den anderen Familienmitgliedern den Durchgang. Fühlt er sich bedrängt, steigert er sein Verhalten und steht dauerhaft in der Tür. Die Familienmitglieder sind davon erschöpft und wünschen sich, dass er sein Verhalten ändert.

Die 7-jährige Nadine fällt seit ihrer Einschulung durch aggressives Verhalten gegenüber Mitschülern auf. Sie ist leicht erregbar, sucht die körperliche Auseinandersetzung und hat einen Freundinnenkreis aufgebaut, mit dem sie das Geschehen auf dem Schulhof und im Unterricht stark beeinflusst. Andere Schüler und deren Eltern beschweren sich über ihr Verhalten. Nadines Eltern wandten sich daher hilfesuchend an die psychotherapeutische Praxis. Im vergangenen Jahr hat das aggressive Verhalten dramatisch zugenommen. Seit zwei Jahren streiten die Eltern darüber, ob sie weiterhin zusammenleben wollen. Sie haben mehrere Wohnungswechsel einschließlich Auszug und Wiedereinzug des Vaters hinter sich. Nadine wohnte phasenweise auch bei den Großeltern mütterlicherseits. Aktuell leben Nadine und ihre Eltern zusammen.

Bilder: Individuelle Gewohnheiten des Denkens

Lars *denkt*, dass er allein das Essen der Familie kontrollieren muss, nachdem er von vergiftetem Trinkwasser und ungesunder Ernährung gelesen hat. Als kleines Kind erlebte er, wie es dem Vater einmal schlecht ging, nachdem er im Urlaub verdorbene Muscheln gegessen hatte und deshalb ein Krankenhaus aufsuchen musste. Lars *denkt*, dass es gut ist, Neues zu meiden und auf Bewährtes zu setzen, weshalb er am liebsten zu Hause ist und immer noch gern mit seinen frühkindlichen Spielsachen spielt. In diesem Denken ähnelt er seinem Vater, der ebenfalls eine Phase seiner Kindheit beschreibt, in welcher er zu Hause alles kontrollieren musste. Lars *idealisiert* seinen Vater, der beruflich bedingt seit einigen Monaten wenig Zeit zu Hause verbringt.

Nadine *denkt*, dass sich ihre Eltern trennen werden. Sie hat das bei ihrer Schulfreundin Jasmine miterlebt. Deren Eltern streiten sich ständig darum, wann sie sich in welchem der beiden elterlichen Haushalte aufhalten soll. Nadine befürchtet ein ähnliches Schicksal und versucht, sich im Leben zu behaupten. Sie *denkt*, dass sich ihre Eltern trennen werden, auch wenn sie jetzt zusammen wohnen, und dass sie in ein Kinderheim ziehen muss.

Bilder: Individuelle Gewohnheiten des Fühlens

Lars *fühlt* sich mit seinen Sorgen allein und unverstanden. Er fürchtet auch seine beginnende Pubertät, da er spürt, dass vieles aus seiner geliebten Kindheit zu Ende geht. Die Furcht vor Neuem schränkt ihn in seiner schulischen Entwicklung ein, da er oft zu Hause bleibt.

Nadine *fühlt* sich sicher und erlebt Selbstwirksamkeit, wenn sie die Beziehungen zu den anderen Schülerinnen definieren kann. Sie *fühlt* sich stark, wenn sie ihre körperliche Kraft im Verhältnis zu anderen spürt. Das Gefühl von Stärke vermittelt ihr die Sicherheit, das Leben zu schaffen, unabhängig davon, wie sich ihre Familiensituation entwickelt.

Bilder: Individuelle Gewohnheiten des Handelns

Lars ist *gewohnt*, die täglichen Einkäufe zu *kontrollieren*. Er verbringt viel Zeit damit, die Einkäufe auf ihre Inhaltsstoffe hin zu überprüfen. Er nimmt sich als wichtig wahr, wenn er sich kümmert. Sein kontrollierendes *Blockieren* der Zimmertüren, indem er niemanden hinein oder hinaus lässt, hilft ihm, seine Entwicklung und das Tempo in der Familie zu entschleunigen. Es hilft ihm, sich zu beruhigen und seine zwanghaften kontrollierenden Gedanken zu zähmen.

Nadines wiederholtes aggressives Verhalten vermittelt ihr Sicherheit und Überlegenheit. Sie kontrolliert sich und andere, damit sie nicht untergeht. »Besser *schlagen* als geschlagen werden« wird zum ethischen Imperativ ihrer Denk- und Handlungsgewohnheiten.

Rahmen: Interaktionale Gewohnheiten von Lars und Nadine

Als soziale Wesen sind wir es gewohnt, unsere Gedanken auszutauschen, Gefühle und Erlebtes mit anderen zu teilen und Beziehungen zu gestalten. Interaktionale Gewohnheiten gestalten und beeinflussen zwischenmenschliche Beziehungen.

Die individuellen Gewohnheiten von Lars und Nadine beziehen sich auf Selbstschutz und Selbstwirksamkeit.

Fallbeispiel

Bilder: Interaktionale Denkgewohnheiten

Seit dem Urlaubserlebnis mit den verdorbenen Muscheln *erinnert* sich Lars in jedem weiteren Urlaub mit seinen Eltern an das damalige Restaurant. Heute *sprechen* sie oft davon, wie alles angefangen hat und er erstmals zu Hause über mögliches verseuchtes Essen gesprochen und die Eltern gebeten hat, nicht mehr im Restaurant zu essen. Die Mutter erinnert diese Geschichte als Beginn der zunehmenden Aufmerksamkeit für das Essen. Der Vater erinnert, wie Lars damals begann, abends sein Zimmer aufzuräumen und seine Hausschuhe immer an einem festgelegten Ort zu stellen. In diesen Geschichten erkennt Lars einen zeitlichen Zusammenhang, den er zu einem kausalen Zusammenhang erklärt. Die Angst vor verseuchtem Essen wollte er ordnen, damit sie ihn nicht in den Bann zieht. So begann er, sein Zimmer zu ordnen, und stand plötzlich im Türrahmen und konnte ihn minutenlang nicht loslassen. Diese Handlungen konnte er schließlich nicht mehr kontrollieren. Die Eltern *sprechen* viel mit ihm, wollen ihn davon überzeugen, dass seine Gedanken unbegründet sind. Dies verstärkt seine Gedanken jedoch.

Nadine will Freundinnen haben, mit denen sie sich verabreden kann. Sie *denkt*, dass sie aufgrund ihrer Stärke von den anderen Kindern bewundert wird. Sie will nicht so sein wie ihre Mutter, die oft weint und verunsichert ist, wenn der Vater nicht nach Hause kommt. Nadine will nicht an ihren Vater denken, denn das macht sie traurig. Sie *denkt*, traurig zu sein ist uncool.

Bilder: Gewohntes Fühlen auf interaktionaler Ebene

Lars *fühlt* sich bedroht und erlebt Verlust durch den sich von der Familie lösenden älteren Bruder und den häufig abwesenden Vater. Er *sorgt* sich um die Mutter, die abends häufig allein ist. Lars spürt die emotional beziehungsgestaltende Wirkung seiner Handlungen, wenn sich seine Mutter um ihn kümmert. Die Mutter verschiebt aufgrund seiner Situation die Wiederaufnahme ihrer langersehnten Berufstätigkeit und sucht mit ihm unterschiedliche Therapeuten auf. Die Reaktionen der Familienmitglieder auf sein symptomatisches Verhalten vermitteln Lars umsorgende Zuwendung. In seinem zwanghaften Verhalten *fühlt* er sich respektiert, wenn alle anderen auf ihn warten, bis sie bestimmte Türen benutzen können, die er freigegeben hat. Lars und seine Eltern haben sich an die dominierenden Gefühle der Fürsorge gewöhnt. Er fühlt sich sicher, wenn seine Eltern in seiner Nähe bleiben und verlässlich auf ihn reagieren.

Nadine erlebt durch ihr aggressives Verhalten, dass sie ihre Trauer und Hilflosigkeit und die ihrer Mutter auf Distanz halten kann. Durch die Sorgen um ihre *aggressiven Gefühle* gegenüber Mitschülern wird vermieden, dass Gefühle in der Familie angesprochen werden.

Die dominierenden *Gefühle* sind die der Verärgerung und Enttäuschung über Nadines Verhalten in der Schule. Für Nadine sind das Momente, in denen ihre Eltern sie ernst nehmen und sich *sorgen*, ohne dass sie dies so bezeichnen kann.

Bilder: Handlungsgewohnheiten auf interaktionaler Ebene

Lars *wartet* häufig schon, wenn der Vater mit den Einkäufen nach Hause kommt. Der Vater plant entsprechend Zeit ein, um mit Lars die Lebensmittel zu besprechen. In dieser Zeit fühlt sich die Mutter entlastet und kann persönliche Dinge erledigen. So gewinnt sie Autonomie. Sie erlebt die Interaktion zwischen Vater und Sohn als willkommenes Ritual.

Die Familie hat begonnen, ihn weniger zu beachten, wenn er im Türrahmen steht. Sie stellt fest, dass es ihm leichter fällt, die symptomatische Sequenz zu beenden, wenn sie etwas anderes tun. Auf die von den Eltern *praktizierte* Lösungsidee reagiert Lars damit, zunehmend länger im Türrahmen zu verharren und erst aufhören zu können, wenn eines seiner Elternteile ihn bedauernd angesehen hat. Der beziehungsgestaltende Aspekt des symptomatischen Verhaltens wird allen Beteiligten zunehmend bewusst.

Nadine *beeindruckt* ihre Mitschülerinnen unterschiedlich. Manche fürchten, andere bewundern sie. Dies hilft ihr, ihre soziale Ordnung zu *gestalten*. An die Reaktionen der Lehrerinnen hat sie sich gewöhnt: Die einen sorgen sich um sie und zeigen Mitgefühl mit dem verunsicherten, aggressiven Mädchen. Andere versuchen, sie zu maßregeln, und kümmern sich um sie, indem sie fortlaufend ihre Eltern informieren und diese sich um sie kümmern.

3.3 Galerie: Bewusste und unbewusste Gewohnheiten

Gewohnheit heißt die große Lenkerin des Lebens.
Francis Bacon (1561–1626)

Die Bilder von Lars und Nadine zeigen eine weitere wichtige Dimension des präzisen Beobachtens und Zuhörens in der therapeutischen Improvisationskunst.

Denkgewohnheiten vollziehen sich sowohl auf bewusster als auch auf unbewusster Ebene. Manche Gedanken sind klar und nachvollziehbar, andere bleiben vorsprachlich und hinterlassen eher ein Gefühl. Gefühle lassen sich manchmal benennen. Zuweilen haben wir jedoch keine Worte dafür, wie wir uns fühlen. Gewohnte Handlungen können vertraut sein, wenn wir sie absichtlich ausführen. Es gibt jedoch auch Handlungen, von denen wir nicht wissen, weshalb wir sie ausführen und welche Effekte sie bewirken.

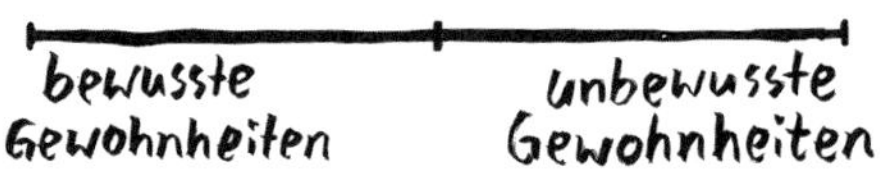

Rahmen: Bewusste Gewohnheiten

Bilder: Bewusstes Denken
Denken findet in Sprache statt. Die Qualität und Quantität der vorhandenen Worte bestimmen ebenso das Denken wie die Bewusstheit über die Quelle und Richtung der Gedanken.

Fallbeispiel

Individuell. Lars ist sich seiner einschränkenden Gedanken durchaus bewusst. Er kann *beschreiben*, was er tut, und *bemerkt*, wenn er *grübelt* oder wartend im Türrahmen steht. Er weiß auch, dass diese Situation irgendwann beendet sein wird und er dann wieder anderen Aktivitäten nachgehen kann. Ihm ist auch bewusst, dass es besser für ihn wäre, in die Schule zu gehen.
Interaktional. Lars kann mit seinen Eltern darüber sprechen, wie anstrengend seine zwanghaften Handlungen für seine Familienmitglieder sind.
Individuell. Nadine *glaubt*, dass sie die Anführerin sein will und dass sie sich dazu am besten körperlich gegenüber anderen durchsetzt.
Interaktional. Sie *weiß*, dass manche sie dafür bewundern, andere wiederum fürchten und meiden. Sie weiß auch, dass sie wegen ihrer Bandenbildung Ärger mit den Lehrern bekommt, und *denkt*, dass sie sich allein, ohne ihre Eltern bewähren muss.

Bilder: Bewusstes Fühlen

Gefühle sind über das limbische System organisiert und an jeder Kognition und Handlung beteiligt. Gefühle können bewusst in Sprache ausgedrückt werden oder zeigen sich indirekt in Handlungen, ohne dass sie bewusst werden. Da sich die Sprache der Gefühle erst mit dem beginnenden abstrakten Denken ausbildet, sind viele frühkindliche Gefühle selten bewusst.

Gewohnte Verhaltensweisen beinhalten emotionale Aspekte, je nachdem, ob wir etwas gern tun, Freude empfinden und stolz auf uns sind oder ob wir etwas ungern betreiben, leiden und missmutig sind. Destruktive Gewohnheiten werden oftmals von Scham und Schuldgefühlen begleitet.

Fallbeispiel

Individuell. Lars *fühlt* sich unsicher und hilflos, da er glaubt, seine Gedanken nicht beeinflussen zu können.
Interaktional. Lars *fühlt* sich manchmal schlecht gegenüber seiner Familie, wenn er sie durch sein Verhalten einschränkt. Er *spürt*, dass sie verzweifelt sind. Dann fühlt er sich ihnen gegenüber schuldig, obwohl er nichts für sein Verhalten kann.
Individuell. Nadine *fühlt* sich stark, wenn sie jüngere Kinder besiegt hat. Sie *fühlt* sich gesehen und anerkannt.
Interaktional. Nadine *fühlt* sich von den anderen Kindern provoziert und von den Eltern ungerecht behandelt, wenn sie mit ihr schimpfen.

Bilder: Bewusstes Handeln

Handeln beinhaltet zwei ethische Aspekte: die ethische Haltung im *Ver-Halten* und die Moral, die selbstrückbezüglich mit dem Verhalten verknüpft ist. So, wie wir sein wollen, verhalten wir uns.

Fallbeispiel

Individuell. Lars fühlt sich mit seinen Sorgen um schädliche Nahrung im Recht. Wenn er nicht gewohnheitsmäßig immer wieder das Essen *kontrolliert*, könnte es ihm und seiner Familie eines Tages schlecht gehen. Sein Verzicht auf den Schulbesuch ist moralisch folgerichtig, da er unter seinen *Handlungen* leidet.
Interaktional. Lars mag es, wenn sich sein Vater in der Küche Zeit für seine Sorgen nimmt und sie *gemeinsam* die Einkäufe *prüfen* und Mahlzeiten *planen*.
Individuell. Nadine findet, dass sie auf dem Schulhof für Ordnung sorgt und ihre Mitschülerinnen in die ihnen gebührenden Schranken verweist. So ist allen klar, wo jeder hingehört, wer zusammengehört, was geht und was nicht geht.
Interaktional. Nadine *versteht*, dass sie durch ihr Verhalten zur Außenseiterin der Klasse und von anderen *gemieden* wird.

Rahmen: Unbewusste Gewohnheiten

Bilder: Unbewusste Gedanken

Aus der kognitiven Perspektive des Logos ist es die »logische Matrix, die die Gewohnheit strukturiert. Sie lässt die Gewohnheit nach bestimmten Regeln ablaufen …« (Isebaert, 2005). Einzelne Gedanken und Handlungen werden nicht bewusst wahrgenommen, obschon sie Handlungsgewohnheiten darstellen.

Fallbeispiel

Das Beobachten der Familienmitglieder, bevor Lars sich in die Tür stellt, ist ein unbewusster Bestandteil seiner Gewohnheit. Nadine beobachtet unbewusst die anderen, bevor sie provozierend interagiert.

Individuell. Lars weiß nicht, wie er darauf kommt, seine Zwangshandlungen immer wieder gleich ablaufen zu lassen. Er kann nicht benennen, woran er merkt, dass er sich in den Türrahmen stellen muss, wie lange er dort stehenzubleiben hat und wann er weitergehen kann.

Interaktional. Lars kann nicht sagen, ob sein Verhalten in spezifischen Situationen gehäuft oder seltener auftritt. Ihm ist nicht bewusst, ob sein Verhalten eine situationsbezogene Reaktion oder den Vorlauf für möglicherweise entlastende Handlungen darstellt.

Individuell. Nadine hat keine Idee davon, weshalb sie andere immer wieder provoziert. Sie weiß nicht, wie sie ihre Impulse kontrollieren kann. Es passiert einfach. Sie kann nicht bewusst formulieren, wann sie beginnt, andere zu provozieren. Nadine ist nicht bewusst, dass sie ihren Taten mehr vertraut als den Worten.

Interaktional. Nadine weiß nicht, wie sie ihren Platz in der Klassengemeinschaft anders behaupten kann. Sie sieht keinen Zusammenhang zwischen ihrer unsicheren familiären und schulischen Situation.

Bilder: Unbewusste Gefühle

Viele Gefühle des Alltags begleiten uns, ohne dass wir sie bewusst wahrnehmen und benennen können. Dennoch beeinflussen sie unser Denken und Handeln.

Fallbeispiel

Individuell. Lars ist nicht bewusst, wie er sich fühlt, bevor er sich in den Türrahmen stellt. Ihm ist nicht bewusst, wodurch genau er sich im Verlauf des Tages entspannen kann.

Interaktional. Ihm ist nicht bewusst, wie er sich fühlt, wenn er beginnt, sein Zimmer penibel aufzuräumen. Ihm ist nicht bewusst, ob er sich schuldig fühlt, weil seine Mutter seinetwegen auf ihre Berufstätigkeit verzichtet.

Individuell. Nadine kann ihre Wut auf ihre Mutter und ihren Vater nicht spürbar differenzieren. Ihr ist nicht bewusst, dass sie sich an das Gefühl existenzieller Verunsicherung gewöhnt hat.
Interaktional. Die Sicherheit, die sie in Gegenwart der Lehrerin und ihrer erwartbaren Reaktion empfindet, ist Nadine nicht bewusst. Wenn sich ihre Eltern streiten, sind ihr die Sorgen, die die Eltern um sie haben, ebensowenig bewusst, wie sie ihre Trauer und Wut bewusst spüren kann.

Bilder: Unbewusste Handlungen

Unbewusste Handlungen sind automatische Gewohnheiten. So läuft die Regulation der Muskelbewegungen beim Fahrradfahren unbewusst ab. Zunächst konzentrieren wir uns bewusst auf die Gleichgewichtskoordination und auf die Arme und Beine. Später widmen wir dem koordinierten Balancieren weniger Aufmerksamkeit. So wird neues Verhalten zu einer Gewohnheit, die wenig bewusste Koordination verlangt. Ähnlich ist es beim Schreibenlernen: Zunächst konzentrieren wir uns auf jeden einzelnen Buchstaben, später fügen wir automatisch Buchstaben zu Wörtern und Wörter zu ganzen Sätzen zusammen.

Fallbeispiel

Individuell. Lars ist nicht bewusst, was er tut, kurz bevor er sich in den Türrahmen stellt. Er weiß auch nicht, was er tut, sobald alle Einkäufe in der Küche kontrolliert und verstaut sind.

Lars erlebt viele seiner Handlungen als automatisiert und außerhalb seines Einflussbereichs. Das Türblockieren, die Essenskontrolle und das Zimmeraufräumen wurden zu automatischen Handlungen, die Lars tun muss, ohne sie stoppen zu können. Sie stoppen ihn und hören von allein wieder auf.
Interaktional. Lars ist nicht bewusst, dass er dadurch, dass seine Handlungen die Aufmerksamkeit der Eltern auf sich ziehen, seinem Bruder ermöglicht, dessen Handlungsspielräume beim abendlichen Ausgang unbemerkt zu verschieben.
Individuell. Wenn Nadine den Schulhof betritt, ist ihr nicht bewusst, wie sie sich auf die anderen Kinder zubewegt und dass deren Reaktionen darauf sie so provozieren, dass sie die anderen angreift. Sie weiß nicht, dass sie den Blickkontakt der anderen sucht, um sie zu kontrollieren.
Interaktional. Nadine ist nicht bewusst, dass sie mit ihrem Verhalten dem der Eltern folgt, indem sie Taten statt Worte geschehen lässt. Ihr ist auch nicht klar, welche negativen Konsequenzen ihr Verhalten für ihre weitere Schullaufbahn hat. Ihr ist nicht bewusst, dass sie durch ihre Gewohnheiten dazu beiträgt, dass die Situation ihrer Eltern zunehmend öffentlich wird, wenn sie zu Gesprächen in die Schule geladen werden.

3.4 Galerie: Improvisationsfiguren lösungsfokussierter Therapie

Denken, Fühlen und Handeln, die individuelle und interaktionale sowie die bewusste und unbewusste Ebene unserer Gewohnheiten bilden die Grundlage dafür, wie wir als Therapeuten unsere Beobachtungen und die Narrative der Klienten ordnen und unsere therapeutischen Improvisationen aufbauen.

Je nach Perspektive lassen sich unterschiedliche Bilder von Lars und Nadine zeichnen, Schwerpunkte setzen und einzelne Bilder in Figuren und Hintergrundbilder einbetten. Dabei hören wir mit dem »dritten Ohr« der Intuition und des biografischen und professionellen Erfahrungswissens.

Bei manchen Klienten nehmen wir eventuell eine therapeutische Galerie auf der Ebene der Denkgewohnheiten wahr, bei anderen hingegen steht die interaktionale Ebene im Vordergrund oder aber die Unterscheidung zwischen bewussten und unbewussten Gewohnheiten stellt sich als Interventionsperspektive dar.

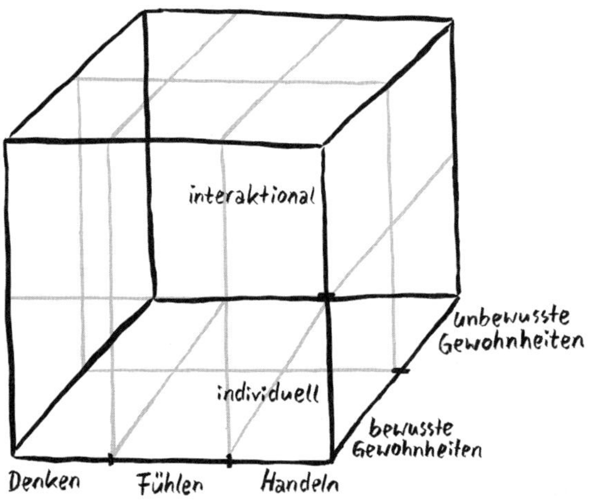

Die therapeutische Hintergrundgalerie ordnet unsere Beobachtungen und eröffnet Figur- und Hintergrundspiele für therapeutische Lösungsperspektiven. Die Sprachspiele in den therapeutischen Improvisationen zeigen, dass Gewohnheiten keine unveränderlichen und unauflösbaren Muster darstellen.

Vor dem Hintergrund der beschriebenen Gewohnheiten können neue Möglichkeiten entstehen: Manche Gewohnheiten oder scheinbar vordergründige Aspekte können so in den Hintergrund und zunächst hintergründige Figuren wiederum in den Vordergrund treten.

In therapeutischen Galerien spielen wir mit sprachlichen Bedeutungen und erschließen Möglichkeiten, zwischen Figur und Hintergrund, zwischen *beklagens-werten* und *frag-würdigen* oder aber *lösungsfokussierenden* Themen zu wählen.

Lösungsfokussierte Therapie heißt, Kontexte zu schaffen, indem Klienten zwischen Figur und Hintergrund wählen können und Wahlfreiheit erzielen.

3.5 Galerie: Wahlmöglichkeiten als Fokus therapeutischer Interventionen

Handele stets so, dass mehr Wahlmöglichkeiten entstehen.
Heinz von Förster

Das Postulat, durch eigenes Handeln Wahlmöglichkeiten entstehen lassen zu können, wird als ethischer Imperativ therapeutischen Handelns verstanden. Das Erhöhen von

Wahlmöglichkeiten anstelle des Beseitigens von Defiziten bildet die Basis lösungsfokussierter Praxis.

Als Wahlmöglichkeiten werden unterschieden:

- Eine semantische Bedeutungswahl – es sind verschiedene Deutungen für erlebte Ereignisse verfügbar.
- Eine pragmatische Handlungswahl – es ist möglich, verschiedene Maßnahmen zu ergreifen, um Bedürfnisse zu befriedigen oder Ziele zu erreichen.
- Existenzielle Wahlmöglichkeiten – verschiedene Deutungen und/oder Handlungen können identitätsstiftende Muster oder entwicklungsfördernde bzw. einschränkende stabilisierende Optionen sein, innerhalb derer sich ein Organismus entwickelt.

Die frühen Regulationsprozesse kindlicher Bedürfnisbefriedigung erzeugen wiederholende, zielführende Handlungsmuster: Brabbeln baut Spannungen ab, fördert Zuwendung und Interaktionen; Spielen mit Gegenständen sorgt für sensorische Stimulationen; aktive Bewegung schafft Kommunikation, Interaktion und das Gefühl von Zugehörigkeit.

Aus ursprünglich pragmatisch gewählten Handlungen kristallisieren sich frühe stabilitätsstiftende Muster heraus, die zu existenziellen Wahlmöglichkeiten werden. Kinder erlernen also Gewohnheiten des Denkens, Fühlens und Handelns, um ihr Wohlergehen und ihre Entwicklung sicherzustellen. Durch diesen Prozess lernt der Organismus, zwischen konstruktiven und destruktiven (pathologischen) Wahlmöglichkeiten zu unterscheiden (Isebaert, 2005).

Rahmen: Eine semantische Bedeutungswahl

Fallbeispiel

Der kleine Peter hat auf seinem Schulweg eine semantische Bedeutungswahl getroffen. Er kommt gebeugt zur Schule, woraufhin ihn die Lehrerin fragt, ob sein Schulranzen zu schwer sei oder er sich den Rücken verletzt habe. Peter antwortet, dass er gerade auf einem Plakat gelesen hat, dass *Vorbeugen* gegen Karies hilft. Da er Angst vor dem Zahnarzt hat, versucht er durch *Vorbeugen* (seines Oberkörpers) Karies zu vermeiden. Peter liebt es, mit Wortspielen andere Menschen zu beeindrucken. Ihm ist jedoch nicht bewusst, dass nicht alle Menschen seinen Humor teilen und dass seine Aktionen bestimmte Erwartungskontexte erweitern, was zunehmend als störend und weniger als humorvolle Bereicherung des Alltags empfunden wird.

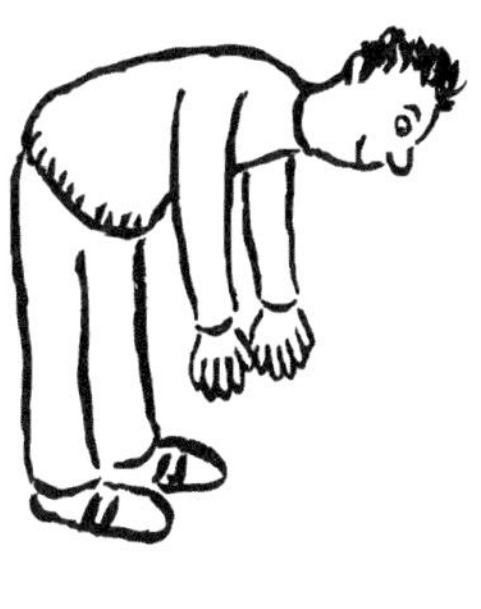

Bild: Eine eingeschränkte Bedeutungswahl

Eine eingeschränkte semantische Bedeutungswahl kann zu Schwierigkeiten führen.

Fallbeispiel

Der 17-jährige Tim leidet unter der Trennung von seiner Freundin. Mit Freunden und hohem Alkoholkonsum versucht er, die Trennung zu überwinden und seine Freundin zu vergessen. Er spürt, wie er sich mithilfe seiner Trinkgelage emotional aus der Traurigkeit lösen kann. Als kurz darauf sein geliebter Großvater stirbt, greift er erneut zum Alkohol, um darin Trost und Abstand zu finden. Schließlich beginnt er, sich seine Eltern mithilfe von Alkohol »erträglich« zu trinken. Als er schließlich entdeckt, dass er mit Alkohol auch seine Schüchternheit gegenüber Mädchen überwinden kann, trifft er möglicherweise vorbewusst die semantische Bedeutungswahl, Alkohol als Lösungsmittel zu definieren und sich daran zu gewöhnen.

Er betrachtet sein Trinkverhalten als hilfreich für viele emotionale Herausforderungen und entscheidet sich in vielen Lebenslagen für das Trinken als erfolgreiche Wahlmöglichkeit. Er generalisiert seine Handlungswahl und beschränkt somit seine Wahlmöglichkeiten auf eine einzige Entscheidungswahl, die zunehmend zu einer existenziellen Wahlmöglichkeit wird.

Aus einem anfänglichen Lösungsversuch für den Umgang mit Verlusterleben wird ein pathologisches Verhalten mit zunehmendem gefühltem Leidensdruck (Pathos).

Lösungen werden zu Problemen, wenn sie die einzige Wahlmöglichkeit zu sein scheinen, und führen als destruktive Wahlmöglichkeiten zu chronifizierten Schwierigkeiten (vgl. Watzlawick et al., 1974).

Das Er-finden einer zweiten Wahlmöglichkeit eröffnet zunächst ein Entweder-oder-Paradigma: Entweder ich trinke, wenn es schwierig wird, oder ich trinke nicht. Entscheide ich mich für das eine, so entscheide ich mich gleichzeitig gegen das andere. Als existenzielle Bedeutungswahl stellt es sich für Tim letztlich folgendermaßen dar: Entweder ich bin Alkoholiker oder ich bin Abstinenzler.

Fallbeispiel

Wenn Freunde mit Tim etwas trinken möchten, muss er entscheiden: Bin ich jetzt alkoholgefährdet und bedroht? Oder trinke ich nicht und zeige damit, dass ich alkoholgefährdet und bedroht bin?

Dieses Paradoxon kann auflösen, wer wählen kann. Damit eröffnet sich eine dritte Wahlmöglichkeit, nämlich die, das Entweder-oder-Paradigma zu verlassen und ein Sowohl-als-auch-Paradigma zuzulassen. Ob Tims Freunde ihn als behandlungsbedürftigen Alkoholiker oder als bedrohten, gar langweiligen Abstinenzler bezeichnen, könnte ihm egal sein. Beides trifft auf ihn nicht zu. Er hat die Wahlmöglichkeit, semantisch einschränkende Wahlmöglichkeiten abzulehnen: »Ich bin kein Alkoholiker«, »Ich bin kein Abstinenzler (weil ich eigentlich Alkoholiker bin)« oder »Ich tue etwas ganz anderes, indem ich eine Bedeutungsentscheidung und eine andere pragmatische Wahl treffe. Ich trinke Wasser, wenn ich mag, oder ich trinke Bier, wenn ich mag. In beiden Situationen trifft eine semantische Bedeutungswahl für mich als alkoholgefährdet oder langweilig abstinent als existenzielle Wahlmöglichkeit nicht zu«.

Rahmen: Eine pragmatische Handlungsmöglichkeit wählen können

Man kann, muss aber nicht wählen. Dies gilt insbesondere dann, wenn bisher gewählte, wiederkehrende Verhaltensweisen Gewohnheiten hervorgebracht haben, die Sicherheit und Stabilität vermitteln. Erst wenn Gewohnheiten Einschränkungen für sich selbst oder andere hervorbringen, entsteht das Bedürfnis nach einer Veränderung dieser Gewohnheiten und die Suche nach neuen pragmatischen Wahlmöglichkeiten.

Fallbeispiel

Die 9-jährige Christina wird stationär in eine Kinder- und Jugendpsychiatrie aufgenommen, da ihre Angst vor der Schule zu langanhaltender Schulverweigerung geführt hat. Ihre Eltern und Lehrer fühlen sich hilflos und ihr nicht mehr gewachsen. Christina findet es schön, zu Hause von der Mutter umsorgt und nicht den anstrengenden Mitschülerinnen ausgesetzt zu sein. Sie entlastet ihre Mutter, indem sie sich um den dreijährigen Bruder kümmert, wenn die Mutter zum Einkaufen geht. Auch die Mutter hat sich an das entlastende »Babysitting« durch Christina mehr oder weniger unfreiwillig gewöhnt.

Während der stationären Behandlung beginnt sie, stundenweise die Klinikschule zu besuchen, die im Klinikgebäude untergebracht ist. Nach zwölf Wochen erfolgreicher Behandlung ihrer »Schulverweigerung« wird sie von der Station in eine wohnortnahe Tagesklinik verlegt. Ihre Eltern bringen sie morgens in die Klinik. Von dort aus fahren die Kinder mit dem Schulbus zu den jeweiligen Schulen. Einige Kinder werden mit einem Taxi zu einer entfernt liegenden Förderschule gebracht.

Auch Christina soll auf diese Förderschule gehen. Als sie den neuen Schulweg damit assoziiert, das Haus verlassen und auf dem Weg zur Schule mit anderen zurechtkommen zu müssen, fühlt sie sich an zu Hause erinnert. Dort hatte sie dem weiten Schulweg die Bedeutung gegeben: »Die Eltern schicken mich weg, ohne sich um mich zu kümmern, wie es mir geht.« Diese Bedeutungswahl führte schließlich zur pragmatischen Handlungswahl, das Haus bzw. die Tagesklinik nicht zu verlassen. Eine Therapeutin wirft Handlungsalternativen ein und verlegt dadurch den Fokus von »entweder zur Schule oder nicht« auf die freie Wahl des Schulwegs. Sie fragt Christina, ob sie lieber mit dem Bus, Taxi oder mit klinikeigenem Fahrrad zur Schule fahren möchte. Dadurch eröffnen sich neue Wahlmöglichkeiten, die über ein Entweder-oder hinausgehen. Christina entscheidet sich spontan für das Fahrrad. Ihre Eltern hatten ihr dies bislang nicht erlaubt.

Das Erleben einer freien Wahl bedeutet für sie Autonomie auf der Ebene einer existenziellen Wahlmöglichkeit. Die pragmatische Handlungswahl der Fortbewegungsart führt zu einer semantischen Bedeutungswahl: »Ich bin keine Verweigerin und kein Angsthase, sondern kann selbstbestimmt entscheiden und handeln.«

Rahmen: Eine existenzielle Wahl, ein erfolgreicher Schüler zu sein

Fallbeispiel

Der 12-jährige Anton möchte ein guter Schüler sein und gewöhnt sich Verhaltensweisen an, die helfen, diesen Anspruch zu erfüllen: Anton beginnt, im Internet ausführlich nach Informationen zu suchen, die für die Schule hilfreich sind und ihn sehr gute Aufsätze schreiben lassen. Dabei entdeckt er Computerspiele, die ihn faszinieren. Die zeitaufwendigen Spiele bringen ihn zunehmend um ausreichenden Schlaf. Diese Gewohnheit beeinträchtigt seine existenzielle Wahl, ein guter Schüler sein zu wollen. So entstehen sowohl Konsistenzen (Schulaufgaben erledigen, sich am Unterricht beteiligen) als auch Inkonsistenzen (übermüdet und unkonzentriert im Unterricht sitzen) zum übergeordneten Ziel.

Welche Bedeutung seinen zukünftigen Aktivitäten am Computer zukommt, wird durch die semantische Bedeutungswahl durch ihn und seine Bezugspersonen bestimmt, die in der Regel die Deutungshoheit übernehmen. Die Deutungen seines Verhaltens entscheiden darüber, ob es als nützlich oder bedrohlich angesehen wird, was wiederum die weiteren Deutungen bestimmt bzw. beschränkt.

So kann Computerspielen als ausgleichende entspannende Belohnung für seine Lernerfolge oder aber als beginnende Computersucht angesehen werden. Die semantische Bedeutungswahl der Bezeichnung wird die nächste pragmatische Handlungswahl bestimmen, nämlich etwas zu tun oder zu vermeiden.

Ist die Bedeutungswahl der Wahrnehmung aufgrund biografischer Gegebenheiten eingeschränkt (jemand leidet unter Erfahrungen mit Abhängigkeitsverhalten), so ist auch die Handlungswahl beschränkt: Werden z. B. Computerspiele von vornherein nicht als kognitive Anregungen, sondern als etwas Bedrohliches wahrgenommen, so ist die Entscheidungs- und Handlungswahl eingeschränkt. Fehlende Alternativen für die Bedeutungszuschreibung schränken also die Wahlfreiheit ein. Um die eingeschränkte Bedeutungswahl »Computerspiele machen abhängig und damit süchtig« zu erweitern und eine Wahlfreiheit bezüglich der semantischen Bedeutungswahl zu erzeugen, benötigen wir Ausnahmen von dieser eingeschränkten Sichtweise.

Wahlfreiheit auf der Bedeutungs- und Handlungsebene, das Wählen können als Eigenwert impliziert das Erleben von Autonomie, Selbstbestimmtheit und Selbstwirksamkeit. Dabei heißt wählen können nicht gleichzeitig wählen müssen. Und in der Therapie mit Kindern und Jugendlichen impliziert das Konzept der Wahlmöglichkeiten, die kindlichen Entwicklungsmöglichkeiten zu reflektieren. Wie und welche Wahlmöglichkeiten realisiert werden können, ist durch eine Vielzahl der kindlichen Entwicklungsfaktoren abhängig. Ebenso sind die Wahlmöglichkeiten der therapeutischen Interventionen durch die Entwicklungsfaktoren und die kindliche Entwicklung beeinflusst.

4 Flügel: Lösungsfokussierte Therapie als kindgerechte Praxis

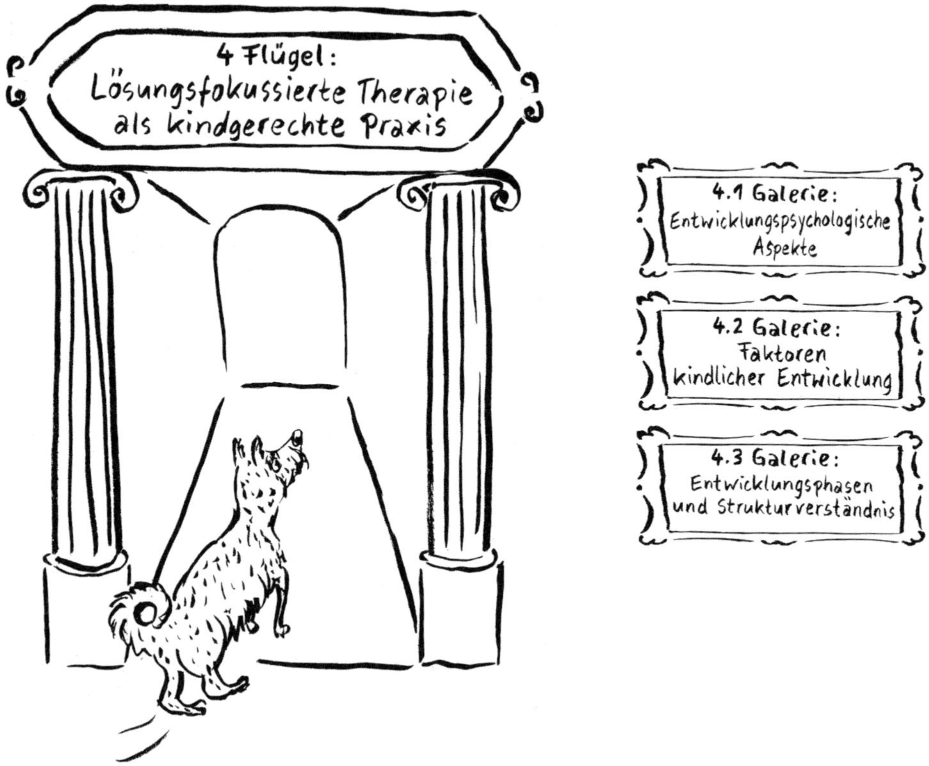

Der Körper ist der Übersetzer der Seele ins Sichtbare.
Christian Morgenstern

Kinder sind progressiv, zukunftsorientiert und »neugierig aufs Großwerden« (Holtz et al., 2000). Sie blicken weniger zurück, sondern mehr nach vorn. Sie eignen sich die Welt an, indem sie neues Wissen erwerben und sich ihre motorischen und kognitiven Fähigkeiten entwickeln. Sie streben das noch nicht Erreichte an, haben Wünsche und Ziele, wollen »groß und stark« werden und Kontrolle erlangen. Dabei sind sie offen für Unbekanntes und weisen ein sprunghaftes Entwicklungstempo auf (Retzlaff, 2013). Schlägt etwas fehl, problematisieren sie weniger das Nichtgelingen, sondern wenden pragmatisch das Versuch-und-Irrtum-Prinzip an. Kinder reden nicht gern über Probleme, um daraus Ideen für eine zufriedenstellende Zukunft abzuleiten. Das Orientieren auf die Zukunft, das Fokussieren auf die Ressourcen und Kompetenzen sowie das Betonen der Ziele und Hoffnungen bilden drei Eckpfeiler der kindlichen

Entwicklung ebenso wie in der lösungsfokussierten Therapie. Kinder folgen einem Pragmatismus, wie er den Prämissen lösungsfokussierten Denkens und Handelns entspricht.

Die Berücksichtigung der Faktoren und Phasen der kindlichen Entwicklung eröffnet eine Beobachtungs- und Handlungsperspektive, um die therapeutische Improvisation in der lösungsfokussierten Therapie kindgerecht zu gestalten.

In der Galerie der entwicklungspsychologischen Aspekte wird aufgezeigt, dass Kinder mit ihren Bedürfnissen anders zu verstehen sind und nicht als kleine Erwachsene behandelt werden können. Eine weitere Galerie beschäftigt sich mit Entwicklungsfaktoren und Entwicklungsphasen kindlichen Denkens, Fühlens und Handelns.

4.1 Galerie: Entwicklungspsychologische Aspekte

In der Therapie mit Kindern und Jugendlichen ist es eine Selbstverständlichkeit, entwicklungspsychologische Aspekte zu berücksichtigen, um eine kindgerechte Therapie zu gestalten. Im Vorschulalter erfolgen Entwicklungsschritte im Monatstakt. Ein Kind von 2,8 Jahren unterscheidet sich in seiner Entwicklung von einem Kind von 3,2 Jahren.

Je nach Lebensalter besitzen Kinder unterschiedliche kognitiv-emotionale Fähigkeiten, um Inhalte und Themen zu erfassen, ihre Tragweite für die eigene Entwicklung einzuschätzen und zu abstrahieren.

- In den ersten Lebensmonaten bestimmen die körperlichen Voraussetzungen und die aktuellen Lebensbedingungen die ersten Entwicklungsschritte. Frühkindliche Kommunikation basiert auf Körpersprache.
- Jüngere Kinder haben während ihres Spracherwerbs noch einen eingeschränkten Wortschatz, um Themen zu benennen und zu verstehen. Sie sind abhängig von der Sprachwelt der Erwachsenen und in dieser Phase hoch suggestibel. Sie sind darauf angewiesen zu glauben, was ihnen von der Welt erzählt wird. Wenn kleine Kinder etwas berichten, hören wir mit einem »dritten Ohr« zu, um die Geschehnisse zu ordnen:
  - Was erzählt das Kind?
  - Wie erzählt das Kind?
  - Welchen Einfluss haben Eltern, Geschwister oder andere wichtige Bezugspersonen auf die Erzählungen des Kindes?
  - Erzählt das Kind mit eigenen Worten oder verwendet es Vorformulierungen durch andere?
- Jüngere Kinder im Vorschulalter bewegen sich spielerisch zwischen Realität und Fantasie und vermischen in ihren Erzählungen verschiedene Themen, übertreiben oder verharmlosen. Aufmerksames, vorsichtiges Zuhören und Interpretieren ist in der Arbeit mit jüngeren Kindern unabdingbar.
- Junge Kinder kommunizieren mithilfe von Spielzeugen, Puppen o. Ä. und zeigen im Spiel etwas von ihrem inneren Erleben, von ihren Gefühlen und Empfindungen.

Generell erfordern die existenziellen, emotionalen und materiellen Abhängigkeitsverhältnisse einen reflektierten Umgang mit den lösungsfokussierten Ideen, denn die jungen Klienten besitzen eine entwicklungsbedingt eingeschränkte individuelle Expertise und Lösungskompetenz. Kinder und Jugendliche können nicht in allen Belangen als Experten ihres eigenen Lebens angesehen werden, da sie erst dabei sind, ihre Feld- und Lösungskompetenzen zu entwickeln.

Fallbeispiel

Realität anerkennen

Der 7-jährige Kevin wird von seiner Mutter wegen dissozialen Verhaltens in der Schule vorgestellt. Auf die Frage, woran er und seine Mutter merken, dass unser Treffen hilfreich ist, antwortet Kevin sofort: »Wenn Papa wieder da ist.«

Mit diesem Hinweis eröffnet er die Familiengalerie. Er präsentiert Bilder von sich heftig streitenden Eltern, von seinem Vater, der vor sieben Wochen ausgezogen ist, ohne mit Kevin darüber zu sprechen, von seiner Mutter, die wegen der unzuverlässigen Besuchskontakte des Vaters verzweifelt ist und sich sorgt, ob sie mit Kevin und seinem jüngeren Bruder die bisherige Wohnsituation aufrechterhalten kann.

Die Mutter beklagt Kevins Verhalten in der Schule als zusätzliche Belastung. Ihr ist der Zusammenhang zwischen Kevins Hoffnungen an den Vater und seinem ausdruckstarken Verhalten in der Schule noch nicht bewusst.

Grundsätzlich kann sich eine Besserung der familiären Situation positiv auf Kevins Verhalten auswirken. Konstruktiv gestaltete Besuchskontakte obliegen jedoch den Erwachsenen, Kevin hat keinen Einfluss darauf.

Im Gesprächsverlauf erkennt seine Mutter, dass sie die zukünftige Lebenssituation für sich klären will, um Kevin Sicherheit und eine Perspektive zu vermitteln, wie sein Leben weitergeht.

Das oben genannte Beispiel zeigt einerseits Kevin als Experten seiner Wünsche und seines Lösungswissens, andererseits seine Abhängigkeit, wodurch er zwischen verhandelbaren und unverhandelbaren Zielen unterscheiden lernt.

Rahmen: Motorische und psychische Entwicklung

In der Therapie mit jüngeren Kindern spielen entwicklungspsychologische Aspekte eine große Rolle. Neben der kognitiv-emotionalen Entwicklung kommt der motorischen Entwicklung eine besondere Bedeutung zu.

Fallbeispiel

Kim findet sein Gleichgewicht

Familie E. meldete ihren 5-jährigen Sohn Kim zur Kindertherapie an, da er seit einiger Zeit besonders ängstlich ist und sich bevorzugt in der Nähe der Mutter im Haus aufhält. Er weigert sich, auf den nahegelegenen Spielplatz zu gehen, fürchtet sich, das Haus zu verlassen, und meidet zunehmend die gleichaltrigen Kinder im Kindergarten. Beide Elternteile fragen sich, ob der Umzug der Familie in ein neues Stadtviertel diese Ängste ausgelöst hat. Da Kim nach dem Umzug jedoch begeistert von den neuen Nachbarskindern und Spielmöglichkeiten war, verwarfen sie diese Erklärung wieder.

In ihrer Galerie der Erklärungen zeigen die Eltern Bilder ihrer unterschiedlichen Erziehungsvorstellungen als möglichen Grund für Kims ängstliches Verhalten. Im Zuge ihrer Erläuterungen stellen sie fest, dass sie sich häufig über ihre Rollenerwartungen streiten. Folglich enden sie in der Galerie ihrer Partnerschaft, in der sie ihre Partnerwahl hinterfragen.

Nach dem Benennen der individuellen Unterschiede und ihrer möglichen interaktionalen Auswirkungen beginnt der Therapeut mit Kim zu spielen und verschafft sich einen Eindruck seiner motorischen Entwicklung.

Bei Vorschulkindern geben kleine spielerische Übungen zur motorischen Entwicklung Hinweise auf eine altersgemäße Entwicklung und begründen die Wahl der therapeutischen Indikation. Diese kann ein therapeutisches Vorgehen, eine motorisch-körperbezogene Entwicklungstherapie im Bereich der Psychomotorik oder beides umfassen.

Fallbeispiel

Für Kim ist der Einbeinstand eine Herausforderung. Weitere spielerische Übungen zeigen, dass es ihm schwerfällt, sein Gleichgewicht zu stabilisieren. Die aufmerksam beobachtenden Eltern erwähnen in diesem Zusammenhang Kims vehemente Weigerung, das Fahrradfahren zu erlernen. Erste zaghafte Versuche hätten in Tränen und Streit geendet, nachdem Kim mehrmals gestürzt war.

Vergleichen ihn die Eltern mit Gleichaltrigen, die bereits allein Fahrrad fahren, zieht sich Kim zurück und will nicht mehr draußen spielen. Eine differenzierte Untersuchung seiner motorischen Entwicklung bestätigt seine kleine Entwicklungsverzögerung. Ein sechswöchiges Psychomotorik-Training hilft Kim schließlich, seinen Gleichgewichtssinn zu stabilisieren. Nach acht Wochen nimmt er sich sein Fahrrad und übt, bis er allein fahren kann. Er verlässt das Haus nun selbstständig, um mit den Kindern auf der Straße zu spielen. Das anfängliche Thema der sozialen Ängste ist aufgelöst.

Die Geschichte von Kim zeigt, dass junge Klienten durchaus Lösungsideen mitbringen, um z. B. motorische Herausforderungen zu vermeiden. Die möglichen Einschränkungen, die sich aus ihrer Handlungswahl ergeben, können sie jedoch nicht absehen. Bei Vorschulkindern stellt die psychomotorische Therapie eine nützliche und effektive Lösungsperspektive dar (vgl. Burr, 1999; Burr-Fulda & Ehmsen, 1993).

4.2 Galerie: Faktoren kindlicher Entwicklung

An dieser Stelle sollen einige wenige Aspekte der kindlichen Entwicklung für die lösungsfokussierte Therapie mit Kindern und Jugendlichen erwähnt werden. Zu allgemeinen und speziellen Themen der Entwicklungspsychologie verweise ich an dieser Stelle auf die einschlägige Literatur (Heinrichs & Lohaus, 2011; Trautner, 1992, 1997; Schneider & Lindenberger, 2012).

Rahmen: Faktoren kindlicher Entwicklung

Kindliche Entwicklung wird von folgenden Faktoren geprägt.

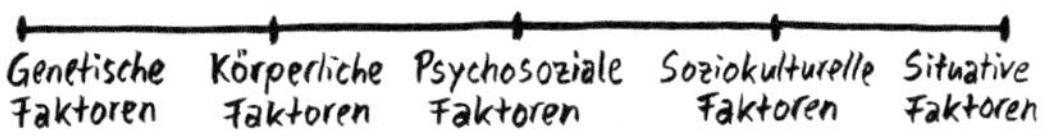

Bild: Genetische Faktoren
Genetische Faktoren bestimmen die grundlegenden Möglichkeiten kindlicher Entwicklung (z. B. bei Trisomie 21).

Bild: Körperliche Faktoren
Körperliche Faktoren beziehen sich auf mögliche Auswirkungen von Erkrankungen in der Kindheit, z. B. Diabetes mellitus, bei der das kindliche Hormonsystem unerwartete körperliche und psychische Anpassungsleistungen fordert, oder Enzephalitis, bei der das kindliche Nervensystem vorübergehend oder dauerhaft einen Teil seiner bisher erworbenen Möglichkeiten verliert und eine Neuadaption erforderlich ist. Schwerwiegende Kindeserkrankungen können einen Entwicklungsunterschied hervorrufen, der zu einem späteren Zeitpunkt, trotz wiedererlangter körperlicher Gesundheit, die weitere Entwicklung maßgeblich beeinflussen kann.

Bild: Psychosoziale Faktoren
Psychosoziale Faktoren beziehen sich auf kindliche Sozialisationsbedingungen wie die familiäre und soziale Situation der Familie, insbesondere das emotionale Bindungsverhalten der Eltern (Ahnert, 2004; Bowlby, 2010; Stierlin, 1982; Strauß, 2008), die Stellung des Kindes in der Geschwisterreihe (Toman, 2005; Cox, 2010; Ernst & Angst, 1983) sowie die materielle und emotionale Versorgung des Kindes (Brock, 2010).

Bild: Soziokulturelle Faktoren
Soziokulturelle Faktoren beziehen sich auf besondere Anpassungserfordernisse durch eine interkulturelle Entwicklung. Bi-kulturelle Familien erfordern besondere Copingstrategien, z. B. wenn religiöse Wertvorstellungen ihre stabilisierende Funktion in bisherigen Familienritualen verlieren (Imber-Black et al., 1993) oder sich das Rollenselbstverständnis der Geschlechter außergewöhnlich ändert.

Bild: Situative Faktoren
Situative Faktoren sind Ereignisse in der Familienbiografie, z. B. Trennung der Eltern, Tod und Verlust von Familienmitgliedern oder Wohnortwechsel, die eine besondere emotionale Bedeutung in der kindlichen Entwicklung einnehmen. Dies umfasst auch andere traumatisierende Erlebnisse wie Gewalterfahrungen oder langandauernde Klinikaufenthalte von Kindern und Eltern.

Rahmen: Lösungskompetenz im Rahmen kindlicher Entwicklungsphasen

Abweichungen von der Normalität und außergewöhnliche Herausforderungen beeinflussen die Kindesentwicklung je nach Lebenszeitpunkt in unterschiedlicher Intensität. Das Erleben von Stabilität bzw. Instabilität zeigt in frühen Entwicklungsphasen andere Effekte als zu späteren Zeitpunkten:

- Ein frühkindlich stabiles Bindungserleben bildet eine andere Basis für das weitere Beziehungserleben des Kindes, als wenn diese Bindungsqualität erst in späteren Lebensphasen gelebt werden kann.
- Im Alter von drei Jahren hat eine Trennung der Eltern andere Auswirkungen als im Alter von zwölf Jahren.
- Auf somatischer Ebene hat eine organische Hirnschädigung in jüngeren Entwicklungsstufen globalere Auswirkungen auf die Entwicklung als später (Vogt-Hillmann & Burr, 1996).

Das Coping von einflussreichen und möglicherweise einschränkenden Lebensereignissen oder -krisen ist maßgeblich von den gewohnten und verfügbaren Wahlmöglichkeiten abhängig. Herausfordernde Lebens- und Lernerfahrungen regen neue Entwicklungsschritte an und fördern resilientes Verhalten (Brooks & Goldstein, 2001).

Positive wiederkehrende Erfahrungen der Bedürfnisbefriedigung stabilisieren die kindliche Entwicklung und führen zu antizipierten Bedürfnisbefriedigungen in der Zukunft. Stimmen Zukunftserwartungen und erlebte Gegenwart überein, so erfährt das Kind identitätsstiftende Stabilität (vgl. Schmidtchen, 1974).

4.3 Galerie: Entwicklungsphasen und Strukturverständnis

Therapeutische Interventionen sind Anregungen, die sich auf die sozialen, räumlichen und zeitlichen Kontexte der Klienten beziehen. Möglich sind soziale Themen wie das Entwickeln einer Patchwork-Familie mit Geschwistern und Halbgeschwistern, zeitgebundene Aufgaben (»Verhalte dich an zwei Tagen der Woche bewusst anders«) oder raumgebundene Experimente (»Beobachte, was in der Wohnung deiner Mutter und in der Wohnung deines Vaters für besondere Regeln herrschen«).

Lösungsfokussierte Interventionen erfordern ein Verständnis der sozialen, räumlichen und zeitlichen Strukturen und sind dem Lebensalter der Kinder und Jugendlichen anzupassen. Largo und Czernin (2003) erläutern in ihrer Arbeit mit Kindern aus Trennungs- und Scheidungsfamilien die Bedeutung des Verständnisses von zeitlichen, räumlichen und sozialen Strukturen und wie es sich in einzelnen Lebensphasen entwickelt. Sie beschreiben die einzelnen Entwicklungsphasen wie folgt:

Rahmen: Verständnis sozialer Strukturen in der durchschnittlichen Kindesentwicklung

0–3 Jahre	Körperempfinden von Nähe und Alleinsein, Vertrautheit und Wiedererkennen der Bezugspersonen: Im Alter zwischen 18–24 Monaten beginnt die gezielte Selbstwahrnehmung. Das Kind unterscheidet zwischen sich und anderen sowie zwischen vertrauten und nichtvertrauten Personen.
3–5 Jahre	Differenzierung zwischen Erwachsenen und Kindern, zwischen Vertrauten und Nichtvertrauten: Durch Rollenspiele und das Erfassen von Vor- und Nachnamen lernen Kinder, dass andere Menschen ein eigenes Denken und Fühlen haben, das sich vom eigenen Denken unterscheidet.
5–7 Jahre	Eigene Vorstellungen zum Lebenslauf: Das Kind erkennt die Dynamik zwischen Geburt, Wachstum, Großwerden und Sterben. Eigene Zukunftsvorstellungen entstehen (»Wenn ich einmal groß bin ...«).
7–10 Jahre	Differenzierte Wahrnehmung der Dynamik des Lebens: Es entstehen eigene Vorstellungen vom Erwachsenwerden, Verlieben, Ablösen, Heiraten und eigener Familiengründung mit eigenen Kindern.
10–16 Jahre	Abstraktes Denken: Es reift ein eigenständiges Denken über Partnerschaft, Liebesbeziehungen, Familie und Erziehung im Lichte gesellschaftlicher Verhältnisse.

Rahmen: Verständnis räumlicher Strukturen in der durchschnittlichen kindlichen Entwicklung

0–3 Jahre	Raumvorstellungen: Inhalte und Behälter, Vertikale (Turm) und Horizontale (Landschaft), Orientierung in der Wohnung mit Worten wie »in«, »unter«, »auf«, »neben«
3–5 Jahre	Konstruieren von komplexen Gebilden (Haus, Schiff, Flugzeug), Bezugnahme auf die Nachbarschaft
5–7 Jahre	Puzzlespiele und Orientierung auf Kindergarten und Schule
7–10 Jahre	Bewusster Umgang mit räumlichen Größen im Zahlenraum (1 Liter, 100 Meter, 1 Kilogramm), erstes geografisches Verständnis von Stadt und Land
10–16 Jahre	Abstraktes Denken: Landkarten lesen, Vorstellung davon, dass die Erde rund ist und sich um die Sonne dreht, was in den Jahreszeiten sichtbar wird.

Rahmen: Verständnis zeitlicher Strukturen in der kindlichen Entwicklung

0–3 Jahre	Gegenwartsbezogenheit: unbewusstes Zeitgefühl, das durch Körperempfindungen (Hunger, Mittagschlaf, Nachtschlaf) und durch Erkennen des Tages- und Nachtrhythmus bestimmt ist. Eltern gehen zur Arbeit und kommen wieder.
3–5 Jahre	Erstes Zeitempfinden im Sinne eines Vorher-Nachher-Erlebens: Differenzierung in gestern, heute und morgen, Verwendung von Tätigkeitswörtern in den richtigen Zeitformen (»Ich ging in das Zimmer«)
5–7 Jahre	Wochentage und Jahreszeiten
7–10 Jahre	Differenzierter Umgang mit zeitlichen Größen im Zahlenraum (1 Stunde hat 60 Minuten, 1 Tag hat 24 Stunden, 1 Woche hat 7 Tage usw.)
10–16 Jahre	Abstraktes Denken: Erfassen von Zeitepochen abgelöst von eigenen Erfahrungen, Jahrhunderte oder Jahrtausende, Entstehung eines geschichtlichen Verständnisses

Die allgemeine kindliche Entwicklung ebenso wie das Erlernen der sozialen, zeitlichen und räumlichen Strukturen basiert auf der menschlichen Fähigkeit des Spielens. Spielen fördert und fordert und bildet mit seinen heilungsfördernden therapeutischen Funktionen eine wichtige Ressource für eine altersgemäße lösungsfokussierte Therapie.

5 Flügel: Spielen als Ressource – die Ressource des Spielens

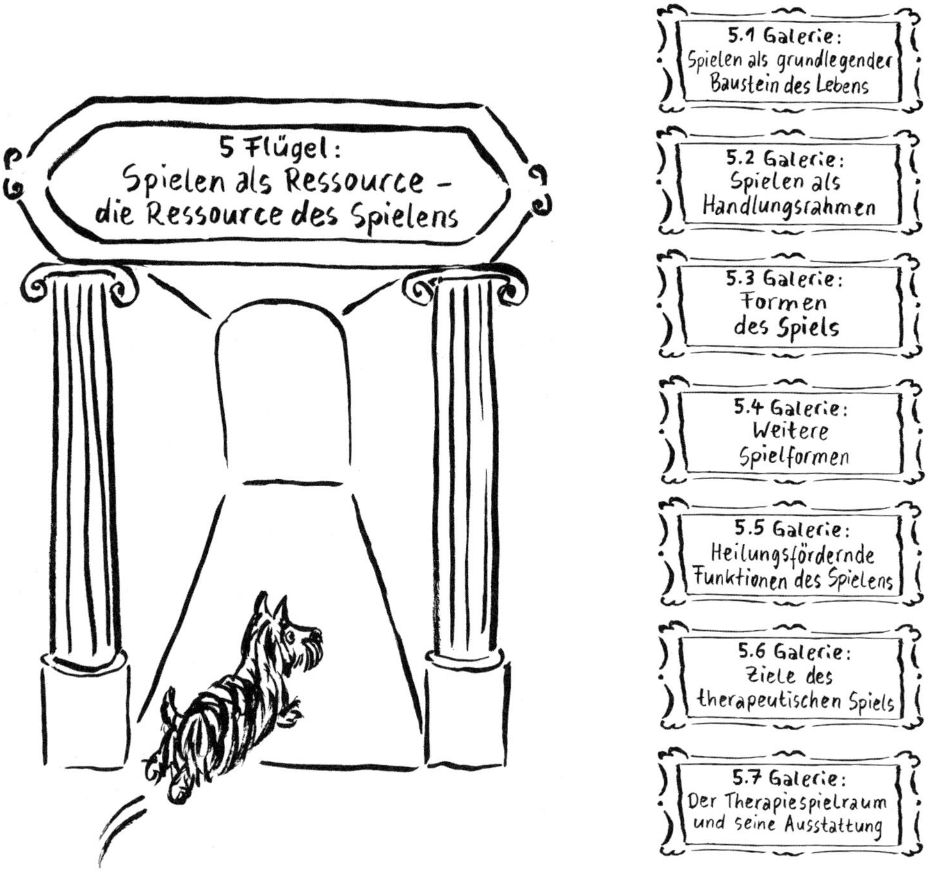

Spielen ist von grundlegender Bedeutung für die kindliche Entwicklung. Durch Spielen lernt der Homo Ludens (Huizinga, 2004) zielgerichtetes Handeln. Durch den Gegenstandsbezug zu Spielobjekten lernen Kinder, sich in und mit ihrer Umwelt auseinanderzusetzen. Diese und andere Aspekte werden in den nachfolgenden Galerien behandelt. Im Anschluss daran zeigen Bilder zu verschiedenen Spielformen, welche Funktion dem Anschauen von Bilderbüchern, Malen und Zeichnen, Musizieren, Sport und interaktiven Spielen in der kindlichen Entwicklung zukommt. Des Weiteren wird dargelegt, welche Bedeutung das Spielen mit seinen heilsamen Wirkungen für die lösungsfokussierte Therapie hat.

5.1 Galerie: Spielen als grundlegender Baustein des Lebens

Spielen fördert die kindliche Entwicklung und ist insofern von grundlegender Bedeutung, als es die psychische Entwicklung des Kindes zu verstehen und beschreiben hilft. Evolutionsbiologisch wird Spielen als wichtiges »Nebenprodukt der fortschreitenden Hirnentwicklung« (Kuba, 2009) angesehen: »Sobald eine Tierart ein gewisses Maß an Komplexität im Verhalten zeigt, fängt sie auch an zu spielen. Das wird besonders beim sozialen Spiel deutlich: Wenn Tiere in Gruppen leben, in denen es eine Hackordnung gibt, müssen die Jungtiere die Möglichkeit haben, Rangkämpfe spielerisch zu üben. Wenn jedes Balgen sofort todernst wäre, würde eine soziale Spezies nicht lange überleben« (Kuba, 2009, 48). In diesem So-tun-als-ob versuchen Kinder, das zu Lernende zu beherrschen. So greift eine Dreijährige z. B. verkehrtherum nach einem Buch und tut so, als würde sie lesen, wie sie es bei den Eltern gesehen hat. Oder eine Zweijährige fuchtelt mit dem Besteck herum und tut so, als könnte sie wie die »Großen« damit essen.

Die Funktionalität des kindlichen Spiels wird in der Literatur unterschiedlich interpretiert.

Bild: Überschusshandlung
Spielen wird als Überschusshandlung verstanden. Spencer (1873, zit. nach Goetze, 2002) zufolge führt das vorhandene Kraftpotenzial und der reale Kraftverbrauch des Menschen zu einer Überschussdifferenz, die sich ein Ventil sucht. Die überschüssige Energie wird seiner Ansicht nach im Spiel kanalisiert und kontrolliert abgebaut.

Bild: Spielen als Lern- und Anpassungsprozess
Zukünftige Handlungsgewohnheiten werden im Spiel vorweggenommen und gelernt. Notwendige Fähigkeiten und Fertigkeiten werden eingeübt (vgl. Goetze, 2002).

Bild: Spielen als Spieltrieb
Im Sinne der psychoanalytischen Triebtheorie folgt Spielen einem Spieltrieb, der sowohl Kinder als auch Erwachsene antreibt zu spielen. Dabei hat Spielen die kathartische Funktion, sich im gesellschaftlich akzeptierten Rahmen des Spiels abzureagieren bzw. von aufgestauten oder aggressiven Impulsen zu befreien. Spielen wird auch als Scheinbefriedigung (Adler, 1930) oder Selbstreinigung (Zulliger, 1970) angesehen, um z. B. Machtfantasien des Kindes gegenüber Erwachsenen auszuagieren und spielerisch akzeptiert abzubauen (vgl. Goetze, 2002). Neurobiologisch kann damit von bedürfnisregulierender Selbstorganisation durch Spielen ausgegangen werden.

Bild: Lernen durch Wiederholen
Die Wiederholungs- und Rekapitulationstheorie erklärt Spielen so, dass Kinder »phylogenetisch Dagewesenes wiederholen, und damit die Geschichte einer Gattung rekapitulieren« (vgl. Goetze, 2002). Kinder re-inszenieren im Spiel die Menschheitsgeschichte. In primitiven Spielen werden Jäger- und Sammler-Techniken wiederholt und geübt, um in ein realitätstaugliches Erwachsenendasein hineinzuwachsen.

Die aufgeführten Aspekte weisen darauf hin, dass Spielen die emotionalen und sprachlichen Ausdrucksmöglichkeiten und das soziale Verhalten (Elkonin, 1980; Garvey, 1978; Hoffmann, 1989; Scheuerl, 1990) unterstützt. »Das Spiel des Kindes ist die infantile Form der menschlichen Fähigkeit, Modellsituationen zu schaffen, um darin Erfahrungen zu verarbeiten und die Realität durch Planung und Experiment zu beherrschen« (Erikson, 1966).

5.2 Galerie: Spielen als Handlungsrahmen

Spielen ist aktives Handeln. Oerter (1999) zufolge erläutern zwei Merkmale menschlichen Handelns die Funktionen des Spielens: die Intentionalität bzw. Zielgerichtetheit des Handelns und der Gegenstandsbezug des Handelns.

Rahmen: Intentionalität und Zielgerichtetheit

Bereits Handlungen in den ersten Lebensmonaten können als intentional beschrieben werden. Der Säugling versucht, Wünsche und Ziele durch Handlungen zu erreichen. Dies zeigt sich z. B. dann, wenn er beginnt, sich mit langsamen Handbewegungen seinem Gesicht zu nähern oder Gegenstände zu berühren und sie an sich heranzuziehen. Ab dem 2. Lebensjahr können fast alle Verhaltensweisen des Kindes als Handlungen angesehen werden (Oerter, 1999). Intentionales Handeln zeichnet sich dabei aus durch:

- die zeitliche Antizipation von Handlung und Handlungsziel
- das Aufrechterhalten der Handlungsintention, z. B. bei Unterbrechung oder Hinderung der Handlungskontrolle
- den Vergleich von Ist- und Sollzustand

Handlungen bestehen grundsätzlich aus »Intention und Ziel«, »Handlung«, »Ergebnis« und »Konsequenzen«. Spielerische Handlungen unterscheiden sich von ernsthaften, zweckgebundenen Handlungen dadurch, dass die Handlungskonsequenzen der erzielten Ergebnisse spielerischen Handelns nicht intendiert und damit ausgeblendet sind. Spielerisches Handeln besteht folglich aus »Intention und Ziel«, »Handlung« und »Ergebnis«.

Konsequenzen kindlichen Spiels sind zwar in den entwicklungspsychologischen Effekten (Lernen sprachlichen Ausdrucks, motorischer Fertigkeiten, Rollen und Regeln) zu sehen. Doch sind diese nicht vom Kind intendiert: Das Kind spielt nicht, um zu lernen, und beabsichtigt die Konsequenzen nicht.

Im Spiel können ursprüngliche Handlungsziele oder angestrebte Ergebnisse sogar in Vergessenheit geraten, wenn das Kind seine Umwelt vergisst. Es kreiert im Spiel einen eigenen Realitätsbezug und »verschmilzt« mit dem Gegenstand. Spielerische Handlungen folgen also nicht nur einer intrinsischen Intention, sondern sind auch auf den Handlungsgegenstand bezogen.

Rahmen: Gegenstandsbezug im Spiel

Die Bedeutung des Gegenstandsbezugs wurde insbesondere in den Handlungstheorien von Vygotskij (2002, orig. 1934) und Rubinstein (1977) herausgearbeitet. In der psychoanalytischen Literatur findet sich hierfür der Begriff des Objektbezuges (Klein, 1973; Spitz, 2004). Piaget (1950) hebt die Rolle der Objektkonstanz für die kindlichen Entwicklungsprozesse von Akkommodation und Assimilation hervor.

Der Gegenstandsbezug ist in der Psychologie des Spiels keine fixe Position. Vielmehr ist der Gegenstand für den Akteur permanent im Wandel. Äußerlich unverändert, wandelt er seine Bedeutung in der Wahrnehmung des Kindes. Das frühkindliche Objektspiel beginnt mit einer »Was ist das?«-Phase. Gegenstände werden über die Oberfläche und Größe erforscht. Zu Beginn ist der Gegenstand Objekt der Begierde und soll unbedingt erreicht werden. Kurze Zeit später wird er scheinbar bedeutungslos und das Kind schenkt ihm keine Beachtung mehr.

Daran schließt sich eine »Was kann ich damit machen?«-Phase an. Das Kind interessiert sich erneut für den Gegenstand und lernt die damit verbundenen Möglichkeiten. Zwischen Kind und Gegenstand entstehen also Phasen unterschiedlicher temporärer Attraktivität.

Neben dem spielerischen Umgang mit Gegenständen (z. B. Bauklötze schieben oder mit einem Auto spielen) gehört das Herstellen von Objekten zum spielerischen Handeln, wenn z. B. aus Bauklötzen ein Turm und aus Kissen eine Höhle gebaut wird. Der Gegenstandsbezug spielerischen Handelns umfasst unterschiedliche Bedeutungsebenen.

Um die Bedeutung des Gegenstands für das kindliche Spiel und die Funktion des kindlichen Spiels für die kindliche Entwicklung zu beschreiben, führt Oerter den von Lewin (1936) vorgeschlagenen Begriff der Valenz ein. Mit Valenz bezeichnet Lewin eine Komponente des Lebensraums, in der die Summe aller auf eine Region einwirkenden Kräfte vereint ist. Ist die Summe der einwirkenden Kräfte positiv, wird das Subjekt von der positiven Valenz angezogen. Liegt eine negative Valenz vor, wird das Subjekt abgestoßen (Oerter, 1999). Oerter unterscheidet drei Valenzen des Gegenstands:

- subjektive Valenz
- objektive Valenz
- abstrakte Valenz

Bild: Subjektive Valenz

Subjektive Valenz erhält ein Gegenstand, wenn er die Handlungen des Akteurs auslöst und die Aufmerksamkeit des Kindes an sich bindet. Das Kind schenkt dem Gegenstand intensiv Beachtung, sodass eine enge Beziehung bis hin zur erlebten Einheit zwischen spielendem Kind und Gegenstand entsteht. Durch die Attraktivität des Gegenstands wird das Kind derart in den Bann gezogen, dass z. B. das Schmusetier oder der Schnuller – häufig als konstantes Übergangsobjekt beschrieben – untrennbar mit dem Kind verbunden erscheinen.

Subjektive Bedeutung erhält ein Gegenstand durch die mit ihm verbundenen Handlungsmöglichkeiten. So ist der Löffel nicht nur Werkzeug zum Essen, sondern – je nach Wunsch und Spielverhalten des Kindes – auch Flugzeug oder Wurfkatapult. Der Gegenstandsbezug wird von der Fantasie des Kindes bestimmt. Die Attraktivität des Gegenstands für den Akteur fesselt dessen Aufmerksamkeit.

Die subjektive Valenz eines Gegenstands erhöht sich, wenn ein gemeinsamer subjektiver Gegenstandsbezug von verschiedenen Akteuren entsteht. Eine hohe subjektive Bedeutsamkeit kann dazu führen, dass sich Kinder um Spielzeug streiten: »Das ist meine Schaufel« drückt aus »Sie ist ein Teil von mir und meinen Handlungen und kann mit niemandem geteilt werden«. Die subjektive Bedeutungsperspektive ist jedoch temporär und kann sich rasch ändern, wenn andere Gegenstände oder Handlungen in ihrer Attraktivität steigen.

Bild: Objektive Valenz
Während die subjektive Valenz auf dem Gegenstandsbezug des Kindes beruht, hängt die objektive Valenz des Gegenstands von dessen Wesen und Handlungspotenzial ab: Unabhängig von subjektiven Bedeutungen weist der Gegenstand Eigenschaften, Nutzungs- und Handlungsmöglichkeiten auf, die vom Konstrukteur des Gegenstands absichtlich entwickelt wurden, um eine bestimmte Funktionalität und einen Gebrauchswert für unterschiedliche Benutzer zu erreichen. Die Eigenschaften des Gegenstands, z. B. eines Werkzeugs, machen für das Kind eine gegenstandsimmanente Handlungsqualität aus, deren Attraktivität sich dadurch entfaltet, dass dieser Gegenstand von anderen Personen zu gleichen Zwecken gezielt genutzt werden kann (z. B. mit einer Säge Holz bearbeiten).

Im Spiel erfährt das Kind die Valenz des Gegenstands, indem es ihn für seine subjektiven Ziele, Fantasien und Wünsche nutzt, seine Funktionalität und im gemeinsamen Gebrauch sein subjekt-unabhängiges Wesen erfasst, z. B. beim Spielen mit Schaufel und Eimer. Im sozialen Gebrauch der Gegenstände erlebt das Kind gleichzeitig den Umgang mit Regeln und Rollen der unterschiedlichen Nutzer. So lernt das Kind, den Gebrauchswert des Gegenstands zu generalisieren und seinen wesentlichen Wert zu erkennen.

Das Zusammenspiel von subjektiver und objektiver Valenz führt zur abstrakten Valenz des Gegenstands, wenn sein Gebrauchs- und Tauschwert für ein Spielthema erfasst und genutzt wird. So wird der Gegenstandsbezug in der sozialen Interaktion selbst ein Übergangsobjekt im Wechsel vom einfachen Objektspiel zum Rollen- und Regelspiel: »Wenn Maria fertig Einkaufen gespielt hat, darfst du den Korb benutzen!« oder »Wenn du die Schaufel weitergibst, bekommst du den Ball und bist Torwart«.

Bild: Abstrakte Valenz
Wenn unterschiedliche Handlungsmöglichkeiten in einem Gegenstand vereint wahrgenommen und verschiedene Gegenstände in Handlungsthemen sortiert werden, erhöhen sich die Wahl- und Handlungsmöglichkeiten des Kindes. So dient der Eimer dazu, etwas zu transportieren, zu sammeln, zu bedecken, zu verstecken, festzuhalten

usw. und wird fester Bestandteil des Handlungsthemas »Transport« von Sand, Wasser, Spielzeug usw.

Durch das Begreifen der abstrakten Valenz des Gegenstands und dessen Gebrauchs- und Tauschwert erlernt das Kind den abstrakten Begriff der *Leistungsfähigkeit* des Handelns mit dem Gegenstand:

- Was kann ich mit einem Gegenstand machen?
- Was kann ich mit einem Gegenstand erreichen?
- Was kann ich tun, um seine Möglichkeiten vielfältig zu nutzen?

So besitzt z. B. ein Würfel eine hohe abstrakte Valenz als Zufallsgenerator vieler Regelspiele, da mit ihm Reihen- und Schrittfolgen, Tempo und Ordnung erzeugt werden.

Attraktive Spielzeuge zeichnen sich u. a. dadurch aus, dass sie »halbfertig« sind. Sie besitzen somit einen vielfältigen Aufforderungscharakter, um subjektive Valenz zu erlangen, und lassen sich zu einem der kindlichen Fantasie entsprechenden Nutzen entwickeln. Je »fertiger« ein Spielzeug ist, umso weniger frei spielbar und beeinflussbar ist es und umso schneller verliert es an Attraktivität.

Anhand der Valenzen eines Gegenstands lernt das Kind, die Bedeutung der Dinge zu erfassen, entwickelt im Benennen und Nutzen der Gegenstände seine Fähigkeit zur Symbolbildung und erlernt im sozialen, gemeinsamen Gegenstandsbezug die Bedeutung der sozialen Rolle.

5.3 Galerie: Formen des Spiels

Folgende Spielformen sind entwicklungspsychologisch bedeutsam:

- sensorische und Kommunikationsspiele
- Symbolspiele
- Parallelspiele
- Rollenspiele
- Regelspiele

Rahmen: Sensorische und Kommunikationsspiele

Sensorische Spiele sind frühkindliche Spiele zwischen Kind und Eltern. Sie beinhalten wiederholte, aufeinander bezogene kleine Handlungen.

Beim Spiel »Kommt eine Maus die Treppe hinauf« imitiert z. B. die Mutter die Mäusebeine mit ihren Fingern und »tippelt« singend den Arm des Kindes hinauf. Dabei führt sie ihre Hand immer näher ans Gesicht des Kindes, bis sie das Ganze mit einem Stups auf die Nasenspitze beendet. Mutter und Kind schauen sich dann an und lachen miteinander. Durch die Wiederholung der überschaubaren Handlung steigt die Erwartung des Kindes, dass die Mutter, wenn sie mit den Fingern »tippelt« und singt, ihm einen Nasenstups gibt. Das gemeinsame Lachen signalisiert das vereinbarte Ende des Spiels bzw. die Aufforderung zur Wiederholung.

Auch andere Spiele, z. B das Geben und Nehmen bzw. Zeigen und Verstecken eines Gegenstands oder das Rollen eines Balles, fördern die sensorische bzw. sensomotorische Entwicklung und das gemeinsame Vergnügen von Kind und Eltern. Ein einfaches Kommunikationsspiel ist auch das »Sich-unter-der-Bettdecke-verstecken-und-dann-gesucht-werden« oder wenn die Mitspieler »Telefonieren« spielen und dabei so tun, als würden sie sich nicht sehen, sondern nur hören.

Einfache Objektspiele dieser Art führen zum Erlernen von Objektkonstanz (Piaget, 1950) und fördern somit die Fähigkeit zur Antizipation und das Beziehungserleben.

Rahmen: Symbolspiele

Symbolspiele umfassen So-tun-als-ob-Spiele und fördern Fantasie und Vorstellungsvermögen. Die spielerischen Handlungen stehen hierbei symbolisch für Realitätserfahrungen des Kindes. So spielen Eltern und Kind z. B. das Zubettbringen: Mit einer Puppe imitiert das Kind unter Hilfestellung eines Erwachsenen einzelne Sequenzen des Zubettbringens der Puppe. Die Erwachsenen spielen ihre Kompetenz und fordern das Kind zum Nachahmen auf. Das Kind übernimmt mehr und mehr die gewünschten Handlungen und wird von den Eltern unterstützt.

Rahmen: Parallelspiele

Eine weitere Spielform in der kindlichen Entwicklung ist das Parallelspiel, bei dem Kinder einander beobachten und nachahmen, wie sie mit dem gleichen oder einem ähnlichen Gegenstand spielen. Parallelspiele finden häufig unter gleichaltrigen Kindern im Kindergarten statt: So spielt ein Kind z. B. mit Sandkuchenformen und ein anderes spielt die Handlungen nach, erweitert und ergänzt sie. In den wechselseitigen Beobachtungen erweitern die Kinder ihre Perspektivität und relativieren ihren kindlichen Egozentrismus. Das Parallelspiel gilt als wichtige Voraussetzung für das sozial anspruchsvolle Rollenspiel.

Rahmen: Rollenspiele

Das Rollenspiel verlangt hohe kognitive Leistungen. Fantasie und Vorstellungskraft entwickeln sich und es wird über unsichtbare, imaginierte Dinge gesprochen. Das Kind lernt, seinen Gegenstandsbezug zu erweitern und abstrakte Valenzen in Form eines Spiel- und Handlungsthemas zu erfassen. Dabei lernt es zusätzlich den Perspektivwechsel. Im Spiel mit Puppen kann es sich z. B. mit ihnen identifizieren und somit spielerisch eine eigene Persönlichkeit entwickeln bzw. eigene Wahlmöglichkeiten ausbauen und erproben. Dabei wird die eigene Person in der Puppe umgedeutet und erweitert oder mit der Puppe werden Befindlichkeiten gespiegelt. Im Rollenspiel kann das Kind die eigene Realität neu interpretieren und erweitern, in »magische« Rollen schlüpfen und somit das Verständnis für andere und das Verhältnis zwischen sich und anderen begreifen lernen.

Das Rollenspiel mit anderen Kindern erfordert, ganze Handlungsmuster zu erkennen und sich mit bestimmten Rollen in Verbindung zu bringen. Hierzu ist es notwendig, unterschiedliche Handlungen sowie einen gemeinsamen Gegenstandsbezug oder ein verbindendes Handlungsthema zu erfassen. Im Rollenspiel »Einkaufsladen« erlernt das Kind, abstrakte Rollenskripte (Kunde bzw. Verkäufer) zu entwickeln. Zu Beginn des Rollenspiels wünscht sich das Kind oft einen Erwachsenen in der gegenüberliegenden Rolle, von dem es verlässliche Handlungsmuster (Begrüßung, Auswahl der Artikel, Bezahlen, Verabschiedung) erwartet. Das Kind erhält die Möglichkeit der Ich-Steigerung (z. B. Erwachsensein-Spiel) und erweitert zugleich seinen Egozentrismus um die Perspektivität des anderen (z. B. Doktor-Patient-Spiel).

Frühkindliche Rollenspiele sind oft davon gekennzeichnet, dass die subjektive Perspektive vom Gegenstandsbezug eingeholt wird. So verliert sich die »Verkäuferin« plötzlich im aufregenden Mechanismus der Spielgeldkasse, vergisst ihr Rollenskript und packt dem Kunden nicht die Ware ein, sondern spielt versunken mit der Kasse. Mit zunehmendem Alter kommen diese Unterbrechungen seltener vor. Das Kind lernt, sich auf komplexe Handlungssequenzen zu konzentrieren und diese aufrechtzuerhalten. Schließlich lernt es auch, Szenen zu beenden und zu einer anderen, neuen Spielrealität zu finden.

Das Rollenspiel umfasst die Komplexität sozialen Verhaltens, die durch das Regelspiel ihre Ergänzung findet. So lernt das Kind seine eigene Existenz durch die soziale Auseinandersetzung im Rollenspiel und realisiert seine eigene Identitätsentwicklung im Spiel.

Rahmen: Regelspiele

Im Regelspiel lernt das Kind, drei wichtige kognitive Leistungen zu kombinieren:

- Antizipation
- Perspektivenwechsel
- Handlungsplanung

Regelspiele organisieren das Spielverhalten mehrerer Mitspieler. Jeder Mitspieler ist gegenüber den Regeln in einer ebenbürtigen Rolle. Es gibt keine komplementären Handlungsmustern entsprechenden Rollen, sondern lediglich Regeln, die den Gebrauch der im Spiel verwendeten Gegenstände und Verhaltensweisen bestimmen. Der gemeinsame abstrakte Gegenstandsbezug ist also die Regel selbst.

Beim Spielen mit Regeln beginnen die Kinder zu wetteifern. Spiele wie *Mensch ärgere dich nicht* weisen eine hohe abstrakte Valenz in Bezug auf das Erlernen sozialer Regeln (ein Spieler folgt dem Spielzug des anderen) auf. Spielerisch lernen die Kinder:

- Was muss ich tun?

- Wie kommt eine Figur ins Spiel?
- In welcher Reihenfolge wird gewürfelt?
- Welche Regeln müssen befolgt werden?
- Haben alle Spieler gleiche Voraussetzungen?
- Spielen alle Mitspieler die gleiche Rolle?
- Wer wird Erster sein?

Das übergreifende Spielthema von Regelspielen besteht darin, das Spiel zu gewinnen. Jeder Mitspieler lernt, die möglichen Reaktionen des anderen auf das eigene Spielverhalten vorwegzunehmen, sich in die möglichen Reaktionen hineinzuversetzen und seine eigenen Spielzüge vorauszuplanen. Die Spieler messen beim Spielen ihr Geschick und ihre Strategie. Der Vergleich miteinander und das Spielende in Form des Festlegens des Gewinners und Verlierers sind hoch wirksam in Bezug auf den sozialen Vergleich. Viele Regelspiele arbeiten mit Zufallsgeneratoren wie Würfeln oder Drehscheiben. Per Zufall wird ein Spieler begünstigt und erlebt Glück als eine übergeordnete Kategorie. Bestenfalls wird er zum »Glückspilz« und kann den Erfolg seiner Person zuschreiben, während er bei Misserfolg das Pech möglicherweise dem Würfeln zuschreibt. Selbstzweiflerische Pessimisten hingegen attribuieren andersherum: Das Gewinnen lag am glücklichen Zufall des Würfelns, das Verlieren ist persönliches Schicksal.

Regelspiele ohne Zufallsgenerator heben weniger auf die Kombination von Glück und Können ab, sondern stellen die spielerischen, antizipatorischen und Konzentrationsfähigkeiten der Spieler in den Vordergrund. Paradigmatisch sei hier die Attraktivität von Memospielen genannt. Sie ergibt sich aus einer einfachen abstrakten Regel: Aufmerksames Beobachten und erfolgreiches Aufdecken führen zum Erfolg; Erfolg heißt, ich werde begünstigt und darf einen zweiten Spielzug durchführen, der meine Gewinnchancen erhöht. Auch das Schachspiel beruht nicht auf Zufallsgeneratoren, sondern einzig und allein auf der Anwendung klar definierter Regeln. Für den Vergleich zwischen den Spielern stehen strategische Fähigkeiten und Erfahrungswissen im Vordergrund. Diese Form der Regelspiele ist oft Gegenstand von sportlichen Wettkämpfen.

Für den altersgemäßen Nutzen verschiedener Spielformen gilt: Bei sensomotorischen Spielen, Symbolspielen und Parallelspielen steht der entwicklungsfördernde und funktionsübende Aspekt im Vordergrund. Dagegen setzt der kognitiv-emotionale Verarbeitungsaspekt dem ca. 5. Lebensjahr entsprechende geistige Fähigkeiten voraus, um die »problembewältigende und -lösende Funktion« des Spielens im Rollen- und Fantasiespiel durch aktives Ändern des Realitätsbezuges, den Wechsel der Perspektivität und die Abstraktionsfähigkeit zu nutzen.

Die Funktionen dieser Spielformen fasst Mogel (2008) folgendermaßen zusammen:

- Anpassung
- Erkenntnis
- Selbsterweiterung
- Optimierung der eigenen Aktivität

- Schaffung von Ordnung (Zeit- und Raumregulation)
- Aufbau und Ausbau des Sozialverhaltens
- Emotionserleben
- Psychohygiene und eigenes Wohlbefinden

Zu diesen allgemeinen entwicklungspsychologisch bedeutsamen Spielformen sind weitere Spielformen wichtig, da sie für gezielte therapeutische Interventionen nützlich sind.

5.4 Galerie: Weitere Spielformen

Rahmen: Anschauen eines Bilderbuchs

Das gemeinsame Anschauen eines Bilderbuchs oder das Vorlesen einer Geschichte als wiederholte ritualisierte Handlungen beinhalten Aspekte des gemeinsamen Spiels:

- Herstellen eines gemeinsamen Gegenstandsbezugs
- Fokussieren der Aufmerksamkeit auf Bilder und Geschichten
- spielerisches Fragen und Erkennen einzelner Abbildungen
- Reflektieren einzelner Aspekte der Abbildungen im Zusammenhang mit kindlichen Erfahrungen und Themen
- Vollziehen mentaler Handlungen

Aktives Umblättern, Zeigen und Benennen stellen zudem interaktive Handlungen dar. Neuere Bücher besitzen Klappbilder bzw. bewegliche Elemente und ermöglichen perspektivisches, dreidimensionales Betrachten.

Rahmen: Malen und Zeichnen

Malen und Zeichnen weisen u.a. die Dimension des sensorischen Spiels auf. Bei der habituellen Auseinandersetzung mit den Materialien entsteht wie beim Konstruktionsspiel etwas Neues.

Beim gemeinsamen Malen eines Fantasietieres, bei dem die Kinder in verschiedenen Segmenten eines gefalteten Blatt Papiers entweder Kopf, Vorderteil, Hinterteil oder Schwanz zeichnen, wird Malen auch zum Regel- und Rollenspiel.

Rahmen: Musizieren

Das Spielen eines Musikinstruments ist eine besondere Form des regelgeleiteten Spiels. Es ist ein produktives Spiel und wirkt unterhaltsam. Zugleich zählen die Handlung und das Ergebnis und weniger die Konsequenzen. Die besondere Qualität des Musizierens besteht darin, auf einfache Art und Weise Flow-Erlebnisse zu ermöglichen, die Selbstheilungspotenziale wecken können, wie sie in der Musiktherapie angeregt werden.

Rahmen: Basteln und Bauen

Basteln mit Papier und Pappe und Bauen mit Holz und Naturmaterialien sind die Grundelemente des Konstruktionsspiels. Kinder bauen mit Bauklötzen und Legosteinen ihre eigene Welt, in der sie Themen spielen können. Die Möglichkeit, in der Natur zu bauen, erhöht die sinnesspezifische Erlebnisqualität des Bauens (Beins & Klee, 2014).

Rahmen: Interaktive Computerspiele

Interaktive Computerspiele ermöglichen ein distanziertes Rollenspiel, das den Vorteil hat, dass die einzelnen Mitspieler am PC ihre Rolle nicht unvermittelt spielen und sich anderen Rollenspielern ausgesetzt fühlen. Die Distanz birgt allerdings auch Nachteile: Es findet keine unmittelbare Auseinandersetzung mit anderen statt. Vielmehr stehen Strategie und Taktik im Vordergrund.

Rahmen: Sport

Eigenes sportliches Spiel ist als körperbetontes Handeln von besonderer Bedeutung. Sport fördert Körperbewusstsein, Selbst- und Fremdwahrnehmung (durch den direkten Vergleich mit anderen), Selbstvertrauen und – im Mannschaftssport – Verantwortung und Teamgeist. Die beliebtesten gesellschaftlichen Regelspiele des Sports, wie Fußball, Basketball etc., werden sogar stellvertretend für die breite Masse der Zuschauer gespielt. Durch die Identifikation mit dem eigenen Verein, dem eigenen Favoriten oder gar mit der eigenen Nationalität und durch die regelmäßige Wiederholung vergleichender Meisterschaften, z. B. im Fußball oder bei den Olympischen Spielen, können die Zuschauer indirekt an den Regelspielen und Wettkämpfen teilnehmen. Bei Spielwetten auf die erwarteten Spielergebnisse ist sogar eine vermittelte Teilnahme möglich.

Auf diese Weise wird das Bedürfnis nach sozialer Zugehörigkeit und Identität in großen Spielen erfüllt. Diese bestätigende und stabilisierende Funktion zeigt eine weitere Qualität des Spiels auf: Nicht jedes Spielen führt zu einem spezifischen Lernen oder Training für die Zukunft, sondern »hilft, das System am Laufen zu halten, fitter und aktiver zu bleiben« (Kuba, 2009).

5.5 Galerie: Heilungsfördernde Funktionen des Spielens

Aufgrund seiner entwicklungspsychologisch bedeutsamen Funktionen ist das Spielen eine wichtige Grundlage der Therapie mit Kindern (Schmidtchen, 1974).

Die Bewältigungsfunktion des Spielens wird dem Wiederholen bestimmter Spiele oder Spielsituationen zugeschrieben, wenn Kinder konflikthaft erlebte Situationen immer wieder nachspielen, um emotionale Erlebnisse zu verarbeiten. Das Kind beweist sich dann mit seinen Fähigkeiten und eignet sich die Welt an, indem im Spielen passive Erlebnisse aktiv handelnd verarbeitet werden (Erikson, 1966).

Kinder, die spielen, schließen leicht Kontakte zu anderen und werden von Gleichaltrigen schnell anerkannt. Das Erfinden von Spielideen und Spielregeln führt zum indirekten Anerkennen ihrer spielerischen Fähigkeiten.

Das Spielen besitzt viele therapeutische Effekte, die als solche jedoch nicht vom Kind angestrebt werden. So spielt das Kind nicht, um eigene Selbstheilungskräfte zu mobilisieren oder um zu lernen. Das Spielen hat einen Selbstzweck: Kinder spielen, um zu spielen. Oerter (1999) spricht von einem »sich selbst regulierenden und motivierenden System« einerseits und einer Form der Lebensbewältigung andererseits. Spielen ist also v.a. Handlung um der Handlung willen. Die tätigkeitszentrierte Motivation beim Spielen fördert ein erhöhtes Erregungs- und Aktivitätsniveau sowie konzentrierte Aufmerksamkeit, die zu einem Flow-Erleben führen.

Rahmen: Spielen und Flow-Erleben

Ein solches Flow-Erleben entsteht, wenn

- der Handlungsrahmen klar ist und die Handlungsabläufe flüssig ineinander übergehen;
- anspruchsvolle Aufgaben mit dem sicheren Gefühl angegangen werden, sie bewältigen zu können;
- Handlungsabläufe als automatisch erlebt werden;
- die Konzentration auf das aktuell Wesentliche ansteigt und unbedeutende Gedanken ohne besonderes Zutun ausgeblendet werden;
- man in der Tätigkeit aufgeht und auf Metakommunikation und Reflexivität verzichten kann, ohne zu erleben, dass diese fehlen.

Flow-Erleben im Spiel kann also Zustände erhöhter Aufmerksamkeit hervorrufen, die mit tranceähnlichen Zuständen vergleichbar sind. In ihnen können Kognitionen und Emotionen stimuliert, integriert und re-integriert, konfrontiert, polarisiert und modelliert werden. Spielen stellt somit eine herausragende Ressource in der Therapie mit Kindern, Jugendlichen und Erwachsenen dar.

Rahmen: Therapeutisch relevante Themen kindlichen Spielens

Therapeutisch betrachtet geht es beim Spielen um Sicherheit, das Erfüllen von Wünschen, Spaß und Lustgewinn. Im Spiel kann sich das Kind kompetent und sicher fühlen, da es auch außerhalb von Therapie Spielerfahrungen hat. Gemeinsame geltende Spielregeln vermitteln partnerschaftliche Gleichberechtigung zwischen Kind und Therapeut. Im Spiel möchte das Kind z. B. jemand Starkes sein, wünscht sich, dass sich die Eltern nach der Trennung wieder gut verstehen oder dass jemand oder etwas – möglicherweise als Symbol- bzw. Tierfigur – verschwindet. Die Ausdrucks- und Erlebnismöglichkeiten des Spielens motivieren Kinder, sich auf therapeutische Prozesse einzulassen und sie als unterstützend und hilfreich zu erleben.

Spielen als Bewältigungsverhalten beinhaltet folgende Themenbereiche:

- Erfahren von Selbstwirksamkeit in Allmacht und Kontrolle von Gegenstand und Handlungserwartung
- Selbst- und Umweltauseinandersetzung im Prozess der Identitätsbildung
- Geschlechterrollenidentifikation im Rollenspiel
- Sauberkeitserziehung und Hygieneverhalten
- Beziehungsthemen:
  - Freundschaften schließen und halten
  - Geschwisterrivalität
  - Auseinandersetzung mit Erziehungsstilen der Eltern
  - Auseinandersetzung mit Beziehungsstilen der Eltern
  - Auseinandersetzung mit anderen Bezugspersonen
  - Bewältigung von Bindungsunsicherheit und Verlust

Rahmen: Ressourcen des Spielens in der Therapie

Spielen bedeutet, eine »eingebildete, vorgestellte Realität« zu erzeugen. »Die Ausnahme- und Sonderstellung des Spiels wird in bezeichnender Weise darin offenbar, dass es sich so gern mit einem Geheimnis umgibt. Schon kleine Kinder erhöhen den Reiz ihres Spiels dadurch, dass sie eine kleine Heimlichkeit daraus machen. Das ist etwas für uns, nicht für die anderen. Was die anderen da draußen tun, geht uns eine Zeitlang nichts an. In der Sphäre eines Spiels haben die Gesetze und Gebräuche des gewöhnlichen Lebens keine Geltung. Wir ›sind‹ und wir ›machen‹ es anders« (Huizinga, 2004).

Spielhandlungen sind zunächst zweckfrei und sollen nicht unmittelbar zu in der gewohnten Realität erwarteten Ergebnissen führen. Vielmehr wird im Spiel eine verabredete, eingebildete Realität außerhalb der gewohnten Realität geschaffen. Dadurch besteht die Möglichkeit, sich auszuleben oder auszutoben, Realitätsverschiebungen zu erleben oder Identifikationsprozesse (z. B. im Puppenspiel) zu vollziehen.

Im Rahmen des ernsthaften »So tun als ob«-Spiels werden Konflikte bewältigt. Spielen als Selbst-Umwelt-Auseinandersetzung entspricht somit einer Realitätsauseinandersetzung, bei der eine erkennende und orientierende Bewältigung stattfindet. Therapie stellt eine Ressource dar, innerhalb derer die Kernkompetenz des Kindes – das Spielen – ziel- und lösungsfokussiert genutzt werden kann. So können die Themen des Kindes spielerisch bearbeitet und im gemeinsamen Gegenstandsbezug des Spiels ein sicherer Ort für Lernerfahrungen und Entwicklung geschaffen werden.

Spielen beinhaltet verschiedene therapeutische Aspekte der Realitätsbewältigung, wie Selbstkommunikation und erlebnisreiches Lernen und Probehandeln.

Das Nachspielen vergangener Erfahrungen hilft, Realität zu bewältigen und erlebte Ereignisse im Spiel i. S. eines Realitätswechsel im Spiel zu transformieren (vgl. Oerter, 1999).

Bild: Informationserzeugung und Selbstkommunikation

Spielmaterial wie eine Puppe ist ein Kommunikationsmedium. Es kann stellvertretend für ein Gespräch mit Erwachsenen verstanden werden. Funktionale oder symbolische Spielhandlungen stellen dann die Worte des Kindes dar, das sich auf diese Weise offenbart. Das Kind bringt sich im Spiel »in *Form*« und erzeugt dadurch »In-Formationen« für den beobachtenden Therapeuten. Die Spielhandlungen teilen Gedanken, Emotionen, Erfahrungen und Fantasien mit. Das Kind kommuniziert im Spiel mit und über sich selbst. Es kann herausfordernde und belastende Erfahrungen durch Nachspielen und Alternieren verarbeiten oder Bewältigungsstrategien in Bezug auf Außen- und Innenanforderungen anwenden.

Bild: Erlebnisreiches Lernen und Probehandeln

Das Gestalten von szenischen Spielerlebnissen fördert die beiden wichtigen kindlichen Verarbeitungs- und Entwicklungsformen Assimilation und Akkommodation (Piaget, 1950). Das Nacherleben vergangener Ereignisse oder das auf die Zukunft gerichtete Probehandeln im Spiel kann für das Erreichen therapeutischer Ziele genutzt werden. Spielszenen, in denen das Kind Zukunftsfantasien auslebt, oder das Gestalten von Zukunftsbildern sind lösungsfokussierte Bewältigungsstrategien. Somit stellt Spielen sowohl für diagnostische Aufgaben als auch für zielgerichtete Interventionen ein breites Spektrum für die Kindertherapie dar.

Bild: Nachspielen als Realitätsbewältigung

Das Kind kann nicht alle Erfahrungen zeitnah in bestehende Schemata assimilieren. Diese Assimilation kann jedoch stattfinden, wenn Alltagserfahrungen nachgespielt und somit in ihrer Bedeutung erfasst werden. Dadurch werden tiefgehende oder unverstandene Eindrücke nachvollzogen, bewertet und integriert. Spielhandlungen symbolisieren die realen Handlungen und werden nicht eins zu eins, sondern als fantasievoll ergänzte Variationen vollzogen.

Bild: Realitätsbewältigung durch Transformation

Reale Erfahrungen werden umgestaltet, indem Erfahrungen mit weiteren Aspekten angereichert werden. Durch implizite Realitätsverzerrungen im Spiel werden beunruhigende Erlebnisse neu gerahmt und gedeutet, um sie integrieren zu können. Erlebnisse, in denen fehlende Sicherheit, unsichere Bindung, mangelnde Vertrautheit, Kontrolle und Macht vs. Ohnmacht erlebt werden, z. B. bei Trennungserfahrungen mit Eltern, werden im Spiel nachvollzogen und dadurch bewältigt, dass die Realität verzerrt und »ausstaffiert« nachgespielt wird, z. B. wie die Familie gemeinsame Freizeit verbringt.

Bild: Realitätsbewältigung durch radikale Realitätswechsel

Nach kritischen Lebensereignissen versucht das Kind durch Spielen, sich der erlebten Realität zu entziehen und eine eigene Realität in einer Fantasiewelt zu gestalten. Spielt das Kind z. B. ein Tier, einen starken Ritter oder eine beschützte Prinzessin, kann dies als Flucht aus dem Alltag helfen, übermäßige Anforderungen der Realität zu kompensieren, sich selbst zu erhöhen und sich somit an einem sicheren Ort zu schützen. Ein solches Spiel kann immer wieder Zuflucht gewähren und das Kind über längere Zeit begleiten.

5.6 Galerie: Ziele des therapeutischen Spiels

Über die oben genannten therapeutischen Funktionen des Spielens (Informationserzeugung, Selbstkommunikation, Erlebnisgestaltung und kognitiv-emotionales Probehandeln) hinaus zielt eine ressourcenfokussierte Kindertherapie auch auf die allgemeine Entwicklung von Selbstbewusstsein, Selbstkontrolle und Selbstwirksamkeit ab. Diese Eigenschaften, welche sich auch aus der Entwicklungspsychologie ableiten, äußern sich in verschiedenen Kompetenzen und Ressourcen (vgl. Schmidtchen, 1974):

- Fähigkeit zur Befriedigung physiologischer Bedürfnisse (angemessenes Ess- und Trinkverhalten und selbstgesteuerte Ausscheidung und Hygiene)
- Ressourcen für das Erleben von Sicherheit, Bindung und Geborgenheit (Erlebnis der Intimität des Geliebtwerdens und Liebens sowie das Erleben von Schutz vor Gefahren und seelischen Bedrohungen)
- Kompetenzen zur Erlangung von Selbstständigkeit und Autonomie (Erleben einer hohen und stabilen seelisch und körperlich bezogenen Wertschätzung durch andere)
- Fähigkeit zur Befriedigung von Bedürfnissen nach Selbstwirksamkeit und Leistung in Spiel und Arbeit (Fähigkeit zu freudvollem Spiel und befriedigender Leistung sowie Lösungsverhalten)
- Kompetenzen zur Schaffung von Identitätserleben und zum Erfahren von Spiritualität (Fähigkeit zur Bildung, Verwirklichung und Modifikation von Selbstkonzeptannahmen)

Wenn wir das kindliche Spiel als natürliche Ressource in der lösungsfokussierten Therapie nutzen wollen, benötigen Kinder gute Spielbedingungen.

5.7 Galerie: Der Therapiespielraum und seine Ausstattung

Nachdem die Metapher des Raumes mit verschiedenen Flügeln und Galerien ausführlich beschrieben ist, werden in dieser Galerie Anregungen für einen kindgerechten Therapieraum skizziert.

Rahmen: Der Raum

Für das kindgerechte Spielen in der Therapie sollten im Therapieraum Spielzeuge, Spielmöglichkeiten und Spiele vorhanden sein, die vielschichtigen Zielen gerecht werden und die Alters- und Entwicklungsstufen der Kinder berücksichtigen. Kind- und erwachsenengerechtes, sicheres, leicht zu reinigendes und ansprechendes Mobiliar erzeugen eine professionelle Atmosphäre. So bietet es sich an, eine Sitzecke, in der Eltern- und Familiengespräche geführt werden können, und einen ausgedehnten Spielbereich einzurichten. Der Raum sollte möglichst hell sein. Die Fenster sollten verdunkelt und, wie auch die Türen, nur vom Therapeuten bedient werden können (Türschlüssel und Fensterschloss sind in Besitz des Therapeuten). Im Idealfall gibt es zwei getrennte Räume für Eltern- und Familiengespräche und zum Spielen für Kinder, wobei in beiden Räumen Videoaufzeichnungen möglich sind. Diese werden sowohl zu diagnostischen Zwecken als auch für Interventionen, Teamarbeit und zur Supervision des Therapeuten genutzt.

Eine Kuschelecke mit Kissen und Decken ist ein Schutz- und Rückzugsraum und wird besonders von schüchternen Kindern angenommen. Hier wird Kindern vorgelesen, sie entspannen sich, machen es sich bei Fantasiereisen oder beim Geschichtenerzählen bequem. Sofern die räumlichen Gegebenheiten es erlauben, leisten eine Sandkiste, eine Bastelecke mit Wasser und Ton sowie eine Kochnische vielseitige Dienste für die kindgerechte Therapie.

Rahmen: Die Ausstattung mit Spielmitteln

Die Wahl der Spielmittel variiert je nachdem, ob ein dauerhaft eingerichtetes Kinder- und Spieltherapiezimmer zur Verfügung steht oder auf ein »mobiles« Spielzimmer, z. B. in der aufsuchenden Familienarbeit, in der Schule oder im Krankenhaus, zurückgegriffen wird. Dann muss eine flexible Auswahl an Spielmitteln getroffen werden, die sich zudem für die jeweiligen Transportmöglichkeiten eignen.

Generell sollte das Angebot an Spielmitteln einladend und nützlich, aber auch überschaubar sein. So können voll ausgestattete Spielzimmer, die keine Wünsche offenlassen, die Kinder überfordern und davon abhalten, sich zu fokussieren. Erfahrungsgemäß lädt ein übergroßes Spielangebot dazu ein, sich von einem Spielzeug zum nächsten zu orientieren und alles auszuprobieren.

Nach Goetze (2002) zählen zur klassischen Ausstattung:

- Bauklötze und Konstruktionsspielzeug (Duplo, Lego)
- Puppen- oder Spielhaus mit Räumen, Möbeln und Biegepuppen
- Kaufmannsladen mit Spielgeld und Spieluhr
- Kasper- und Puppentheater
- Handpuppen in fünf Variationen
  - Hand- und Kasperpuppen, deren Kopf und Extremitäten bewegt werden, indem die Hand hineingesteckt wird
  - Fingerpuppen, die vom Finger geführt werden
  - Marionetten und Stabpuppen, die über die Verlängerung von Faden oder Stab bedient werden
  - klassische Spielpuppen, Biegepuppen und anatomisch korrekt gestaltete Puppen, die von Hand gespielt werden
  - selbstgestaltete Puppen oder Schattenfiguren

- Puppenspielzeug mit Kleidung, Nuckelflasche, Puppenbett
- Indianer und Ritterfiguren (Playmobil)
- Plüschtiere, Bauernhoftiere und andere Spieltiere
- Tisch mit Mal-, Zeichen- und Knetmaterial
- Verkleidungskiste
- Musikinstrumente
- Spielzeugfahrzeuge (Autos, Baufahrzeuge, Eisenbahn, Flugzeug usw.)
- Regel-, Gesellschafts- und andere Brettspiele
- Kissen und Decken zum Höhlenbauen
- Spielwaffen wie Schaumstoffschwerter und Spielzeugpistolen
- zusätzliche therapeutische Spiele für unterschiedliche Themenbereiche

Rahmen: Anforderungen an das Spielmaterial

Das ausgewählte Spielmaterial sollte verschiedene Kriterien erfüllen, um gewinnbringend eingesetzt werden zu können:

- Die Spielmittel sollten sauber sein, damit jüngere Kinder sie in den Mund nehmen können. Sie sollten neugierig machen und zum gemeinsamen Spielen einladen. Können die Spielmittel manipuliert werden (Bauen, Biegepuppen usw.), regt dies die Fantasie, projektive Prozesse und die Lust am Ausprobieren an (Norton & Norton, 1998).
- Das Spielmaterial sollte für die Kinder leicht erreichbar, aber zugleich geordnet und gut verstaut sein, damit sie beim Betreten des Therapieraums keine lose Ansammlung von Spielen vorfinden, sondern eine bewusste Auswahl innerhalb einer Ordnung treffen müssen. Damit einhergehend muss das Therapiezimmer am Ende jeder Spielstunde aufgeräumt werden, damit in der folgenden Therapiesitzung keine vorgefertigten Spielszenen aufgebaut sind, sondern die Kinder die freie Wahl haben. Ein aufgeräumtes Spielzimmer sorgt für Zuverlässigkeit, Konstanz und Stabilität.
- Das Spielmaterial sollte vielfältige und abstrakte Gegenstandsperspektiven beinhalten, sodass sie für viele Themen einsetzbar sind.
- Spielmaterialien von hoher Qualität erhöhen die Spielfreude und die Gebrauchsdauer. Defektes Spielmaterial sollte umgehend ersetzt oder repariert werden, um ästhetisch ansprechend, anregend und funktionstüchtig zu bleiben. In der sensiblen Phase der Therapie kann defektes Spielmaterial schnell enttäuschen und die Therapiemotivation beeinflussen.

Wie die heilungsfördernde Funktion des Spielens genutzt und zusammen mit den methodischen Interventionen lösungsfokussierter Therapie utilisiert werden kann, sehen wir in den Galerien des folgenden Flügels zum spielerischen Interviewen von Kindern und Jugendlichen.

6 Flügel: Der methodische Arbeitsraum – Spielerisches Interviewen

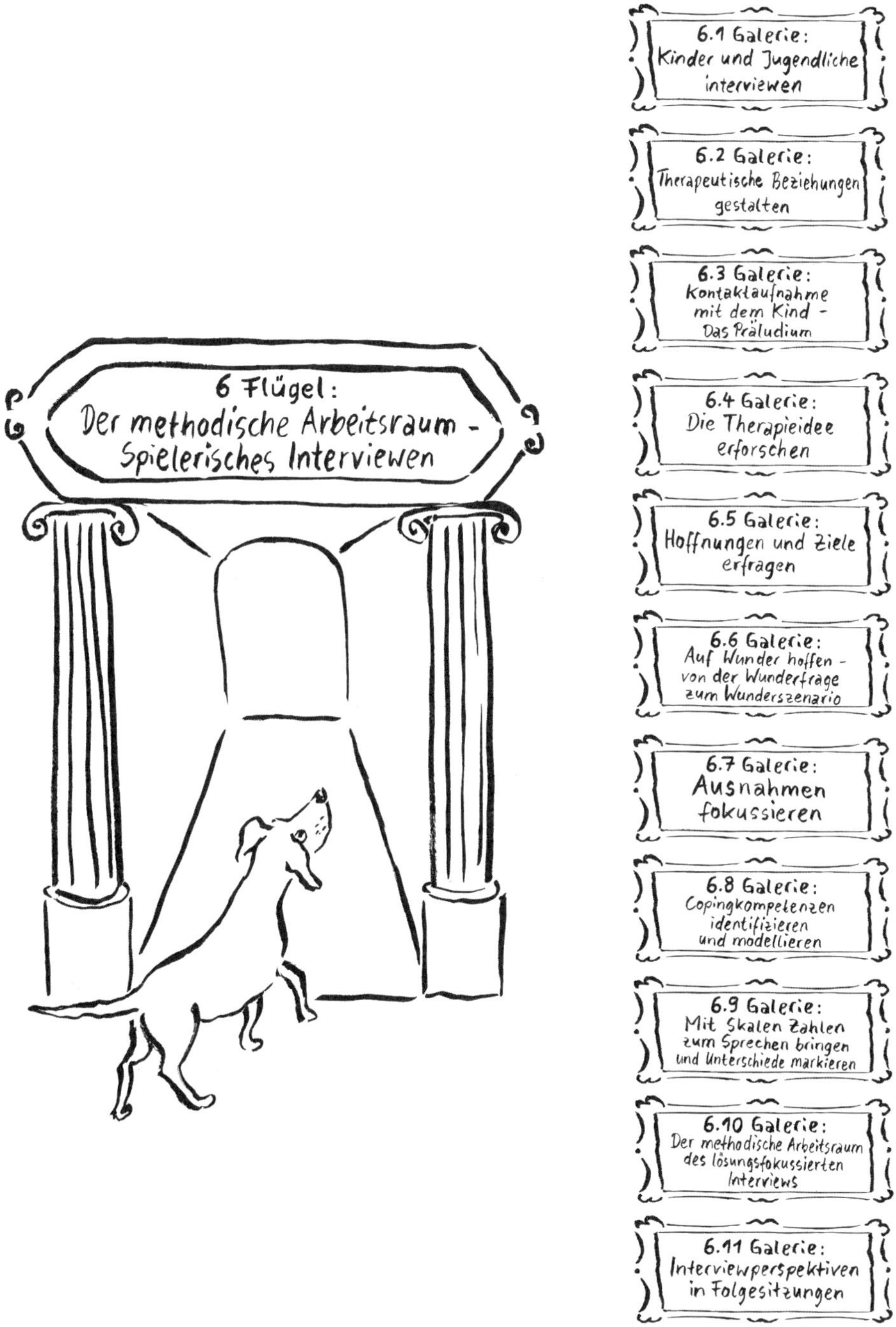

Unter welchen Umständen eine KlientIn auch immer zu Ihnen kommt,
Ihre Aufgabe als PraktikerIn an diesem Punkt
der lösungsorientierten Arbeit bleibt dieselbe –
eine kooperative, arbeitsfähige Beziehung zur KlientIn aufzubauen,
und zwar beim Entwickeln einer Definition dessen,
was die KlientIn in ihrem Leben anders haben möchte
und was sie motiviert, dies zu schaffen,
indem sie etwas ander(e)s macht.
de Jong & Berg (1998, S. 119)

In diesem Flügel geht es um die tragende methodische Säule lösungsfokussierter Therapie: das Interview. Es dient dazu, die Kinder, Jugendlichen und Eltern oder andere Bezugspersonen nach den Hoffnungen und Zielen, nach Ausnahmen von Schwierigkeiten, nach dem »Wunder«, das Sehnsüchte und Wünsche abbildet, sowie nach den erlebten Coping-Kompetenzen zu befragen. Wie in diesem Buch fortlaufend konzentriere ich mich dabei auf die Perspektive der Kinder und Jugendlichen.

6.1 Galerie: Kinder und Jugendliche interviewen

Beim Interviewen von Kindern und Jugendlichen müssen deren kognitiv-emotionale Entwicklung berücksichtigt und folglich situationsbezogene und altersgerechte Fragen gestellt werden.

Dies ist zum einen darauf zurückzuführen, dass Kinder Sprache buchstabengetreu verstehen. Sie erleben die Welt in ihrer Aktualität und in ihrer Zeitperspektive. Ihre Fähigkeit zum abstrakten Denken ist noch in der Entwicklung begriffen.

Zum anderen praktizieren insbesondere jüngere Kinder »magisches Denken«, um komplexe Ereignisse zu verstehen und zu erklären und sich in Bezug auf undurchschaubare und unvorhersehbare Phänomene sicher zu fühlen.

Des Weiteren ist auch der Sprachschatz der Kinder, mit dem sie ihr persönliches und insbesondere ihr emotionales Erleben ausdrücken, noch nicht vollständig entwickelt. Kinder drücken sich bevorzugt im Handeln und Spielen aus (vgl. Barker, 1990; Holtz, 2000).

Im therapeutischen Gespräch werden nicht ausschließlich Fragen gestellt, um Daten zu sammeln oder Informationen abzufragen, um daraus ein Lösungsszenario zu entwickeln. Vielmehr werden auch aktiv In-*form*-ationen erzeugt, welche die therapeutische Beziehung zwischen dem Klienten und dem Therapeuten *formen*. Denn Fragen erzeugen Antworten, die wiederum frag-*würdig* erscheinen und weitere Fragen hervorrufen. Wichtig in diesem Prozess ist die respektvolle, wertschätzende und fragende Haltung der Therapeuten.

6.2 Galerie: Therapeutische Beziehungen gestalten

Eine therapeutische Beziehung mit Kindern und Jugendlichen kann nur in einer vertrauensvollen und kooperativen Atmosphäre entstehen. Durch die von Neugier getragene Grundhaltung des Nicht-Wissens vermittelt der Therapeut den Klienten, dass er ihre Sichtweise der Dinge und ihre Expertise in Bezug auf die angebotenen therapeutischen Themen unbedingt akzeptiert und respektiert. Die ersten Fragen innerhalb der Eröffnungsgalerie des Kennenlernens bilden das Fundament für den weiteren Therapieverlauf. Die ersten Antworten des Kindes, des Jugendlichen oder einer erwachsenen Bezugsperson erlauben dem Therapeuten, auf die Art ihrer therapeutischen Beziehung zu schließen.

In der lösungsfokussierten Therapie werden drei Beziehungsformen skizziert, die zu Beginn einer Therapie unterschieden werden. Die Form der anfänglichen Beziehung erfordert ein unterschiedliches Vorgehen beim Gestalten einer therapeutischen Beziehung.

Als *kundige Beziehungen* gelten Klientenbeziehungen, in denen sich die Klienten ihrer Selbstwirksamkeit bewusst sind (Hargens, 2012). Sie wissen von Beginn an, dass sie Teil einer Lösung sind und durch ihr eigenes pro-aktives Verhalten dazu beitragen können, die therapeutischen Ziele zu erreichen. Sie sind motiviert, zuversichtlich und offen für zielführende, handlungsbezogene Experimente.

Der Begriff der *klagenden Beziehungsgestaltung* wurde von Isebaert (2005) neu als *suchende Beziehung* formuliert, da der Begriff des Klagens wenig wertschätzend konnotiert war. In der suchenden Beziehung sehen sich die Klienten zunächst weder als Teil einer vermeintlichen Schwierigkeit noch als Teil möglicher Lösungen. Lösungen werden in äußeren Umständen sowie bei anderen Personen und nicht bei sich selbst gesucht. In der Therapie mit Kindern und Jugendlichen beginnen viele therapeutische Beziehungen auf dieser Ebene: Eltern klagen über ihre Kinder, Kinder klagen über ihre Eltern oder Geschwister, Großeltern klagen über ihre Kinder usw. In dieser Phase sind sie auf der Suche und glauben an eine von außen kommende Lösung.

Vielfach erschrecken Klienten, die sich besorgt um andere zeigen, wenn sie auf ihre eigenen Anteile an den beklagten Verhaltensmustern hingewiesen werden. Jugendliche erleben dies oft als indirekte Vorwürfe und ziehen sich zurück.

Besuchende Beziehungen zeichnen sich durch ihre Unverbindlichkeit aus. Jugendliche machen zu Beginn der Therapie den Eindruck, als seien sie lediglich zu Besuch. Sie leiden nicht an den von anderen beklagten Schwierigkeiten und begreifen sich auch nicht als Teil einer Lösungsidee. Sie kommen den Aufforderungen von Lehrern oder anderen Bezugspersonen nach, die etwas an ihnen beklagen.

Begegnen sich Menschen zum ersten Mal, dann prägen die ersten Sekunden die weitere Beziehungsgestaltung maßgeblich. Das Kennenlernen innerhalb der therapeutischen Eröffnungsgalerie stellt die Weichen zum weiteren Therapieverlauf. Insbesondere in der Therapie mit Kindern ist zu berücksichtigen, dass diese sich in einer zunächst ungewohnten Umgebung befinden und sich ängstigen können. Sie wissen nicht, wie sie von ihren Bezugspersonen vorgestellt werden, wie der Therapeut darauf reagiert und wie sie »ihr Gesicht wahren« werden. Kinder betrachten Therapeuten als Autoritäten, die von den Eltern, Lehrern oder anderen Bezugspersonen als zusätzliche »Hilfs- oder Erziehungspersonen« einbezogen werden und möglicherweise ihr Verhalten als »richtig« oder »falsch« beurteilen. Die Kinder können sich Hilfe erhoffen, aber sich auch davor fürchten, Einschränkungen zu erfahren oder gemaßregelt zu werden.

Jugendliche fragen sich möglicherweise, ob sie in einer Therapie für »nicht ganz richtig« bzw. »verrückt« gehalten werden. Fühlen sie sich im Vorfeld ohnehin unverstanden, könnten sie befürchten, als »unnormal« zu gelten und dies vom Therapeuten bestätigt zu bekommen.

Diese ersten Minuten bilden die Grundlage, um eine vertrauensvolle und sichere therapeutischen Atmosphäre zu schaffen. De Shazer (1992) bezeichnet diese Minuten als Präludium, in dem sowohl der Klient als auch der Therapeut ihre Begegnung improvisieren.

In dieser Phase werden der Therapieraum erläutert sowie Spielzeuge und therapeutische Materialien gezeigt. Die erste vertrauensvolle Begegnung erfolgt bei Jugendlichen zum Beispiel im Gespräch. Kinder improvisieren das Kennenlernen des Therapeuten möglicherweise auch im Puppenspiel oder mit Malstiften und Papier.

6.3 Galerie: Kontaktaufnahme mit dem Kind – das Präludium

Sehen und hören, was ist. Im gemeinsamen Improvisieren geht es darum, etwas von den Menschen zu erfahren. Therapeutische Themen bleiben zunächst im Hintergrund, denn die ersten Minuten innerhalb der Eröffnungsgalerie dienen dazu,

- dem Klienten als Menschen zu begegnen und nicht als (Therapie-)Fall;
- Vertrauen aufzubauen;
- das Setting für das weitere Vorgehen zu eruieren (möchte das Kind mit oder ohne seine Eltern sprechen?);
- die aktuelle Lebenssituation zu erfahren:
  - Wie ist der Kontakt in der Schule und welches sind die Lieblingsfächer?
  - Sind die Eltern berufstätig? Wenn ja, in welchen Tätigkeiten?
  - Lebt das Kind in der Stadt oder auf dem Land?
  - Lebt das Kind in einer Familie und/oder Lebensgemeinschaft?
  - Hat das Kind Kontakt zu den Großeltern?
  - Treibt das Kind Sport oder hat es andere Hobbys?
  - Hat das Kind Umgang mit Tieren?
  - Hat das Kind Geschwister?
  - Welche Erfahrungen hat es bisher mit »fremder Hilfe«?
  - Welche Coping-Stile sind bekannt?

Die kindlichen bzw. jugendlichen Reaktionen bilden die Grundlage für ein erstes Gespräch.

Im weiteren Therapieverlauf können diese Informationen für sinnvolle Metaphern oder therapeutische Spielsituationen nützlich sein.

Rahmen: Das Gespräch in den ersten Minuten

Fallbeispiel

Der Therapeut lernt den 10-jährigen Björn kennen.

Therapeut: Wie seid ihr heute hergekommen? War das einfach für dich?

Björn: Ja, wir sind mit dem Bus zum Bahnhof und dann mit der S-Bahn gefahren.

Therapeut: Oh, macht es dir Spaß, mit Bus und Bahn zu fahren?

Björn: Ja, Busfahren find ich cool. Wie ein Lkw. Bahnfahren ist langweilig, weil die Bahn ja auf Schienen läuft.

Therapeut: Magst du Lkw?

Björn: Ja, mein Vater fährt einen großen Lkw, da bin ich mal mitgefahren. War echt cool.

Therapeut: Und wie kommst du zur Schule? Musst du auch fahren?

Björn: Ja, aber da fahre ich mit dem Fahrrad. Das sind nur 15 Minuten.

Therapeut: Welches ist dein Lieblingsfach in der Schule?

Björn: Deutsch und Werken.

Therapeut: Eine interessante Kombination. Was hast du heute in der Schule gemacht, was dir gefallen hat?

Björn: Gefallen ist gut. Naja, in Deutsch haben wir einen Film gesehen. Über den mussten wir etwas schreiben. Das war gut. Das Beste war aber gestern, und zwar in Werken. Da haben wir eine Kiste gebaut.

Therapeut: Eine Kiste gebaut? Was für eine Kiste?

Björn: Na eine Kiste aus Holz, wo man was reinpacken kann. Man kann auch einen Schrank daraus bauen.

Therapeut: Einen Schrank? Wie baut man einen Schrank?

Björn: Naja, indem du die Kiste aufstellst und dann mit Scharnieren zwei Türen anbaust.

Therapeut: Und das willst du tun?

Björn: Ja, das bau ich jetzt bis zu den Ferien fertig.

Therapeut: Und wie bekommt man den Schrank dann an die Wand?

Björn: Da braucht man solche Wandhaken, die kriegen wir noch. Die baut man oben an, mit Schrauben, und dann kann man die Haken an die Wand hängen.

Therapeut: Und wenn der Schrank dann fertig ist, was tust du da hinein?

Björn: Das weiß ich noch nicht. Vielleicht mein Fernglas. Vielleicht schenk ich ihn auch meiner Mutter zum Geburtstag. Die hat nämlich im Juli Geburtstag und den feiern wir immer schön.

Therapeut: Ihr alle zusammen?

Björn: Letztes Jahr waren sogar meine beiden Großeltern dabei und wir sind alle an den Strand gefahren. Da haben wir gebadet. Das war cool.

Therapeut: Bist du gern im Wasser und in der Sonne?

Björn: Ja, Baden macht Spaß. Ich war sogar schon mal in einem Schwimmverein.

Therapeut: Das klingt sehr sportlich. Warst du dort regelmäßig?

Björn: Ja, zwei Jahre lang, bis wir umgezogen sind. Ich war sogar bei einer Meisterschaft dabei und wir haben den dritten Platz gewonnen.

Therapeut: Hast du eine Urkunde bekommen?

Björn: Ja, die hab ich immer noch über meinem Bett hängen. Schade, dass wir umgezogen sind. Jetzt gibt es keinen Schwimmverein in der Nähe.

Therapeut: Was kannst du jetzt stattdessen machen?

Björn: Da gibt es einen Fußballverein. Fußball mag ich aber nicht. Das ist es ja gerade. Hier ist es irgendwie langweilig. Da spiele ich jetzt viel Computer zu Hause. Naja.

Björn erzählt viel von sich, seinen Vorlieben, Stärken und Hobbys sowie über seinen Umgang mit der ungewohnten sozialen Isolation am neuen Wohnort.

Rahmen: Im Puppenspiel eine vertrauensvolle Beziehung gestalten

Im Therapieraum stehen den Kindern Handpuppen in Tierform zur Verfügung. Insbesondere jüngere Kinder, die sie beim Erkunden des Raums entdecken, setzen sie meist unweigerlich auf die Hand und machen sie durch Handbewegungen »lebendig«, insbesondere durch Mundbewegungen, die das Sprechen der Tiere imitieren.

Bewegt ein Kind beim Spiel mit einer Handpuppe den Mund, kann der Therapeut die Gelegenheit nutzen und das Tier direkt oder mittels einer zweiten Handpuppe ansprechen und so zum Sprechen bewegen. Besonders schüchterne Kinder können so ins Gespräch kommen, ohne dem direkten Blick ihres Gegenübers standhalten zu müssen. Sie können sich ausschließlich auf das gemeinsame Sprechen der Puppen beziehen.

Im Gespräch der Handpuppen sind alle Interviewperspektiven und Interventionen möglich. So können sich die Puppen zum Beispiel annähern und verbünden:

Therapeut: Hey, Krokodil, wie heißt du noch gleich?

Janis: Hä? Kroko natürlich!

Therapeut: Hallo, Kroko, ich bin Hector. Hector, der Hammerhai!

Janis: Aha. Naja. Hallo!

Therapeut: Hallo, Kroko. Weißt du, was wir beide gemeinsam haben?

Janis: Wir fressen gern kleine Tiere!

Therapeut: Genau, wir fressen gern andere Tiere! Und weißt du, wie ein Krokodil und ein Hai andere Tiere zu fressen kriegen?

Janis: Ja. Sie schleichen sich an.

Therapeut: Genau, durch Anschleichen. Wir können beide sehr leise sein, sodass andere Tiere uns nicht hören.

Janis: Ja, genau!

Therapeut: Und Anschleichen kann man lernen. Auch Menschen können sich anschleichen. Das können wir nachher mal spielen, wenn du magst.

Auf diese Weise werden Erwartungen geweckt und Perspektiven für weitere therapeutische Galerien eröffnet. Das Kind kann das weitere Vorgehen mitplanen, fühlt sich sicher und erlebt Selbstkontrolle.

Rahmen: Malen, Kooperieren und Kennenlernen

Eine kreative Form des Präludiums mit jüngeren Kindern sind Strich-Strich-Bilder in Anlehnung an die Schnörkel- oder Kritzelbilder von Winnicott (1971; nach Günter, 2010), bei denen er zusammen mit einem Kind auf einem Blatt Papier herumkritzelte, und zwar sowohl mit geöffneten als auch mit geschlossenen Augen, und das entstandene Kritzelbild anschließend deutete.

In der Eröffnungsgalerie lösungsfokussierter Therapie und auch in späteren themenbezogenen therapeutischen Galerien liegt der Fokus nicht nur auf dem Ergebnis der Bilder, sondern vor allem auf dem eigentlichen Entstehungsprozess, dem inneren Erleben und dem selbstwirksamen, produktiven Handeln.

Da im Präludium das interaktionale Erleben im Vordergrund steht, eignet sich an dieser Stelle eine auf der Kritzeltechnik aufbauende Variante der Strich-Strich-Zeichnungen. Das Kind und der Therapeut haben dabei Stifte in unterschiedlichen Farben in der Hand. Die Malregel lautet: »Wenn du mit deinem Stift das Blatt berührst, kannst du von dort einen geraden oder verschlungenen, kurzen oder langen Strich zeichnen. Sobald du absetzt, ist der Therapeut am Zug und zieht einen Strich. So wird abwechselnd weitergemalt und es entsteht ein gemeinsames Bild. Das kann etwas darstellen oder einfach bunt und interessant aussehen.« Das Bild ist fertig, wenn das Kind beginnt, einen Titel zu suchen, oder auf Nachfrage hin das Bild deutet und betitelt.

Beispiel

Mit der fünfjährigen Zoe entsteht zum Beispiel ein Kasper.

Im Anschluss führen der Therapeut und das Kind ein kurzes Gespräch über den Kasper und was der so macht. Und Zoe berichtet von sich im Kindergarten, wie sie den Kasper gesehen hat und wie der den Wolf verscheucht hat. Und das möchte sie auch können, weil sie oft diejenige ist, die verscheucht wird.

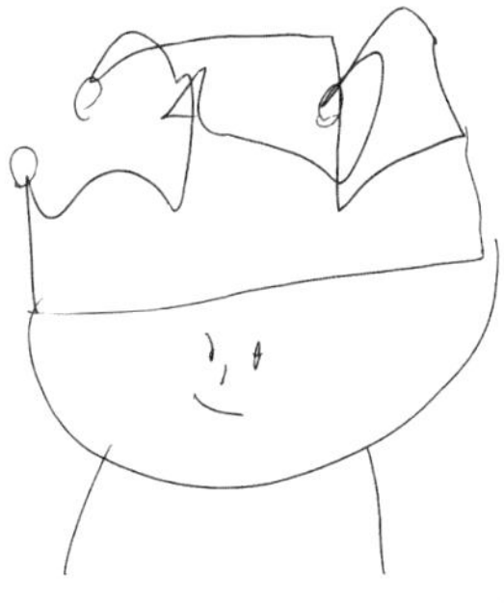

Aus der Eröffnungsgalerie, dem Präludium, geht es weiter in die nächste Galerie. Das Erforschen der Therapieidee soll dabei helfen, die Qualität der therapeutischen Beziehung als kundige, suchende oder besuchende Beziehung zu reflektieren.

6.4 Galerie: Die Therapieidee erforschen

Kinder und Jugendliche suchen sich selten freiwillig therapeutische Hilfe. In der Regel werden sie von den Eltern oder anderen Bezugspersonen aufgefordert, sich an therapeutischen Gesprächen oder Prozessen zu beteiligen. Sie erleben sich also nicht als aktiv, sondern folgen den Erwachsenen oft, ohne selbst eine konkrete Idee davon zu haben, was ihnen eine Therapie bringen kann. Manche Kinder fürchten gar Sanktionen durch die Therapie, welche die elterliche Hilflosigkeit z. B. bei Erziehungsfragen unterstützen soll.

Mit der Frage »Wer kam auf die Idee, eine Therapie zu beginnen?« wird vom Präludium in die therapeutische Eröffnungsgalerie übergeleitet: War es ein Vorschlag des Kindes, das endlich nachts trocken werden möchte, weil es ins Schullandheim fährt? Hatten die Eltern die Idee, weil sie sich aufgrund der Schüchternheit ihrer Tochter im Kindergarten Sorgen machen? Oder gaben andere Bezugspersonen wie die Lehrerin den Impuls, da sie Handlungsbedarf sehen und eine therapeutische Unterstützung befürworten?

Die Geschichte dessen, wie die Idee entstand, eine Therapie zu besuchen, gibt Hinweise darauf, wie freiwillig, halb freiwillig oder unfreiwillig die jungen Klienten zur Therapie kommen. Der Therapeut erhält somit einen ersten Eindruck von der Zuversicht, Motivation und Bereitschaft, sich aktiv am Erfolg einer Therapie zu beteiligen.

Fallbeispiel

Jasmine (15) wird von der Mutter angemeldet, nachdem ihr die Klassenlehrerin beim Elternsprechtag eine Therapie nahelegte. Jasmine fällt zunehmend durch ihr impulsives und launisches Verhalten auf. Wird sie angesprochen, reagiert sie gereizt und gerät schnell lautstark in Rage. All das weist auf eine fortwährende Belastung hin.

Jasmine beteiligt sich seit ihrem 13. Lebensjahr an regionalen Gesangswettbewerben. Durch ihren Erfolg animiert, bewirbt sie sich bei TV-Produktionen und strebt eine Model-Karriere an. Sie bekommt erste Aufträge, die jedoch mit dem Schulbesuch kollidieren. Jasmine und ihre Eltern sind sich einig, dass der Schulabschluss trotz ihrer Erfolge oberste Priorität haben muss.

Das Erstgespräch findet mit der Mutter und Jasmine statt. Nach kurzem Kennenlernen beginnt der Therapeut mit Fragen zum therapeutischen Rahmen.

Therapeut: Wessen Idee war es hierherzukommen?

Mutter: Also, eigentlich ist es die Idee meines Mannes und meine Idee.

Jasmine:	Aber du hast gesagt, es war der Vorschlag von Frau Huber, meiner Klassenlehrerin!
Therapeut:	Aha. Das klingt so, als hätten die Erwachsenen die Idee für eine Therapie gehabt.
Mutter:	Ja klar, wir machen uns solche Sorgen!
Therapeut:	Stimmst du dem zu? War es die Idee der Erwachsenen, dass wir uns hier heute treffen?
Jasmine:	Ja, meine Idee war es ganz bestimmt nicht! Ich brauch keine Therapie, ich bin doch nicht krank. Ich wollte hier nicht herkommen.
Therapeut:	Du wolltest nicht herkommen. Das kann ich verstehen. Wer will hier schon herkommen und seine Zeit mit solchen Gesprächen verbringen, wie wir sie führen.
Jasmine:	Genau!
Therapeut:	Ja, und obwohl du nicht wolltest, bist du dennoch mitgekommen. Wie darf ich das verstehen?
Jasmine:	Weiß ich auch nicht. Ich musste ja mit.
Therapeut:	Weshalb musstest du mit? Du hättest ja auch zu Hause bleiben und deine Mutter allein hierherkommen lassen können. Wie kommt es, dass du mitgekommen bist?
Jasmine:	Wenn ich heute nicht mitgekommen wäre, hätten mich meine Eltern in zwei Wochen nicht nach Hamburg zum Casting gelassen. Ganz einfach.
Therapeut:	Heißt das, du bist hier, damit du in zwei Wochen in Hamburg sein kannst?
Jasmine:	Ja.
Therapeut:	Das klingt, als hättest du dich heute mit der Therapie für das kleinere Übel entschieden, um keine weiteren negativen Konsequenzen fürchten zu müssen. Ist das so?
Jasmine:	Ja, genau. [*laut*] Meine Eltern haben mich richtig erpresst.
Therapeut:	Aha, das heißt, du hast dich für das kleinere Übel entschieden. Und das heißt auch, dass du sehr clever sein musst, wenn du dich für das kleinere der beiden Übel entscheiden kannst.
Jasmine:	Ja, so kann man es auch sehen! [*lacht*]
Therapeut:	Okay. Und jetzt, wo du schon einmal hier bist, was sollte hier passieren, damit es für dich irgendwie nützlich wird?
Jasmine:	Fragen Sie am besten meine Mutter!

In der Galerie zur Therapieidee haben »gesandte« Klienten die Möglichkeit, ihren Unwillen gegenüber einer Therapie zu äußern. Sie sollen den therapeutischen Kontext zu Beginn offiziell ablehnen dürfen und erfahren, dass der Therapeut ihre Ablehnung nicht persönlich nimmt oder die therapeutische Beziehung abbricht. Vielmehr äußert der Therapeut Verständnis: »Wenn ich in deiner Situation wäre, hätte ich auch keine Lust auf ein Gespräch mit einem Erwachsenen wie mir.«

Das Anerkennen der Ablehnung gegenüber der Therapie eröffnet den Zugang zur Kooperation der Klienten. Denn das Wertschätzen dessen, was ist, legt den Fokus auf die Seite, die anwesend ist. In Jasmines Fall ist es Jasmine selbst, denn schließlich ist sie da und muss sich entschieden haben zu kommen.

Ein häufiges Motiv dafür, dass Jugendliche an dieser Stelle kooperieren, scheint darin zu bestehen, dadurch schlimmere Konsequenzen zu vermeiden. Die Therapie erscheint also als das kleinere Übel. Gleichwohl weist der Wille zur Kooperation auch auf eine manchmal zunächst verborgene Sehnsucht und Hoffnung auf eine verbesserte Lebensqualität hin.

Fallbeispiel

Therapeut:	Ja, dann frag ich Sie mal: Was veranlasste die Lehrerin von Jasmine, therapeutische Gespräche zu empfehlen?
Mutter:	Frau Huber hat auf dem Elternsprechtag berichtet, dass Jasmine im Unterricht unkonzentriert wirkt. Wenn sie angesprochen wird, reagiert sie sehr gereizt. Außerdem streitet sie sich immer öfter mit einigen Mitschülerinnen. Angeblich geht es um Kleinigkeiten. Das haben mein Mann und ich auch schon zu Hause bemerkt.
Therapeut:	Aha. Jasmine, darf ich dich was fragen?
Jasmine:	Ja, aber am liebsten wäre es mir, wenn meine Mutter draußen warten würde. Das wäre mir lieber.
Therapeut:	Ist das okay? Was halten Sie von dem Vorschlag?
Mutter:	Naja, ich dachte, ich würde noch mehr erzählen. Aber wenn Jasmine das so möchte …
Jasmine:	Ja, das möchte ich.
Therapeut:	Vielleicht machen wir es erst einmal so und entscheiden am Ende, wie wir weitersprechen. Einverstanden?
Mutter:	Ja, einverstanden! [*Mutter nimmt im Wartebereich Platz.*]
Therapeut:	Okay. Möchtest du etwas Bestimmtes sagen, jetzt, wo deine Mutter draußen ist?
Jasmine:	Nein, das nicht, aber ich will mich nicht immer wie ein kleines Mädchen behandeln lassen. Das nervt. Sie können ruhig fragen.
Therapeut:	Okay. Was glaubst du, weshalb Frau Huber unser Gespräch vorgeschlagen hat? Was waren ihre Überlegungen?

Diese und weiterführende Fragen laden Jasmine dazu ein, die Perspektive zu wechseln und die Ideen, Sorgen und Ziele der anderen Bezugspersonen zu reflektieren.

Ein solcher Perspektivwechsel kann bei »gesandten« Klienten auch durch folgende Fragen eingeleitet werden:

- Welche Gründe sieht Frau Huber für die Themen, die wir besprochen haben?
- Was würde Frau Huber sagen? Was solltest du tun, sodass sie sich weniger Sorgen machen muss?
- Auf welche Weise würde dir das helfen?

- Was würde Frau Huber sagen, was du konkret anders machen müsstest?
- Wann warst du zuletzt in der Lage, dies zu tun?
- Was denkst du, was deine Eltern sagen würden? Wann wärst du in der Lage, dies zu tun?
- Was könntest du dazu beitragen, Frau Huber davon zu überzeugen, dass du nicht zu mir zu kommen brauchst?
- Was würde vermutlich Frau Huber sagen, was du tun müsstest, um zu beginnen?
- Was glaubst du selbst? Welches ist der erste Schritt, den du tun müsstest, um damit zu beginnen?
- Wenn Frau Huber und deine Eltern bemerken, dass du diese Entwicklungsschritte machst, wie würde sich das auf eure Beziehung auswirken?
- Welches Vertrauen hast du darin, dass du das machen kannst?
- Was würde Frau Huber sagen? Vertraut sie darauf, dass du das tust?
- Was würde deine Mutter sagen? Vertraut sie darauf, dass du das tust?
- Wer kann noch dazu beitragen, das Vertrauen in deine nächsten Schritte zu steigern?
- Wer wird zuerst die Veränderungen bemerken, die du machen wirst?
- Woran wirst du bemerken, dass du genug getan hast?
- Auf welche Weise wird dein Leben dann besser sein?
- Was wirst du dann tun, was du jetzt nicht tust?

Das Durchschreiten der therapeutischen Eröffnungsgalerien des Kennenlernens und der Therapieidee schafft eine vertrauensvolle kooperative Beziehung. Auf dieser Grundlage kann sich in der »Galerie der Hoffnungen und Ziele« ein therapeutischer Prozess entwickeln.

6.5 Galerie: Hoffnungen und Ziele erfragen

Wer nicht genau weiß,
wohin er will,
der darf sich nicht wundern,
wenn er ganz woanders ankommt.
Mark Twain

Zu Beginn der Therapie stehen die Hoffnungen und Ziele der Klienten im Vordergrund. Zum Erstgespräch erscheinen die Kinder mit ihren Eltern oder anderen Bezugspersonen. Da die Erwachsenen in der Regel die Deutungshoheit über Therapieanlässe innehaben, sollten ihre Sorgen ausreichend angehört werden. Ihre Therapieziele unterscheiden sich mitunter von denen ihrer Kinder und Jugendlichen.

Das Metaziel der lösungsfokussierten Therapie besteht darin, die Wahlmöglichkeiten der Klienten zu erhöhen, sodass sie ihre Ziele mit möglichst ressourcenschonendem Aufwand erreichen und ihrem normalen Alltag nachgehen können.

Damit einhergehend wird schon während der aktiven Beziehungsgestaltung in der Eröffnungsgalerie das erfolgreiche Beenden der Therapie thematisiert. Bereits zu

Beginn werden die Klienten eingeladen, sich das Ende einer erfolgreichen Therapie vorzustellen bzw. Anzeichen dafür zu benennen, dass sie sich ihren Zielen nähern.

Typische erste Fragen lauten:

- Was hat dich hierhergeführt und was möchtest du erreichen?
- Was erhoffst du dir von hier?
- Welche Ziele verbindest du mit der Therapie?
- Woran werden du und andere bemerken, dass die Therapie erfolgreich ist?

Häufig zeigt sich in therapeutischen Situationen, dass sich Menschen wenig als aktive Gestalter ihres Lebens erleben, sondern – bezogen auf ihre therapeutischen Themen – eher als Opfer. Einer der Gründe, eine Therapie aufzusuchen, besteht gerade darin, dass Klienten ihre Ängste, negativen Gedanken, originellen Verhaltensweisen und negativen Gewohnheiten als nicht selbst beeinflussbar erleben.

Insbesondere Jugendliche reagieren auf Zielfragen oft gereizt, da sie fürchten, Ziele auch umgehend selbstverantwortlich erreichen zu müssen. Der »Handlungsdruck« gleich zu Beginn überfordert manche Jugendliche und lässt sie zunächst nur zurückhaltend kooperieren. Für einen unverfänglicheren Einstieg bietet es sich daher an, eher Hoffnungen zu thematisieren. Sie fordern weniger zum Handeln auf und können sich auch ohne eigenes Handeln erfüllen, wenn sich das Verhalten anderer Personen oder andere Lebensbedingungen ändern (vgl. Ratner et al., 2012).

Welche Hoffnungen und Ziele betont werden, richtet sich danach, welche Bedeutung die Klienten den Therapiethemen beimessen. Fragt ein Klient, was getan werden kann, so sucht er vielleicht nach aktiven Handlungsimpulsen. Demgegenüber empfindet ein anderer Klient die Scheidung der Eltern möglicherweise als unbeeinflussbares Leid und ist weit davon entfernt, Selbstwirksamkeit zu empfinden.

Rahmen: Kriterien wohlgeformter Therapieziele

Beim Erfragen von Hoffnungen und Zielen spielen präzise, wohlgeformte Formulierungen eine entscheidende Rolle über Verlauf und Dauer einer Therapie. Antworten auf Zielfragen werden anhand einzelner sprachlichen Kriterien gehört und reflektiert (vgl. Prior, 2015). Der Aussage »Ich möchte keine inneren Ängste haben, denen ich wehrlos ausgesetzt bin« kann der Therapeut damit begegnen, Wahlmöglichkeiten zu erfragen: »Welche Möglichkeiten siehst du, diese Ängste zu beeinflussen?« Eine Aussage wie »Ich bin der Situation passiv ausgeliefert!« lässt sich in eine konstruktive Richtung lenken mit der Frage »Welche Möglichkeiten könnte es geben, diese Situation zu beeinflussen?« Aus einem erlebten »Ich kann das nicht« wird somit ein »Was kannst du stattdessen …?«

Das Erfragen der Bilder zu den Hoffnungen und Zielen beruht auf folgenden Kriterien:

Bild: Die Anwesenheit des Erwünschten statt die Abwesenheit des Unerwünschten betonen

Die Klienten sollen die *Anwesenheit* von etwas beschreiben. Soll etwas nicht mehr stattfinden, das Beklagte künftig abwesend sein, ist die Frage »Was stattdessen?« zu stellen.

Tom: Ich möchte nicht mehr in die Schule. Alle hänseln mich.

Therapeut: Was möchtest du denn stattdessen?

Tom: Ich möchte lieber zu Hause bleiben, da geht es mir besser. Da brauch ich keine Angst zu haben, dass die mich ärgern.

Therapeut: Du möchtest keine Angst haben, dass andere dich ärgern?

Tom: Ja, genau!

Therapeut: Was möchtest du denn statt der Angst lieber haben?

Tom: Eben keine Angst!

Therapeut: Möchtest du Freude, Mut oder Gelassenheit? Was kann an die Stelle der Angst treten?

Tom: Mut. Ich möchte Mut haben und denen sagen, dass sie mich in Ruhe lassen sollen.

Bild: Das Kleine betonen

Es sollen *kleine* erste Schritte formuliert werden, die in der näheren Zukunft erreichbar sind. Eine große Hoffnung kann in Teilschritte zerlegt werden.

Therapeut: Was wären die ersten Anzeichen dafür, dass es besser wird?

Bild: Das Sinnliche betonen

Die Ziele sollen *sinnesspezifisch-konkret* und von anderen im Verhalten wahrnehmbar sein. Mit Sinne sind Sehen, Hören, Fühlen, Riechen und Schmecken gemeint. Je mehr sinnesspezifische Aspekte genannt werden, desto sinnvoller wird die Antwort für die Klienten.

Therapeut: Woran wirst du merken, dass du etwas mutig bist? Wirst du es daran sehen, wie sich andere dir gegenüber verhalten? Wirst du hören, wie andere dann mit dir sprechen? Oder wirst du vielleicht selbst anders oder lauter sprechen? Wie wirst du deinen Mut spüren? Und wo im Körper? Wirst du aufrecht gehen, werden deine Schultern nicht mehr hängen und dein Rücken gerade sein? Werden deine Schritte auf dem Schulhof andere sein?

Tom: Ich glaub, ich gehe dann schneller über den Schulhof.

Therapeut: Aha. Und was wird noch anders sein und woran merkst du es?

Tom: Ähm … ich … ähm, ich werde zu mir sagen, dass ich mutig bin. Ja.

Therapeut: Sprichst du dann mit dir selbst?

Tom: Ja, das sag ich zu mir. Ich hab auch schon mal zu mir gesagt, dass ich keine Angst haben brauche. Das war auch gut.

Therapeut: Und woran können andere bei dir merken, dass du mutig bist?

Tom: Die sehen ja, wie schnell ich laufe.

Therapeut: Und wie können die sehen, dass du läufst, als wärst du mutig? Im Unterschied dazu, wie du läufst, wenn du ängstlich bist?

Tom: Das sehen die doch.

Therapeut: Woran denn genau?

Tom: Weil ich dann auch anders gucke!

Therapeut: Du guckst dann anders? Wie denn?

Tom: Dann guck ich nicht mehr auf die Erde. Dann guck ich nach vorn!

Bild: Eigenaktivität betonen

Die Hoffnungsbilder sollen *selbst initiierbare, konkrete Handlungen* beinhalten, die von den Klienten *aufrechterhalten* werden können. Kann der Klient unabhängig von anderen etwas dazu beitragen, seine Hoffnungen zu erfüllen?

Therapeut: Wenn du sagst, dass du mutig sein möchtest, was müsste denn passieren, dass du dich mutig fühlst?

Tom: Keine Ahnung, irgendwie mutig fühlen.

Therapeut: Müsstest du etwas Besonderes tun? Oder etwas essen, das dir Kraft gibt? Oder eine Musik hören, die du gut findest? Oder kann dir jemand gut zureden?

Tom [*überlegt*]: Wenn Papa da wäre, könnte der mir Mut machen.

Therapeut: Wie denn?

Tom: Wir könnten Fußball spielen und er würde sagen, dass ich ein guter Torwart bin.

Therapeut: Wow, du bist ein guter Torwart?

Tom: Ja, ich spiel in unserem Verein.

Therapeut: Wow, hast du ein Trikot? Oder hast du ein Foto dabei?

Tom: Ja, klar. »Blau-Weiß« heißt der Verein. Und die Farben hat auch mein Trikot.

Therapeut: Kannst du das mal mitbringen? Vielleicht kannst du das auch mal anziehen oder unter einem Pullover tragen und schauen, ob es funktioniert und du dich damit mutig oder stark fühlst.

Tom: Oh ja, das probiere ich.

Bild: Betone den individuellen Wert und die Wahlmöglichkeiten

Die Hoffnungen und Ziele in Bezug auf die Therapie sollen *wichtig* und *bedeutsam* sein. Dabei sind die altersabhängigen Bedürfnisse von Kindern und Jugendlichen zu berücksichtigen. Die Hoffnungen und Wünsche sollen den eigenen *Möglichkeiten* entsprechen und die *Wahlmöglichkeiten* des Klienten *erhöhen.*

Bild: Die Compliance für eine erfolgreiche Therapie betonen

Es ist zu betonen, dass eine erfolgreiche Therapie das *Mitwirken* des Klienten erfordert und es »*harte Arbeit*« sein kann, die ersehnten Hoffnungen und Ziele zu erreichen. Dabei müssen in der Therapie mit Kindern und Jugendlichen vor allem die Eltern und andere Bezugspersonen einbezogen werden. Sie wirken mit, indem sie Beobachtungen notieren, die Kinder motivieren, ihnen erste Erfolge zeitnah rückmelden und regelmäßig an therapeutischen Bilanzgesprächen teilnehmen, um die gemeinsam beobachteten Therapiefortschritte zu reflektieren.

Viele Klienten finden einen leichteren Zugang zu ihren Hoffnungen und Wünschen, wenn sie sich – wie im nächsten Rahmen zu sehen – in Bildern ausdrücken können.

Rahmen: Ein Bild sagt mehr als tausend Worte – Zielbilder

Bild: Hoffnungen und Ziele mit *Familie Erdmann*

Bildmaterialien helfen Kindern, Zielvorstellungen zu entwickeln, die sie allein nicht ausdrücken können, weil ihnen entsprechende Worte und Formulierungen fehlen. Neben der unten näher erläuterten Familie Erdmann (Vogt, 2009) bieten sich z. B. auch das Bildkartenset *Gefühle benennen mit Kindern und Jugendlichen* (Botved et al., 2016) oder *Der Gefühlsflip* (Mebes, 2014) an.

Familie Erdmann (Vogt, 2009) ist ein Set aus 50 bunten Bildkarten, die Mitglieder der Familie Erdmann mit unterschiedlichen Haltungen und Mimiken abbilden. Der Therapeut kann dem Kind einzelne Karten vorsortiert zur Auswahl anbieten, damit es sie auf dem Tisch oder Boden auslegt, um das eigene aktuelle Erleben auszudrücken.

Fallbeispiel

In der Therapie mit Onko (7 Jahre) nutzt der Therapeut die Karten, um dessen Psychogeografie sichtbar zu machen. Onko wird wegen seines auffälligen Verhaltens in der Schule vorgestellt. Die Lehrerin erlebt ihn als verträumt und unkonzentriert und vermutet eine Aufmerksamkeitsstörung. Im Erstgespräch berichtet die alleinerziehende Mutter von ihrer Überforderung, seitdem der Vater nach der Trennung vor zwei Jahren ins mehr als 500 km entfernte Amsterdam gezogen ist. Dort gründete er eine neue Familie und fordert seit der Geburt eines neuen Kindes, dass ihn Onko wieder regelmäßig besucht.

Beide Elternteile bemühen sich, die Besuchskontakte herzustellen. Allerdings werden sie für Onko zunehmend anstrengend, da er an jedem zweiten Wochenende eine aufwendige Bahnreise auf sich nehmen muss. Onko hat gelernt, allein zu reisen. Der Vater honoriert dies mit materiellen Aufmerksamkeiten. Die Mutter, die mit wenig Geld auskommen muss, betrachtet dies als »Kaufen von Zuwendung«. So begannen die Eltern, den Beziehungsstil des anderen zu kritisieren und abzuwerten. Trotz der zunehmenden Belastung besteht der Vater auf den regelmäßigen Kontakten, was bei Onko zunehmend zu Loyalitätskonflikten führt. Mit seinem Schulbeginn reagierte Onko auf die elterlichen Auseinandersetzungen mit auffälligem Rückzug. Da sich die Mutter wegen einer möglichen Aufmerksamkeitsstörung oder Depressivität sorgt, sucht sie therapeutische Hilfe für ihren Sohn.

Nachdem die Mutter in der Anamnese ihre Sorgen mitgeteilt hatte, ist Onko traurig. Auf die Frage, was er sich wünscht, antwortet er, dass er das nicht wisse. Denn er hat beide Eltern lieb und versteht vieles nicht. Im Regal entdeckt er einen roten Spielkarton, in dem Karten der *Familie Erdmann* (Vogt, 2009) enthalten sind.

Therapeut: Wenn du magst, schau dir die Karten ruhig genauer an.

Onko: Ja? … Die sind witzig. … Äh, der ist doof. … Die ist cool. [*Onko posiert und spiegelt die Haltung des abgebildeten Erdmännchens.*]

Therapeut: Schau nur weiter!

Onko: Cool. … Naja. [*Ahmt wieder die Mimik des Erdmännchens nach.*]

Therapeut: Kannst du mir einmal helfen, etwas zu verstehen?

Onko: Ja. Na gut, ja.

Der Therapeut bietet ihm verschiedene Motive von Familie Erdmann an und beginnt ein zielfokussiertes Interview.

Onko: Ein Erdmännchen.

Therapeut: Ja. Kannst du etwas dazu sagen?

Onko: Was denn? Dass es traurig aussieht?

Therapeut: Findest du, dass es traurig aussieht?

Onko: Ja.

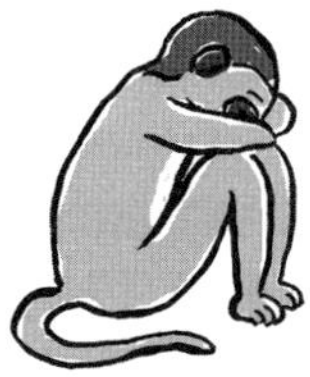

Therapeut: Ist das etwas, das du kennst oder wie es dir auch manchmal geht?

Onko: Ja.

Therapeut: [*Reicht Onko die Karte*] Können wir die mal irgendwo hier hinlegen?

Onko nimmt die Karte und legt sie vor sich auf den Fußboden. Er schaut, nimmt die Karte auf und legt sie wieder ca. einen halben Meter vor sich hin. Daraufhin bietet der Therapeut die folgende Karte an und Onko sagt spontan:

Onko: So. Ob ich manchmal so bin?

Therapeut: Bist du auch manchmal so?

Onko: Ja, manchmal, aber nicht so oft.

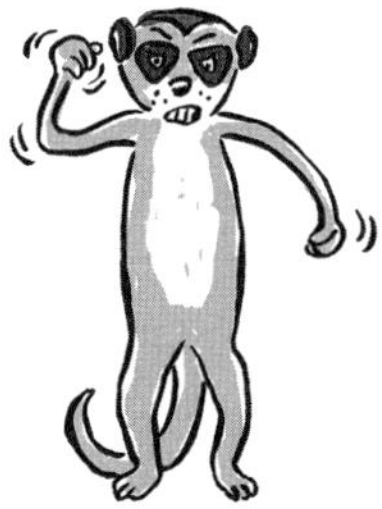

Therapeut: Wo legst du die hin?

Onko: Hier. [*Legt sie etwas unterhalb der ersten Karte.*]

Therapeut: Wie nennst du das denn, wenn du so wie dieses Erdmännchen bist?

Onko: Wütend oder so. Das bin ich manchmal.

Therapeut: [*Zeigt auf die zweite Karte.*] Und bist du auch manchmal so?

Onko: Ja, auch manchmal, aber nicht so oft in letzter Zeit! [*Legt die Karte unter die anderen beiden Karten.*]

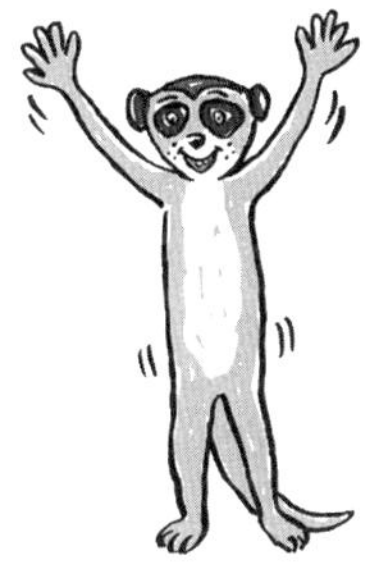

Therapeut: [*Zeigt auf die dritte Karte.*] Und auch so?

Onko: So?

Therapeut: Ja, so. Bis du manchmal so?

Onko: Nee, eigentlich so nicht. [*Legt die Karte zur Seite.*]

Therapeut: [*Nimmt die Karte nochmals in die Hand.*] Wärst du denn manchmal gern so? Wünschst du dir manchmal, dass alles okay ist?

Onko: Ja, das wäre vielleicht gut, oder?

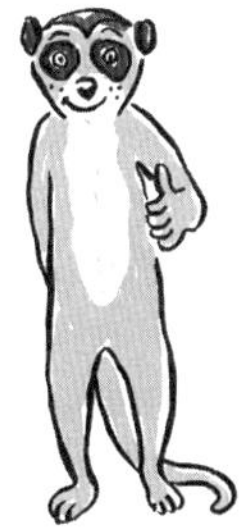

Therapeut: Ja, vielleicht wäre das gut. Was hältst du davon, wenn wir die Karte hier oben hinlegen? [*Legt sie oberhalb der anderen ausgelegten Karten aus.*]

Onko: Okay … ja … können wir machen.

Therapeut: [*Zeigt die nächste Karte.*] Bist du manchmal auch so?

Onko: So? Nochmal traurig? Ja, aber selten mit Tränen.

Therapeut: Wo legst du die hin?

Onko: Hier! [*Legt sie etwas unterhalb der anderen Karte.*]

Therapeut: [*Zeigt die nächste Karte.*] Und auch so?

Onko: Lustig? Selten. [*Legt sie unterhalb der anderen Karten.*]

Therapeut: Und so?

Onko: Manchmal. Doch, beim Fußball. Letztens hab ich zwei Tore geschossen! [*Legt sie seitlich oberhalb der anderen Karten.*]

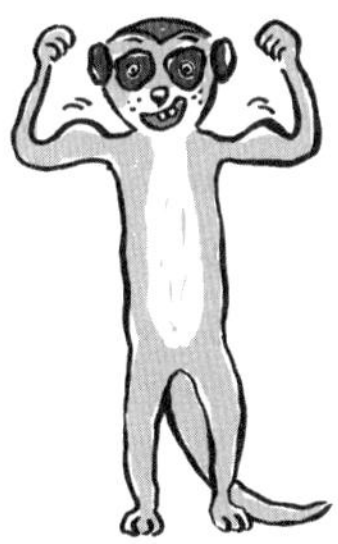

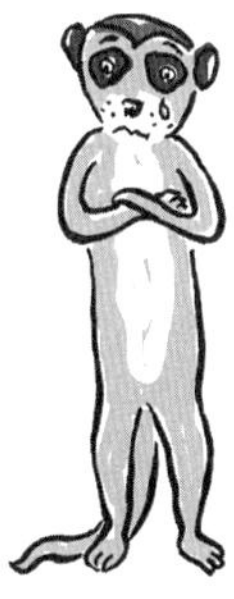

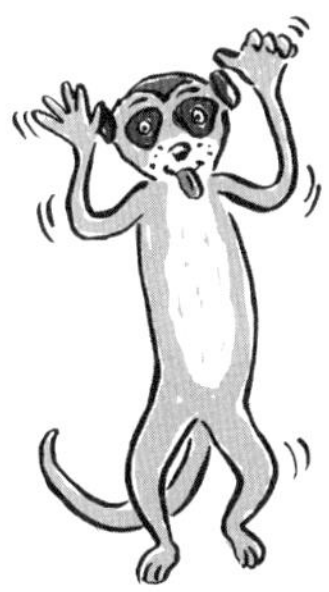

Das Externalisieren von inneren Zuständen bildet die erlebte Psychogeografie ab. Für Kinder wird inneres Erleben begreifbar und durch Bewegen der Karten beeinflussbar. Ihr Selbstwirksamkeitserleben wird angeregt. So entstehen Bilder unterschiedlicher innerlich erlebter Zustände. Und auch eine Zielvorstellung davon, wie sich der Klient wünscht zu sein. In Onkos Fall wie das Erdmännchen oben rechts.

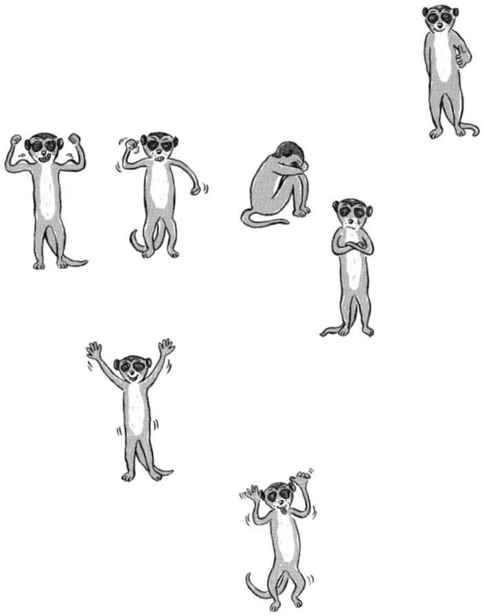

Mit dieser Figurenanalogie wird weiter untersucht, was aktuell am meisten auf Onko zutrifft und welche konkreten Situationen und Erlebnisse er damit verbindet.

Anschließend wird die Figur profiliert, die ihm ein Vorbild ist: »Irgendwie einfach okay zu sein!«

Im Verlauf der Therapiesitzung berichtet Onko, dass er sich schon manchmal etwas »okay« fühlt, zum Beispiel beim Fußball und als er mit seiner Mutter vor einigen Wochen in einem Zoo war.

Er wünscht sich, dass diese Ausnahmen häufiger vorkommen. Damit ist die Zielrichtung der weiterführenden Therapie bestimmt. Am Ende des Erstinterviews fühlt sich die Mutter entlastet, da sie erstmals etwas Konkretes über Onkos inneres Erleben erfahren hat. Sie weiß nun, was ihm wichtig ist und dass etwas getan werden kann, um ihn aus dem Loyalitätskonflikt zwischen seinen Eltern zu entlassen. Derart gestärkt beschließt sie, gezielte Unternehmungen mit Onko zu planen.

In der zweiten Sitzung berichten beide über positive Fortschritte und führen sie auf einen gemeinsamen Kino- und Jahrmarktbesuch zurück. Onko hat in der Schule laut vorgelesen und findet das sehr »okay«. Seine Mutter hat begonnen, die anstehenden Ferien zusammen mit dem Vater zu planen, was für alle Beteiligten »etwas Neues« darstellt.

Onko und seine Mutter haben neue Wahlmöglichkeiten entdeckt, die sie aktiv nutzen. Zuversichtlich beenden sie die Therapie mit der Gewissheit, jederzeit einen neuen Termin vereinbaren zu können, sobald dies von Onko, der Mutter oder der Schule als notwendig erachtet wird. In einem Follow-up nach sechs Monaten berichtet die Mutter von einer anstrengenden, aber positiven Entwicklung mit Onko.

Bild: Mit Figurenbildern Therapiethemen benennen

Bei der Entwicklung der Bildkarten *Familie Erdmann* entstand auch ein Malbuch mit analogen Figurenskalen. Es enthält zwölf Bildmotive mit 20 unterschiedlichen Figuren, die durch ihre Körperhaltung, Bewegung und Mimik innere Zustände, Haltungen und Gefühle ausdrücken. In der Therapie mit jüngeren Kindern werden diese aufgefordert, sich die Bildmotive anzusehen und eine Figur auszumalen, die aktuell zu ihnen passt und die sie gern sein möchten (Dreesen & Vogt, 2010). Insbesondere für jüngere und schüchterne Kinder sind die Bilder ein Weg, um Sorgen, Hoffnungen und therapeutische Ziele zu thematisieren. Situativ kann das Kind auch eine Figur, die zum aktuellen inneren Erleben passt, und eine zweite Figur, die sie gern sein möchte, benennen und ausmalen.

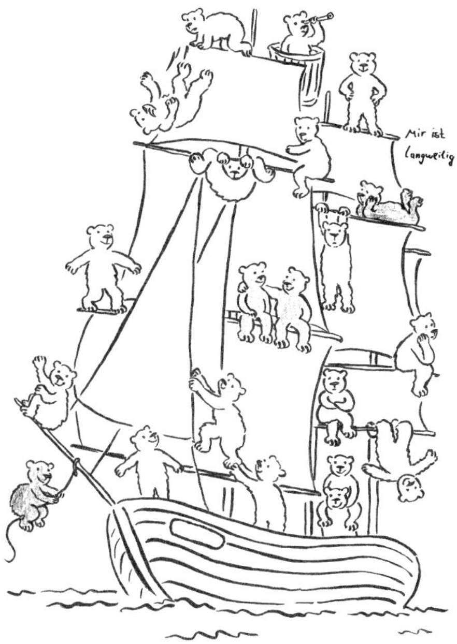

Fallbeispiele

Der 8-jährige Nils ist zusammen mit seiner Familie neu in die Stadt gezogen. Er hat wenig soziale Kontakte und ist bevorzugt zu Hause. Für sich selbst wählt er den liegenden, geruhsamen Bären. »Mir ist langweilig«, schreibt er dazu. Er wünscht sich, wieder mehr Freude am Leben zu haben und vor allem einen Freund zu finden. Wie ihm das gelingen kann, ist Thema in der therapeutischen Galerie seiner gewohnten Freundschaften und des Findens von neuen Freunden.

Der 9-jährige Marlon wird vorgestellt, weil er seit der Geburt seiner kleinen Schwester, die mit einem leichten Down-Syndrom besondere Aufmerksamkeit der Eltern fordert, zunehmend aggressiv ist. Er schlug seine Schwester und seine Mutter. Vor einem Jahr verließ der Vater die Familie. Die Mutter ist alleinerziehend und fühlt sich seitdem überfordert. Marlons aggressives Verhalten hat im letzten Jahr zugenommen. Auf Empfehlung der Lehrerin stellt sich die Mutter mit Marlon zu einem Erstgespräch vor.

Marlon möchte sich nicht am Gespräch beteiligen, weshalb die Mutter ausführlich über viele Ereignisse der Vergangenheit berichtet. Währenddessen beginnt Marlon zu malen. Der Therapeut gibt ihm daher ein Figurenbild und bittet ihn, Kinder auszumalen, die zu seiner Lebenssituation passen. Unaufgefordert malt er sich selbst aus und schreibt dazu: »Papa ist weg.«

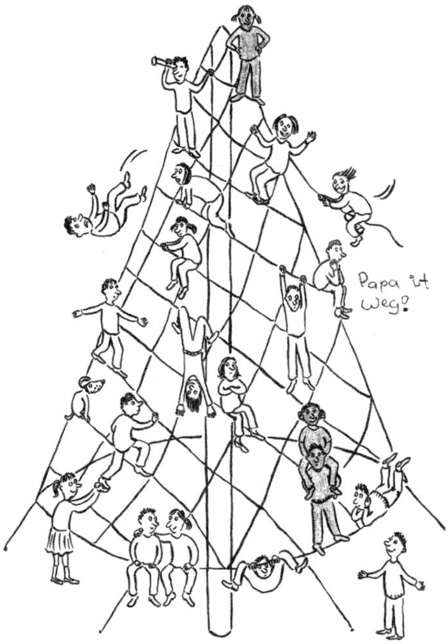

Marlon malt sich und eine Schwester, mit der er richtig spielen kann: »Das wäre schön!« Im folgenden Gespräch mit ihm und Mutter tritt die ganze Traurigkeit der beiden zutage: um die Schwester, die zwar oft lustig ist, aber mit der Marlon nie richtig spielen kann, und um den getrennt lebenden Vater.

Nach dieser ersten Bestandaufnahme geht es im folgenden Gespräch darum, wie sich die Mutter entlasten und Marlon mit der neuen Lebenssituation leben lernen kann.

Anhand der Figurenbilder können ausführliche zielführende Interviews mit Kindern und Jugendlichen geführt werden. Als Interviewleitfaden können folgende bewährte Fragen verwendet werden, die dem sprachlichen, kognitiven, emotionalen und sozialen Entwicklungsniveau der Kinder und Jugendlichen anzupassen sind:

Fragen zur Gegenwart

- Welche Figur passt im Moment am besten zu dir?
- Was zeichnet diese Figur gerade aus?
- Welcher Gedanke passt zu ihr?
- Welches Gefühl passt zu ihr?
- Welche Handlungen und Verhaltensweisen passen zu ihr?
- Welche Stärken passen zu ihr?
- Was ist im Moment unbefriedigend und was soll sich ändern?

Fragen zu eigenen Zielen

- Welche Position möchtest du gern einnehmen oder erreichen?
- Was zeichnet diese Figur besonders aus?
- Welcher Gedanke passt zu ihr?
- Welches Gefühl passt zu ihr?
- Welche Handlungen und Verhaltensweisen passen zu ihr?
- Welche Stärken passen zu ihr?

Fragen zum Prozess

- Wie wirst du dein Ziel zu erreichen? (Wie kann die Figur ihr Ziel erreichen?)
- Was müsste passieren?

- Was war schon ein klein wenig erfolgreich?
- Was müsste noch passieren?
- Was tust du bereits dafür?
- Was könntest du dazu beitragen?
- Wer kann dabei helfen?
- Wie kann Beratung oder Therapie dabei helfen?
- Welche nächsten Schritte wirst du tun?
- Woran merkst du, dass du weitergekommen bist?
- Woran merken andere das bei dir?

Fallbeispiel

Die 10-jährige Jana wählt den Hexenberg und malt zunächst sich selbst, wie sie entspannt dasitzt. Als der Therapeut fragt, was sie dann zur Therapie geführt hat, antwortet sie, dass sie eigentlich nicht so ist, sondern gern so wäre. Die andere Hexe links passt ihrer Ansicht nach viel besser zu ihr: Sie ist traurig, weil sie oft von Tom gehänselt wird und immer mehr am Rand der Klasse steht. Deshalb habe die Lehrerin sie auch zur Therapie geschickt.

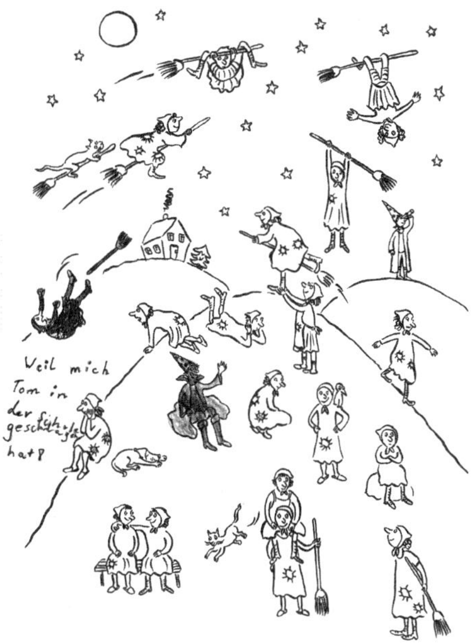

Bild: Mit den *Die Ich-Kann-HasenHühnerHunde* Zielbilder formulieren

Ein weiterer visueller Zugang zu den Hoffnungen und therapeutischen Zielen ist das Memospiel *Die Ich-Kann-HasenHühnerHunde* (Vogt & Vogt-Sitzler, 2004). Dabei handelt es sich um ein Ressourcen-Memospiel mit 52 Bildmotiven. Darauf zeigen Hasen, Hühner und Hunde spezifische Fähigkeiten und drücken Gefühle aus. Alle Bilder sind mit »Ich kann …« beschriftet.

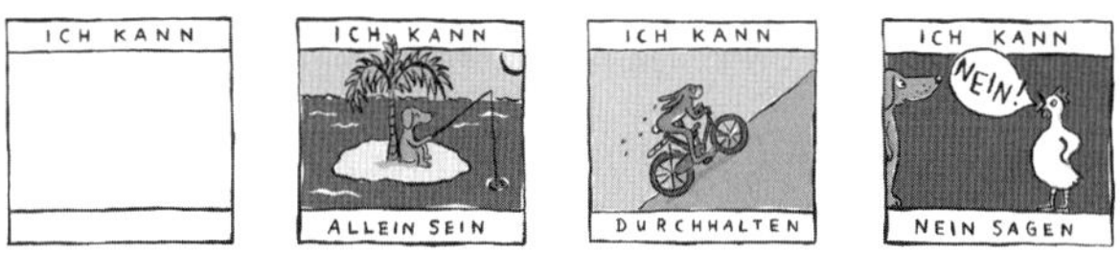

Das Betonen der Fähigkeiten ermöglicht es, therapeutische Ziele als Lernziele zu rahmen. Die Frage an das Kind und die Eltern, was das Kind während der Therapie lernen kann und soll, erleichtert es den jungen Klienten, therapeutische Hoffnungen analog zu ihrem schulischen Lernverhalten zu verstehen. Dadurch verstehen sie besser, was therapeutische Interventionen bewirken. Nämlich das Erhöhen ihrer Wahlmöglichkeiten und nicht das Verändern ihrer persönlichen Gewohnheiten und Vorlieben (und schon gar nicht das Aufgeben bisheriger Lösungsversuche).

Fallbeispiel

Die 9-jährige Jennifer wird zur Therapie vorgestellt, nachdem sie wegen eines Verkehrsunfalls auf dem Schulweg längere Zeit im Krankenhaus verbringen musste. Als ihre Knochen verheilt sind, ist sie im Straßenverkehr sehr verängstigt. Versuche der Eltern, ihr Kind wieder an den Stadtverkehr zu gewöhnen, scheitern immer wieder. Der Hausarzt empfiehlt der Familie psychotherapeutische Hilfe. Im Erstgespräch wird deutlich, dass Jennifer und ihre Eltern ausschließlich fokussierten, die Ängste verschwinden zu lassen. Die wohlgemeinten Formulierungen »Denk nicht an die Ängste!« und »Du brauchst keine Angst zu haben!« lösen Assoziationen zu den Ängsten aus und machen sie immer wieder lebendig.

Die Familie wünscht sich, dass Jennifer wieder so sein soll wie früher und keine Ängste mehr hat. Die Frage nach dem »Stattdessen«, nach erwünschtem Verhalten, war für alle schwierig zu beantworten. Der Therapeut entscheidet daher, Bilder aus dem *Ich-Kann-HasenHühnerHunde*-Memospiel vorzulegen. Er bittet zunächst Jennifer und anschließend die Eltern, sich jeweils drei Bildmotive herauszusuchen, die verdeutlichen, was Jennifer lernen sollte, um sich im Straßenverkehr wieder sicher zu fühlen. Jennifer wählt folgende Motive.

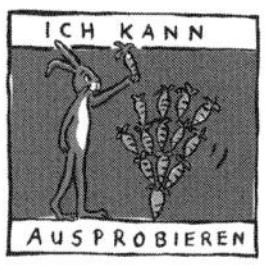
ICH KANN
AUSPROBIEREN
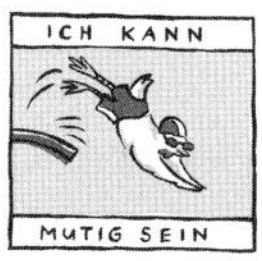
ICH KANN
MUTIG SEIN
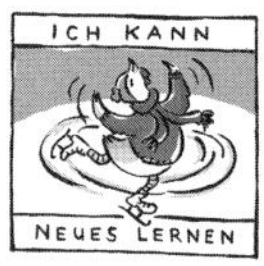
ICH KANN
NEUES LERNEN

Ihre Hoffnung in Bezug auf die Therapie besteht darin zu lernen, wieder Mut zu haben, etwas auszuprobieren.

Ihre Eltern ergänzen die Reihe um folgende Bildmotive.

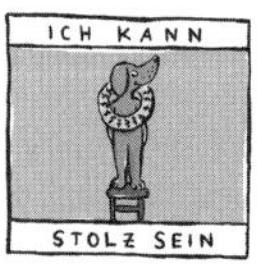
ICH KANN
STOLZ SEIN
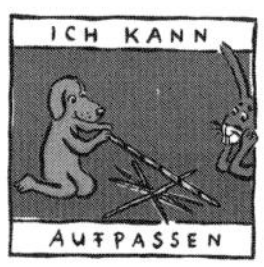
ICH KANN
AUFPASSEN
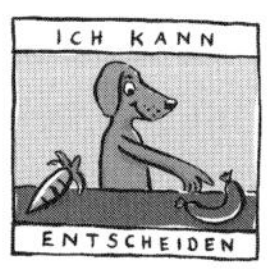
ICH KANN
ENTSCHEIDEN

Die Eltern möchten, dass Jennifer lernt, im Straßenverkehr aufzupassen und sich zu entscheiden, wann sie z. B. eine Straße überquert. Sie wünschen sich auch, dass

Jennifer wieder stolz auf sich sein kann, ihren Schulweg ohne elterliche Unterstützung gehen zu können.

Der Therapeut legt folgende Karte hinzu.

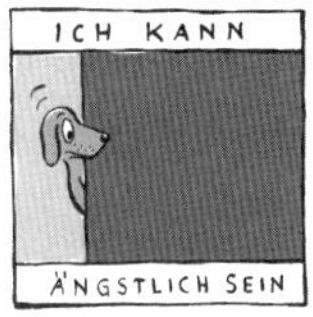

Durch die Worte »Ich kann …« wird eine semantische Bedeutungswahlmöglichkeit vorgeschlagen, die sowohl auf Selbstwirksamkeit abzielt als auch auf die Möglichkeit, dass es einem passieren kann, ängstlich zu werden. Einerseits kann es passieren, dass man ängstlich ist. Andererseits ist man sensibel und in der Lage, Ängstlichkeit überhaupt wahrzunehmen und sie anschließend zu bewältigen. Ängstlichkeit als eine Fähigkeit, sich vor Übermut zu schützen, hilft dabei, vorsichtig zu sein. Jennifer erhält damit die Erlaubnis, ihre Ängstlichkeit zu behalten.

In der therapeutischen Galerie wird der konstruktive Umgang mit den Ängsten betont, den Jennifer mithilfe der anderen Fähigkeiten lernen kann. Im weiteren Therapieverlauf beobachtet Jennifer Situationen, in denen sie ihre Ängstlichkeit als angemessen oder unangemessen empfindet. Ihre Mutter greift die Idee auf und führt ihrerseits ein Tagebuch über angemessenes und unangemessenes Verhalten.

Rahmen: Pre-Session Change

Nach der Prämisse »Wandel findet permanent statt – Stillstand ist eine Illusion« wird zu Beginn erforscht, wie sich die Therapiethemen der Klienten zwischen der ersten Kontaktaufnahme und dem ersten Therapiegespräch entwickelt haben.

Die Praxis zeigt, dass Klienten in dem Wissen, einen Ersttermin vereinbart zu haben, ihre Aufmerksamkeit wieder anderen Dingen zuwenden und die Schwierigkeiten zeitweise in den Hintergrund rücken. Talmon (1996) bezeichnet diesen Wandel vor Beginn des Erstinterviews als »Pre-Session Change«.

Um den Pre-Session Change erfassen zu können, könnte das Anmeldegespräch am Telefon folgendermaßen enden:

Therapeut: Erfahrungsgemäß entwickeln sich Kinder schnell und manchmal überraschend. Es kommt vor, dass Kinder spontane Entwicklungsfortschritte machen, mit denen niemand gerechnet hat. Damit ich mir im Erstgespräch ein umfassendes Bild von Ihrer Situation verschaffen kann, kann es hilfreich sein, wenn Sie Ihr Kind bzw. Ihre Lebenssituation bis zum ersten Termin etwas genauer beobachten. Ist das etwas, was Sie sich vorstellen und leisten können?

Mutter: Ja, selbstverständlich, was kann ich tun?

Therapeut: Mein Vorschlag lautet, dass Sie von nun an, bis zu unserem ersten Treffen, all die Dinge bei Ihrem Kind und in Ihrem Leben beobachten, von denen Sie sich wünschen, dass sie auch in Zukunft passieren. Das können auch Kleinigkeiten sein. Solange Sie denken, dass es schön wäre, wenn sie auch in Zukunft in Ihrem Leben vorkommen.

Auf diese Weise fokussieren die Klienten das Anwesende, das, was tatsächlich stattfindet. Dies kompensiert möglicherweise die bisherige Aufmerksamkeit darauf, was nicht stattfindet (z. B. zuverlässiges Verhalten) oder nicht mehr stattfinden soll (z. B. ängstliches Verhalten). Dieses Fokussieren in der Anfangsphase macht es im Erstgespräch leichter, therapeutische Hoffnungen und Ziele zu formulieren.

6.6 Galerie: Auf Wunder hoffen – Von der Wunderfrage zum Wunderszenario

Kinder leben in emotionaler, kognitiver und physiologisch-existenzieller Abhängigkeit von ihren Eltern oder anderen Bezugspersonen. Sie erleben sich also als ihren äußeren Lebensumständen ausgesetzt. Ebenso wenig, wie sie ihren Lebensmittelpunkt (Wohnort, Kindergarten, Schule) wählen können, haben sie einen Einfluss, wenn sie Geschwisterkinder bekommen, sich ihre Eltern trennen und neue Partnerschaften eingehen. Sie sind zur Passivität gezwungen und müssen sich an veränderte Lebensbedingungen anpassen. Eltern hoffen in kritischen Lebenssituationen, dass sich ihre Kinder durch neues Verhalten einseitig darauf einstellen, damit es ihnen besser geht und die Eltern sich weniger Sorgen machen müssen. Demgegenüber erleben die Kinder, dass sie allein durch ihr eigenes Verhalten das Leben nicht ausreichend beeinflussen können.

Fühlen sich auch die Eltern den äußeren Lebensbedingungen gegenüber ausgeliefert und leben ihren Kindern eine semantische Bedeutungswahl vor, die von Zweifel und Resignation geprägt ist, verfestigen sich eingeschränkte semantische Bedeutungswahlmöglichkeiten wie »Da kann man eben nichts machen«, »*Es* ist einfach so gekommen« oder »Die negativen Gedanken kommen einfach so über mich«, »*Es* ist einfach passiert«. Das Kind erlebt dann eher, Opfer seiner Lebensumstände zu sein, und nicht, das eigene Leben aktiv gestalten zu können.

Therapeut: Du sagtest gerade, dass es dir letzte Woche besser ging und du an einem Tag in der Schule warst. Wie kam es dazu? Was war passiert oder wie hast du das geschafft?

Tom: Das weiß ich nicht, ich hab nichts Besonderes gemacht.

Therapeut: Aber du hast irgendetwas getan, das kommt nicht von selbst.

Tom: Ich weiß nicht. Ich hab nichts gemacht.

Therapeut: Was kannst du denn tun, damit du es noch mal schaffst?

Tom: Keine Ahnung. Ich weiß nicht. Ich habe doch gesagt, dass ich nichts tun kann. Ich kann doch nichts dafür, dass ich einfach nicht aus dem Bett komme.

Das Fokussieren der eigenen Aktivität als Ursache dafür, dass der Klient etwas geschafft hat bzw. »*es*« besser wird, überfordert viele junge Klienten. Die eingeschränkte Lebenserfahrung zeigt sich in ihren suchenden und besuchenden Beziehungen. Sie wissen nichts über ihre Selbstwirksamkeit, sondern treffen z. B. bei Enuresis, Zwangsgedanken und -handlungen, Ängsten, Wutattacken usw. eher eine Bedeutungswahl wie »*Es*/der Umstand/das Symptom passiert mir« oder »Ich bin ein Opfer der Umstände«.

Dem kann der Therapeut mit einer besonderen Frage respektvoll begegnen: der Wunderfrage. Sie dockt in ihrer Semantik an die subjektive Erkenntnistheorie der Klienten an: »Stell dir vor, *es* geschieht ein Wunder in deinem Leben …«

Die Wunderfrage ist das Herzstück lösungsfokussierter Therapiepraxis (Miller & Berg, 1997). Mit ihr werden Hoffnungen und Wünsche in die Zukunft projiziert. Dabei werden die Klienten nicht vorschnell damit konfrontiert zu prüfen, ob sie überhaupt machbar sind, bzw. dass sie selbst etwas tun müssen, damit die Situation besser wird.

Die Komplexität der interventiven Wunderfrage verlangt präzise Formulierungen, die an den jeweiligen kognitiven und sprachlichen Stil der jungen Klienten angepasst sind. Die visionäre Kraft der Wunderfrage entfaltet sich durch deren Fähigkeit zu naivem und magischem Denken. Kinder glauben anders an Wunder und wundern sich anders.

Die Wunderfrage ist »mehr als ein Wunder« (de Shazer & Dolan, 2008). Genau genommen handelt es um ein mehrstufiges Wunderszenario: Die eigentliche »Wunderfrage« projiziert Hoffnungen in die Zukunft. Abgesehen von der inhaltlichen Frage wirkt die Wunderfrage darüber hinaus durch ihre Intonation, gezielte Sprechpausen sowie begleitende Gestik und Mimik. Das Ankündigen der »etwas merkwürdigen Frage« fesselt die Aufmerksamkeit und entzieht der kritischen Entgegnung, dass es keine Wunder gibt, die Grundlage. Die Effektivität der Wunderfrage beruht auf ihrer improvisierten Inszenierung.

Im Rahmen des »Wunderszenarios« werden elf Phasen durchlaufen:

1. Phase. »Ich habe eine merkwürdige, vielleicht etwas ungewöhnliche Frage. Eine Frage, die etwas Vorstellungskraft erfordert.

[*Pause. Fortfahren, wenn das Kind erhöhte Aufmerksamkeit zeigt.*]

Stell dir vor …

[*Pause. Neugier wird geweckt: Welche merkwürdige Frage wird das sein?*]

… nachdem wir hier fertig sind, gehst du irgendwann nach Hause, schaust vielleicht noch fern und tust, was du gewöhnlich tust. Schließlich gehst du zu Bett und schläfst irgendwann auf deine Art und Weise ein.

[*Pause. Normale und alltäglich Dinge werden betont und mit der Idee des Merkwürdigen verknüpft.*]

Und während du dann schläfst, geschieht ein Wunder.

[*Pause. Der Kontext des Wunders ist das normale Alltagsleben.*]

Und die Themen, wegen denen du hier bist, sind aufgelöst. Einfach so.

[*Pause. Der Fokus wird auf ein spezielles Wunder gerichtet, das damit zusammenhängt, dass das Kind in Therapie ist.*]

Dies geschieht, während du schläfst, sodass du nicht wissen kannst, dass *es* passiert ist.

[*Pause. Dadurch lässt sich ein Wunderszenario aufstellen, ohne unmittelbar in einen Denkprozess zu geraten, der möglicherweise die bisherige »Problemkonstruktion« begünstigt, und ohne sich die notwendigen Schritte überlegen zu müssen. »Es« passiert einfach im Schlaf.*]

Wenn du morgen früh aufwachst, woran wirst du merken, dass das Wunder/*es* geschehen ist?«

[*Warten. Schweigen weist möglicherweise auf innere Suchprozesse hin. Das eigene Schweigen und damit das Warten sollte fortgesetzt werden, um Gelegenheit zu geben, eine »angemessene« Antwort zu finden.*]

In seinen Antworten bringt der Klient eine semantische Bedeutungswahl zum Ausdruck, die sich in zwei Richtungen bewegen kann. Zum einen kann das »Hin-zu-etwas« betont werden. Dabei werden wahrnehmbare Hoffnungsbilder entworfen, z. B. »Dann geht Sabrina endlich wieder zur Schule«, »Nach dem Wunder frühstücken wir wieder einmal alle zusammen« oder »Nach dem Wunder darf ich bei meinem Freund übernachten«.

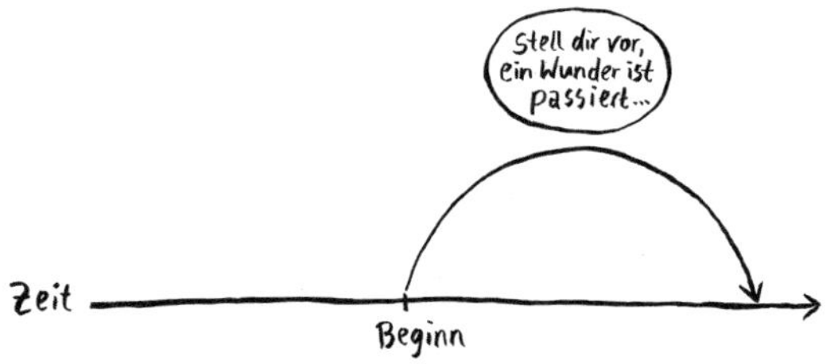

Zum anderen kann das »Weg-von-etwas«, also die Abwesenheit von erlebten Schwierigkeiten fokussiert werden, z. B. »Nach dem Wunder würde er nachts nicht mehr ins Bett machen«, »Nach dem Wunder wäre das selbstverletzende Verhalten verschwunden« oder »Dann wäre die Angst weg!«.

Bei einem ausgeprägten »*Es* passiert mir …«-Paradigma bestehen die Antworten der Klienten häufig in einer Negierung der Schwierigkeiten.

2. Phase. Nach den Kriterien wohlgeformter Formulierungen soll mit der Folgefrage »Was stattdessen?« das erwünschte Verhalten herausgefunden werden, z. B. »Nach dem Wunder würde er morgens im Bett aufwachen und das Bett wäre trocken«, »Nach dem Wunder hätte sie gelernt, rechtzeitig zu bemerken, etwas anderes zu tun« oder »Dann wäre sie mutig«.

3. Phase. Die »Was noch?«-Frage weitet das Bild des Wunders aus, um möglichst viele einzelne Bilder zu erhalten. Je mehr Details und Kriterien eines Wunders besprochen werden, umso schärfer ist der Fokus und umso größer wird die Wahrscheinlichkeit, einzelne Kleinigkeiten in der nahen Zukunft wahrzunehmen. So entstehen aus einzelnen Puzzleteilen vollständige Bilder.

Mutter:	Dann wäre sie mutig.
Therapeut:	Was noch?
Mutter:	Dann würde sie um Hilfe bitten, wenn sie uns braucht.
Therapeut:	Was noch?
Mutter:	Dann würde sie allein mit dem Bus in die Stadt fahren.

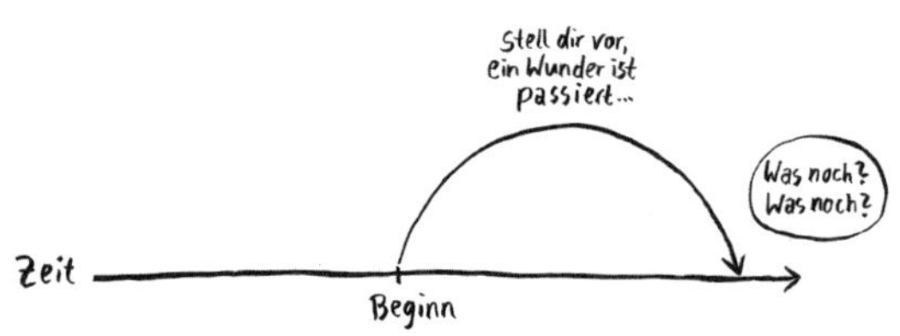

Wunderbilder werden für die Klienten sinnvoll, wenn auch die Sinne (Sehen, Hören, Fühlen, Schmecken und Riechen) gezielt angesprochen werden. So kann der Therapeut fragen: »Was siehst du nach dem Wunder deine Eltern tun?«, »Wie hört sich seine

Stimme an, wenn Sie ihn morgens wecken?« oder »Wie fühlst du dich, wenn dein Vater dir erlaubt, am Wochenende bei deinem Freund zu übernachten?«

4. Phase. Im vierten Bild erfolgt ein Wechsel der Wahrnehmungsperspektive. Dadurch werden die ersten Wunderbilder auf Interaktionen ausgeweitet und eventuelle Bezugspersonen berücksichtigt. Der anfängliche Fokus auf die erweiterten Wahlmöglichkeiten innerhalb des kindlichen Verhaltens verlagert sich nun also auf andere Personen. Dies kann eingeleitet werden durch Fragen wie »Ohne dass du jemandem etwas davon erzählst, woran werden andere merken, dass das Wunder passiert ist?«, »Woran merkst du, dass andere etwas bei dir bemerken?« oder »Was machen andere in deiner Familie dann möglicherweise auch anders?«

5. Phase. Mit der »Woran (merkst du / merken Sie es) noch«-Frage werden dem Wunderbild weitere Details hinzugefügt.

Therapeut:	Wie würden andere bemerken, dass Ihre Tochter mutig ist?
Mutter:	Sie würde lachen. Die würden das daran sehen, dass sie aufrecht läuft, wenn sie das Haus verlässt.
Therapeut:	Was wäre dann noch anders?
Mutter:	Ihr Bruder würde sie weniger hänseln und mein Mann wäre wieder stolz auf seine Tochter, so wie er das früher war.

Das Fragen nach den beobachtbaren Auswirkungen des Wunders auf das Bezugssystem des Klienten führt eine interaktionale Perspektive ein, die über den Klienten hinausgeht. Sie betont andere Personen als möglicherweise aktiv Beteiligte und entlässt junge Klienten aus einer alleinigen Verantwortung.

6. Phase. Um die Zukunftsprojektionen des Wunders mit Referenzerfahrungen aus der Vergangenheit zu verknüpfen, kann der Therapeut folgende Frage stellen: »Wann war das letzte Mal, an das du dich erinnern kannst, dass die Dinge ein bisschen so ähnlich waren wie am Tag nach dem Wunder?«

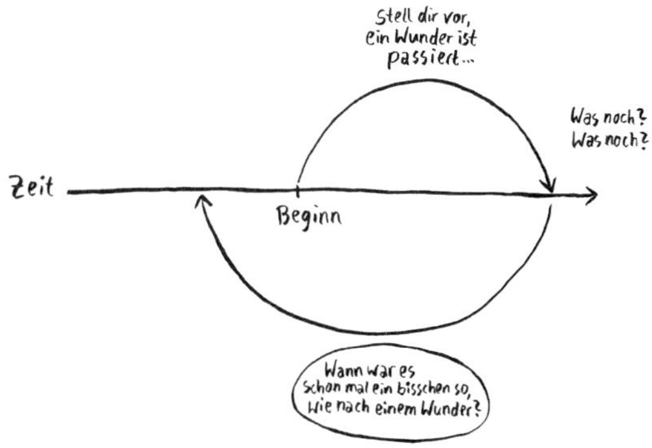

Sehnsuchtsvolle Erinnerungen an die Vergangenheit werden mit der erhofften Zukunft in der Gegenwart verknüpft und rücken somit näher an die Gegenwart des Klienten, als er vielleicht zunächst vermutet hat. Das Wunderbild scheint realisierbarer.

Therapeut:	Wann war Ihr Mann zum letzten Mal etwas stolz auf Ihre Tochter?
Mutter:	Das ist schon lange her. Vor einem halben Jahr hat er ihr einmal gesagt, dass sie eine schöne Handschrift hat. Da war sie ganz überrascht und hat sich ganz still gefreut. Das konnte man ihr richtig ansehen.

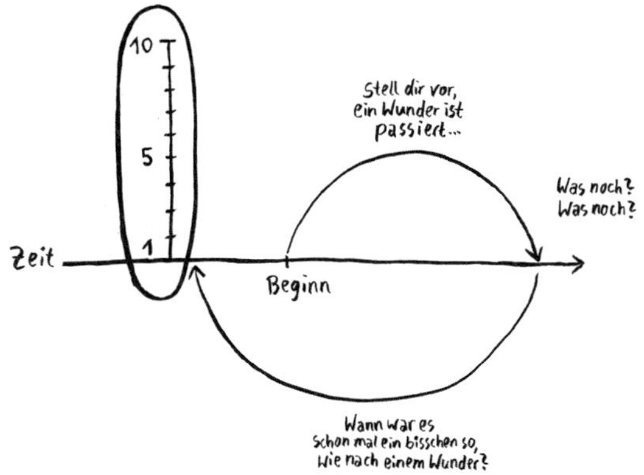

7. Phase. Um herauszufinden, wo sich das Kind in Bezug auf sein Wunderbild gerade befindet, bietet sich folgende Frage an: »Wo befindest du dich jetzt auf einer Skala von 1 bis 10, wobei 10 dafür steht, dass die Dinge sind wie nach dem Wunder, und 1 dafür steht, dass die Dinge so sind, wie sie waren, als du deinen ersten Termin hier hattest?« Dadurch lässt sich auch herausfinden, was das Kind möglicherweise schon tut und erlebt und für den weiteren Prozess genutzt werden kann.

8. Phase. Um erneut einen Perspektivwechsel herbeizuführen, kann der Therapeut fragen: »Was würden andere sagen? Auf welcher Stufe der Skala stehst du heute? Was glaubst du?« Dadurch werden die Ausführungen auf andere Bezugspersonen ausgeweitet und ein Abgleich zwischen Selbst- und Fremdwahrnehmung ermöglicht.

9. Phase. Es ist wichtig, Unterschiede zum aktuellen Erleben und zu bisherigen Erfahrungen zu präzisieren: »Was würdest du sagen? Auf welcher Stufe der Skala warst du in der Situation, die sich ein bisschen so anfühlte, als ob das Wunder geschehen ist?« Dadurch wird das nachfolgende Bild der nahen Zukunft vorbereitet.

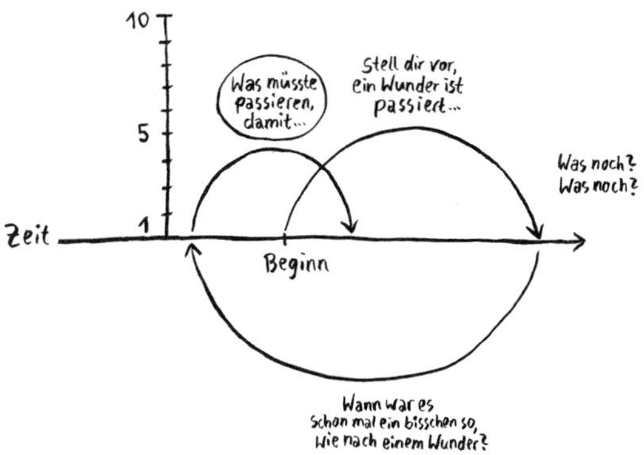

10. Phase. Um Vergangenheit, Gegenwart und nahe Zukunft zu verknüpfen, kann der Therapeut fragen: »Was müsste passieren, damit in der nahen Zukunft Teile des Wunders geschehen können?« Der Wortlaut »Was müsste passieren?« orientiert sich an der bisherigen Bedeutungswahl des Klienten: »*Es* passiert.«

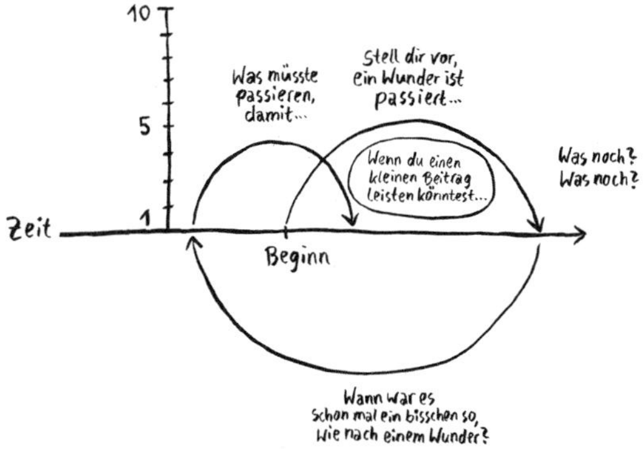

11. Phase. Im letzten Bild wird möglicherweise selbstwirksames Verhalten erforscht und eingeführt. Mit der Frage »Wenn du einen Beitrag dazu leisten könntest, dass etwas davon geschieht, wie könnte dein Beitrag dazu aussehen?« erkundigt sich der Therapeut vorsichtig nach einem kleinen Anteil, sodass der größere Anteil am »Wunder« weiterhin mit anderen assoziiert werden kann.

Die direkte Frage »Was kannst du tun, damit das passiert?« sollte zunächst vermieden werden, da sie dem Klienten unterstellt, er könne nun eigenständig Dinge beeinflussen, während er sein Thema als etwas erlebt, dass ihm geschieht. Auf diesen feinen semantischen Unterschied reagieren Jugendliche besonders sensibel.

1. Bild: Ein Wunder im Leben von Raphael

Zum Erstgespräch erscheint eine Mutter mit ihrem 11-jährigen Sohn Raphael, welcher in die 4. Klasse geht. Nachdem ein Kinderarzt vor einigen Monaten ADHS diagnostizierte, nimmt Raphael Methylphenidat ein. Aktueller Anlass für den Therapiebesuch sind die Sorgen der Lehrerin und der Eltern, da Raphael sich immer weniger am Unterricht beteiligt und zunehmend zurückzieht. Um nicht als Klassenstreber zu gelten, soll er, obwohl er einer der leistungsstärksten Schüler ist, mit Absicht schlechte Noten geschrieben haben. Außerdem soll er sich mehr und mehr gereizt, von schulischen Anforderungen genervt und von den elterlichen Sorgen gegängelt fühlen. Häusliche Wutanfälle stehen auf der Tagesordnung, sowohl seinen Eltern als auch den beiden jüngeren Geschwistern gegenüber. Die Mutter klagt, dass sie und ihr Mann nicht mehr wissen, was sie richtig oder falsch machen.

Der Versuch, gemeinsam mit der Mutter und Raphael die Hoffnungen für eine mögliche Therapie zu vereinbaren, mündet in gegenseitigen Vorwürfen.

Therapeut: Was sind die Hoffnungen, die Sie mit einer Therapie verbinden?

Mutter: Raphael soll sich zu Hause an die häuslichen Regeln halten. Vor allem soll er rechtzeitig zu Bett gehen und schlafen.

Raphael: Das mach ich doch. Ich weiß gar nicht, was du hast. Ich wünsche mir, wieder länger Computer spielen zu dürfen, so wie früher.

Mutter: Das kommt nicht infrage, solange du in der Schule nicht wieder besser geworden bist.

Raphael: Wie soll ich besser werden, wenn ich mich nicht im Internet informieren kann und stattdessen immer einkaufen gehen soll?

Um das gegenseitige Anklagen aufzulösen, beschließt der Therapeut, mithilfe der Wunderfrage etwas über die Hoffnungen für die Zukunft zu erfahren.

Therapeut: Ich hab da mal eine etwas eigenartige Frage. Eine Frage, die vielleicht zunächst etwas komisch klingt. Eine Frage, die etwas Vorstellungskraft erfordert. Die würde ich gern einmal stellen. Darf ich das?

Wichtig ist, vorab die Zustimmung der Klienten zu »komischen« Fragen einzuholen, denn dann haben sie entschieden, sich darauf einzulassen.

Therapeut: Stellt euch beide vor, ihr geht nachher nach Hause, macht die Dinge, die ihr gewöhnlich am Nachmittag und Abend macht. Irgendwann geht ihr zu Bett und schlaft schließlich ein. Und während ihr nachts schlaft, geschieht in eurem Leben ein Wunder. All die Themen, die euch hergeführt haben, sind wie durch ein Wunder über Nacht gelöst. Woran merkt ihr am nächsten Tag (und in den folgenden Tagen), dass in eurem Leben ein Wunder geschehen ist? Was sind erste Anzeichen dafür? Was ist dann anders in eurem Leben?

Wie verwandelt antworten beide mit konkreten Vorstellungen:

Raphael: Ich müsste nicht so oft den Tisch abräumen und mein Zimmer saubermachen.

Therapeut: Was noch?

Raphael: Ich darf abends länger aufbleiben und lesen.

Therapeut: Was noch?

Raphael: Wir würden uns weniger streiten, meine Schwester würde mich in Ruhe lassen und ich sie hoffentlich auch.

Therapeut: Was noch?

Raphael: Ist das noch nicht genug? Ach ja, ich würde in der Schule meinen Arm heben und mich melden und nicht einfach so im Unterricht dazwischenreden.

Therapeut: Und gibt es noch etwas, woran du es merken würdest?

Raphael: Ich find, das ist schon viel.

Mutter: [*strahlt*] Ja, das wäre wirklich viel.

Therapeut: Also ein richtiges Wunder! Was wären für Sie erste Anzeichen, dass ein Wunder geschehen ist?

Mutter: Es würde morgens vor der Schule weniger Streit unter den Kindern geben. Und nachmittags würden wir uns weniger über die Hausaufgaben streiten.

Therapeut: Was noch?

Mutter: Es würden weniger Beschwerden aus der Schule kommen.

Therapeut: Was noch?

Mutter: Raphael würde sein Zimmer besser in Ordnung halten.

Therapeut: Was noch?

Mutter: Wir würden wieder mehr Spiele miteinander spielen. Das geht im Moment nicht, da Raphael sehr schnell aufbraust und ein Spiel abbricht, wenn es nicht nach seinen Vorstellungen läuft.

Therapeut: Mehr miteinander spielen, ja. Was noch?

Mutter: Alles wäre entspannter im Umgang miteinander. Raphael würde mehr lächeln und er wäre wieder besser in der Schule.

Therapeut: Was noch?

Mutter: Mmh … Raphael würde weniger Wutanfälle haben.

Raphael: Wutanfälle, die auch mein Vater kriegt.

2. Bild: Das Wunder ausweiten

In dieser Sequenz soll das imaginierte Wunder auf die gesamte Familie ausgeweitet werden, damit nicht das Verhalten von Raphael allein als Indikator für einen Wandel im Mittelpunkt steht.

Therapeut: Das bringt mich zu einer weiteren Frage: Würde dein Vater nach dem Wunder ebenfalls weniger Wutanfälle bekommen?

Raphael: Ja!

Therapeut: Woran würde man bei den anderen Familienmitgliedern denn noch merken, dass ein Wunder geschehen ist?

Raphael: Meine Schwester wäre nicht immer so rechthaberisch und mein Vater würde uns weniger anschreien.

Therapeut: Was würde er stattdessen tun?

Raphael: Er würde es uns ruhig sagen, wenn er was von uns will oder wenn ich etwas anders machen soll.

Therapeut: Was noch?

Raphael: Meine Mutter würde mich nicht mehr so laut anschimpfen.

Mutter: Ja, das hoffe ich. Ich weiß, das mag ich nicht an mir, das finde ich auch ganz bekloppt.

Die Einstellung der Mutter beginnt sich zu wandeln. Anstatt die Klage des Sohns zu retournieren, stimmt sie zu und reflektiert sich selbst.

Therapeut: Was noch?

Mutter: Wir würden uns alle seltener streiten.

Therapeut: Was würden Sie stattdessen machen?

Mutter: Wir würden mehr spielen und mehr Spaß miteinander haben.

Therapeut: Ihr würdet euch weniger streiten und anschreien. Da bekomme ich den Eindruck, dass es nach einem Wunder irgendwie leiser wäre bei euch in der Familie. Ist da was dran, dass Sie von der Lautstärke in der Familie darauf schließen können, ob ein Wunder geschehen ist?

Mutter: Ja, das hat aber nicht nur etwas mit der Lautstärke zu tun, sondern mit der gesamten Familienatmosphäre. Wir wären alle etwas ausgeglichener und würden den Alltag ruhig erleben.

Raphael: Wie eine echte Familie!

Therapeut: Was gehört denn noch zu einer echten Familie?

Raphael: Dass wir auch mehr mit dem Computer spielen dürfen.

Therapeut: Okay, das führt mich zu einer weiteren Frage.

3. Bild: »Ein bisschen so wie ein Wunder«

Alles, was die Klienten auf die Wunderfrage antworten, wird retrospektiv analysiert, indem danach gefragt wird, wann es in jüngster Zeit ähnlich wie nach einem Wunder war. Damit soll nach erlebten Ausnahmen gesucht werden. Allerdings nicht in Form einer Abwesenheit des Problems, sondern in Form einer Anwesenheit von Momenten, in denen die Dinge irgendwie besser waren. So erfahren Klienten, dass sie bereits in Situationen waren, die denen ähneln, die sie nun anstreben.

Therapeut: Ihr habt nun viele Dinge beschrieben, an denen ihr erkennt, dass in eurem Leben ein Wunder geschehen ist. Weniger Streitigkeiten, mehr Entspannung, ruhiges Erledigen der Hausaufgaben, mehr gemeinsame Spiele, längeres Aufbleiben und Computerspielen, weniger Wutanfälle, ruhiges Miteinandersprechen usw. Wann gab es in der jüngeren Vergangenheit etwas davon bei euch?

Raphael:	Ich weiß es, ich weiß es. Darf ich es sagen? Vor einer Woche, als ich mir in den Finger geschnitten habe. [*Er zeigt seinen linken Zeigefinger, an dem ein Pflaster klebt.*]
Therapeut:	Wow, was ist da denn passiert?
Raphael:	Ich hatte mir beim Abendessen in den Finger geschnitten und es hat so stark geblutet, dass wir ins Krankenhaus gefahren sind und die Wunde genäht wurde.
Therapeut:	Aha. Und was war an dem Tag so ähnlich, wie du dir das nach dem Wunder wünscht? Das verstehe ich noch nicht.
Raphael:	Naja, da haben sich meine Eltern mehr um mich gekümmert. Sie haben mir einen Verband gemacht, mein Vater war mit mir im Krankenhaus und auf dem Rückweg haben wir noch Hamburger und Pommes frites aus dem Drive-in geholt. Das war echt super.
Mutter:	Ja, so einfach können wohl Wunder sein. Hamburger und Pommes frites!
Therapeut:	Du sagtest gerade, dass sich deine Eltern um dich gekümmert haben. Was haben sie denn anders gemacht als sonst?
Raphael:	Die waren ruhig und nett. Haben nicht geschimpft, weil mir das passiert ist, sondern haben mir gut geholfen. Das war schön!
Mutter:	Das ist doch selbstverständlich, dass wir uns um dich gekümmert haben. Das ist doch normal.
Therapeut:	Dann war das für Raphael wohl etwas, was er mit ›Dann sind wir eine normale Familie‹ gemeint hat. Da hat jeder von euch beiden sicherlich unterschiedliche Erinnerungen. Wann war es für Sie denn schon einmal so ähnlich wie nach dem Wunder?
Mutter:	Ja, mmh, letzten Sonntag gab es eine kurze Zeit, wo wir alle miteinander *Mensch ärgere dich nicht* gespielt haben. Kurz vor dem Abendessen. Da haben wir zusammen gelacht und waren richtig ausgeglichen. Beim Abendessen war es dann leider gleich wieder laut, weil sich die Kinder gestritten haben und mein Mann auch laut wurde. Aber davor war es eigentlich ganz schön.

Der Therapeut lässt sich konkret beschreiben, woran Raphaels Mutter das an den einzelnen Familienmitgliedern wahrnehmen konnte. Anschließend lässt er sowohl Raphael als auch seine Mutter einschätzen, auf welcher Stufe der »Wunderskala« sie stehen.

Therapeut:	[*zeigt beiden die Skala*] Stellt euch zum Schluss eine Wunderskala vor. 10 meint den Tag nach dem Wunder und alles, was ihr damit verbunden habt. 1 meint das Gegenteil vom Wunder, vielleicht, als ihr ganz verzweifelt wegen all der Themen wart. Raphael, was glaubst du? Wie schätzt deine Mutter eure Situation ein? Wie weit seid ihr heute bereits?
Raphael:	Wo meine Mutter glaubt oder wo ich glaube, dass wir sind?
Therapeut:	Deine Mutter. Wie schätzt sie euch ein?
Raphael:	Äh, vielleicht bei 5 oder 6. Nee, eher bei 5, glaub ich.
Therapeut:	Und Sie? Was denkt Ihr Sohn darüber, wie weit Sie zusammen sind?
Mutter:	Wir zusammen? Oder er allein?
Therapeut:	Eher Sie zusammen. Wir haben heute mehr über Sie als Familie gesprochen.

Mutter: Also, Raphael … Er glaubt, wir sind bei 8. Er sieht das ja alles nicht so wie wir.

Therapeut: Okay, danke. Raphael, und was sagst du selbst, wo ihr seid?

Raphael: Bei 8, ja, das stimmt.

Therapeut: Und Sie?

Mutter: Ja, 5, da hat Raphael wohl recht. Ziemlich in der Mitte. Wir haben schon einiges erreicht. Es ist aber auch noch vieles offen.

Therapeut: Da kennt ihr euch aber sehr gut und könnt gut einschätzen, wie der jeweils andere die Dinge bewertet.

4. Bild: Die Sitzung beenden

Zum Abschluss erfragt der Therapeut, ob die Klienten wiederkommen möchten. Zudem erfasst er mithilfe der Skalierungsfrage ihre Bereitschaft, einen Vorschlag im Sinne eines Experiments oder einer Hausaufgabe anzunehmen.

Therapeut: Stellen wir uns eine andere Skala vor. 10 heißt, ich bin bereit, alles auszuprobieren, was der Therapeut vorschlägt, damit die Dinge besser werden und sich unsere Hoffnungen erfüllen. 1 bedeutet das Gegenteil. Raphael, wo bist du heute auf dieser Skala?

Raphael: Bei 5.

Mutter: Bei 8 oder 9.

Nun unterbricht der Therapeut die Sitzung und zieht sich zurück, um das vorangegangene Gespräch zu reflektieren und einen Abschlusskommentar zu formulieren. Anschließend kehrt er zurück und kommentiert das bisherige Gespräch. Er würdigt den Beitrag von Raphael und seiner Mutter. Der Therapeut zeigt sich beeindruckt davon, wie es Raphael gelungen ist, sich während des Gesprächs konzentriert zu beteiligen, wie offen beide gesprochen haben, wie konkret sie ihre Hoffnungen und Ziele benennen konnten, was sie bereits unternommen haben und wie hoch ihre Bereitschaft ist, die Situation durch eigenes Handeln weiter zu verbessern. Anschließend empfiehlt er mögliche nächste Schritte.

6.7 Galerie: Ausnahmen fokussieren

In Ängsten findet manches statt, was sonst nicht stattgefunden hat.
Wilhelm Busch

Bei Ausnahmen von Problemsituationen findet statt, was sonst vor lauter Schwierigkeiten nicht möglich ist. Ausnahmen gibt es im Übrigen ständig, denn keine problematische Situation bleibt konstant. Zudem erleben sie die Klienten in unterschiedlicher Intensität. Fragen nach Ausnahmen identifizieren Momente in der Vergangenheit, in denen beklagte Schwierigkeiten oder unerwünschtes Verhalten weniger intensiv erlebt wurden.

Ausnahme-Fragen können dazu führen, dass die Klienten das Leben anders wahrnehmen. Anstelle von Leiden werden Situationen voller Lebensfreude und Lebensmut erinnert, aus denen die Klienten Kraft und Hoffnung schöpfen. Ausnahmen werden häufig als zufällig, durch äußere Umstände bedingt und nicht als direkt beeinflussbar erlebt.

Therapeut:	Wann war die Situation schon einmal weniger schlimm?
Mutter:	In den Ferien geht es manchmal. Naja, und damals, als meine Mann noch da war. Da hatte Jaqueline Angst und Respekt vor ihm und hat mich nicht so laut angeschrien, wie sie das mittlerweile macht. Naja, aber dafür haben die beiden sich gestritten.
Therapeut:	Ist das heute ähnlich wie damals mit Ihrem Mann? Oder streitet sie jetzt mit Ihnen anders.
Mutter:	Nee, das war damals nicht so schlimm. Naja, heute krieg ich eben alles ab.

In der Galerie der Ausnahme-Fragen sind viele Fragen denkbar, die vier verschiedenen Rahmen zugeordnet werden können.

Rahmen: Fragen zum Identifizieren von Ausnahmen

- Was ist anders, wenn das Problem nicht auftritt?
- Erzähl mir von diesem letzten Mal, als dies geschah? Was war passiert?
- Wann tritt das Problem / beklagte Verhalten nicht auf?
- Wann ist die Situation etwas besser?
- Ist es manchmal irgendwie anders und das Problem tritt weniger oder überhaupt nicht auf?

Rahmen: Fragen zum Ausweiten von Ausnahmen

- Was machst du anders, wenn dies (die Ausnahme) geschieht?
- Was noch?
- Wie genau unterscheiden sich die Dinge dann?
- Wie noch?
- Woran können andere bei dir bemerken, wenn das Problem weniger da ist?
- Woran können sie das bei dir sehen oder hören?
- Was machen andere Beteiligte (Geschwister, Eltern, Lehrer) in solchen Situationen anders?
- Was müsste passieren, damit dies öfter passiert?

Rahmen: Fragen zum Prüfen, ob Ausnahmen bewusst hervorgerufen werden können

- Was können andere Beteiligte (Geschwister, Eltern, Lehrer) dazu beitragen, dass diese Ausnahmesituationen häufiger passieren?
- Woran merkst du, wenn das passiert?

- Wer genau könnte wie genau dazu beitragen?
- Angenommen, du könntest selbst einen Betrag dazu leisten. Wie könntest du dazu beitragen, dass die Probleme seltener und die Ausnahmen häufiger auftreten?

Rahmen: Fragen zum Verknüpfen von Ausnahmen mit den Therapiezielen

- Wünschst du dir, dass diese Ausnahmen in der Zukunft häufiger geschehen?
- Wer wünscht sich das noch?
- Wenn diese Ausnahmen häufiger geschehen, bringt dich das dann näher an deine Zielvorstellung davon, wie sich die Dinge in deinem Leben entwickeln sollen?

Interviews zu erlebten Ausnahmen lassen sich sehr gut mit den Bildmotiven *Familie Erdmann* oder Figurenbildern unterstützen. Eine Aufgabenstellung könnte dann lauten: »Such eine Figur, die gut dazu passt, wie es war, als die Schwierigkeiten weniger waren!« Das Kind könnte auch eine Figur für sein gegenwärtiges Erleben und eine zweite Figur für Situationen, die anders, weniger schlimm oder besser waren, wählen. Beide Figuren könnten dann mithilfe der Ausnahme-Fragen zum Leben erweckt und therapeutisch genutzt werden.

Fallbeispiel

Der 10-jährige Felix lebt zusammen mit seiner Mutter. Sein 18-jähriger Bruder ist vor einem Jahr ausgezogen. Felix' Mutter nimmt regelmäßig psychiatrische Hilfe in Anspruch, um ihren Lebensalltag realisieren zu können. Felix ist häufig auf sich allein gestellt und versucht, seine Mutter bestmöglich zu unterstützen. Da er sich um seine Mutter kümmert, Einkäufe erledigt usw., fehlt er zuweilen in der Schule. Eine Familienhilfe kümmert sich um die allgemeine Lebenssituation und empfiehlt, Hilfe für Felix zu suchen, die ihm einen regelmäßigen Schulbesuch ermöglicht. Zum Erstgespräch kommt Felix mit der Familienhelferin, möchte jedoch allein mit dem Therapeuten sprechen.

Im Therapieraum zeigt er sich überraschend schüchtern. Er weiß nicht recht, was er sagen soll, und schaut aus dem Fenster. Als ihm der Therapeut Figurenbilder (Dreesen & Vogt, 2010) zeigt, wählt er den Fußballplatz. Vorsichtig schlägt der Therapeut vor, Buntstifte zu nehmen und im Bild herum zu malen.

Therapeut: Such dir eine Figur aus, die ganz gut zu deinem Leben passt. Und auch dazu, weshalb du hier bist. Mal sie am besten farbig aus!

Felix: Das ist wegen der Schule und zu Hause und so. Da bin ich wohl so und auch manchmal so … [*zeigt mit dem Finger auf zwei Figuren Torwart und Zuschauer und malt sie an*].

Therapeut: Wenn du magst, erzähl doch mal ein wenig, wie es diesen Figuren geht, was sie denken und machen usw.

Felix:	[*bleibt still und starrt auf das Bild*]
Therapeut:	Such dir eine andere Figur aus, die dazu passt, wenn es mal anders oder besser ist. Mal die Figur wieder farbig aus!
Felix:	[*malt einen weiteren Spieler aus*]
Therapeut:	Was denkt und macht dieser Spieler in solchen Situationen anders?
Felix:	Der spielt und hat Spaß. Und er gewinnt Zweikämpfe. Dem geht es einfach gut. Ohne Sorgen und so.
Therapeut:	Wann war es in letzter Zeit mal ein bisschen so, wie es dieser Spieler gern hat?
Felix:	Vor einem Jahr ungefähr, da hatten wir Elke bei uns zu Hause. Die war auch vom Amt. Mit der hat sich meine Mutter super verstanden. Da hat vieles geklappt. Die ist jetzt weg und jetzt, mit Lisa, gibt es häufig Stress. Die will, dass meine Mutter und ich alles so machen, wie sie es sagt. Das ist voll der Stress, ey!
Therapeut:	Erzähl mir von damals mit Elke. Was genau war da anders?
Felix:	Hab ich doch schon. Die war nett, alles hat gut geklappt und ich konnte meine Sachen machen. Und da war ich auch regelmäßig in der Schule. Und manchmal hat die mir geholfen, wenn ich gefragt habe, wie ich die Schulaufgaben machen kann.
Therapeut:	Was hat der Spieler von damals dazu beigetragen? Der hat um Hilfe bei Hausaufgaben gebeten?
Felix:	Ja, genau. Und er hat sich das Einkaufen mit Elke geteilt. Heute sollen wir alles selbst machen.
Therapeut:	Was war noch anders, als die Situation etwas besser war?
Felix:	Wir haben miteinander gesprochen.
Therapeut:	Was müsste passieren oder was könnte der Spieler [*zeigt auf das Figurenbild*] dazu beitragen, dass das wieder geschieht?
Felix:	Keine Ahnung!
Therapeut:	Jetzt nur mal angenommen, der Spieler würde fragen, wer ihm helfen kann, ein gutes Spiel zu spielen, und er würde Lisa fragen, ob sie ihm hilft. Würde die das machen?
Felix:	Weiß nicht, keine Ahnung, wahrscheinlich nicht.
Therapeut:	Was hältst du von einem Experiment?
Felix:	Wie, was meinst du?
Therapeut:	Du könntest sie fragen, ob sie dir bei irgendetwas hilft oder dir etwas abnimmt. Was meinst du?
Felix:	Wirklich, meinst du? Ich weiß nicht …
Therapeut:	Probier' es aus, wenn du magst. Um Hilfe zu bitten, hat ja schon mit Elke ganz gut funktioniert. Vielleicht denkt Lisa, dass du alles kannst und gar keine Hilfe brauchst. Es wäre gut, wenn sie wüsste, dass auch du Hilfe brauchst, um deine Sachen mit der Schule hinzukriegen.

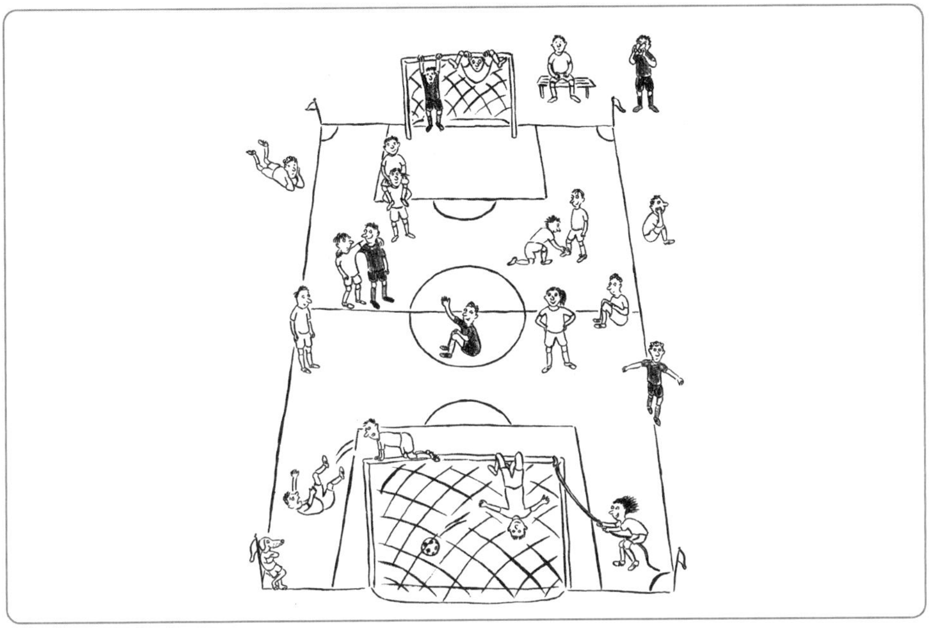

6.8 Galerie: Copingkompetenzen identifizieren und modellieren

Wir denken selten an das, was wir haben, aber immer an das, was fehlt.
Arthur Schopenhauer

In lang andauernden schwierigen Lebenssituationen vollbringen Kinder und ihre Eltern täglich Höchstleistungen, um ihren Alltag und ein zufriedenstellendes Leben zu gestalten. Sind sie mit herausfordernden und einschränkenden Lebensbedingungen konfrontiert, z. B. somatischen Erkrankungen, körperlichen Einschränkungen, knappen materiellen, sozialen oder informellen Ressourcen. Daher sind besondere Anpassungsleistungen nötig.

Fragen zum individuellen Bewältigungsverhalten würdigen und wertschätzen die individuellen Fertigkeiten der Klienten und mobilisieren die eigene Copingkompetenz:

- Wie hast du das bisher alles ausgehalten?
- Woher hattest du die Energie, Kraft und Hoffnung, das alles auszuhalten?
- Was war dabei am hilfreichsten?
- Wer war dabei am hilfreichsten?
- Worauf kannst du weiterhin aufbauen?
- Wie hast du dazu beigetragen, dass die Dinge bisher so gut gelaufen sind?

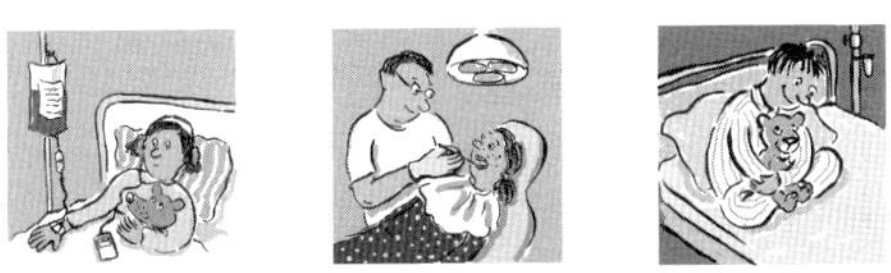

6.9 Galerie: Mit Skalen Zahlen zum Sprechen bringen und Unterschiede markieren

Das Skalieren ist ein wichtiger Baustein des »Spiels mit Unterschieden« (de Shazer, 1992). Anhand von Zahlenskalen werden Klienten angeregt, Situationen einzuschätzen, zu bewerten und zu versprachlichen, damit sie für den therapeutischen Prozess genutzt werden können.

In der lösungsorientierten Therapie werden klassische Zahlenskalen von 0 bis 10 oder 1 bis 10 verwendet. Anders als bei bekannten klinischen Skalen, z. B. zur Einschätzung der Schmerzintensität, stellt die 10 hier jedoch die maximal erstrebenswerten Situation dar, die 1 hingegen den Beginn eines Prozesses.

Bevorzugt wird die Skala von 1 bis 10 genutzt, da die natürlichen Zahlen auf die Anwesenheit von etwas hinweisen, während die 0 mit Abwesenheit assoziiert wird. Die 10 steht nicht für die Abwesenheit des Problems, sondern die Anwesenheit der Ziele.

Minusskalen werden ebenso vermieden wie Skalen von 1 bis 6, da diese an schulische Bewertungssysteme erinnern und mitunter unerwünschte Assoziationen hervorrufen.

Als metrisches Instrument hilft die Skalierung, die Komplexität des Sprachverstehens auf Zahlen zu reduzieren und diese dann wiederum zum Sprechen zu bringen (Berg & de Shazer, 1993). Entwicklungsdynamiken und Fortschritte werden in einer »linearen Perspektive« betrachtet.

Als Visualisierungsinstrument ist die Skala von 1 bis 10 in der Therapie mit Kindern besonders geeignet, da die Kinder den Anfang einer Therapie mit 1 und das Ende mit 10 markieren können. Darüber hinaus mögen Kinder Skalierungen gern, da die Zahlensymbolik eine geradlinige Entwicklung erwarten lässt. Auf 1 folgt 2 und dann die 3. So geht Therapie Schritt für Schritt voran. Über Zahlen lässt sich leichter sprechen als über inneres Erleben oder Gefühle. Auch wenn der Weg vom Tief- zum Höhepunkt oder von der Vergangenheit in die Zukunft selten gradlinig verläuft, vermittelt die Skalierung die Idee der schrittweisen Zielannäherung und erzeugt Zuversicht.

Der Vorteil von Zahlenskalen liegt also darin, dass komplexe Entwicklungs- und Lösungsprozesse geordnet und in einer linearen Entwicklungsdynamik abgebildet werden können. Anhand der Abstände zwischen den Zahlen können Unterschiede markiert werden. Für Kinder sind die Abstände zwischen 1 und 10 mit großen Schritten verknüpft, weshalb zuweilen auch Kommazahlen (z. B. 1,8) verwendet werden. Während manche Eltern Skalen mit Prozentwerten von 0 bis 100 Prozent bevorzugen, ist dies für junge Klienten weniger geeignet, da sie eine solche Prozentskala mit einer großen Anzahl von Schritten im 100-er Zahlenraum verknüpfen und daher wenig Zuversicht geweckt wird.

Rahmen: Skalierungsthemen

In der Praxis des Skalierens empfiehlt es sich, den mit 10 ausgedrückten Wert präzise, den Wert 1 jedoch nur vage zu benennen. Erfahrungsgemäß erinnert konkretes Benennen des mit 1 ausgedrückten Werts die Klienten an schwierige, erfolglose Zeiten, die den anschließenden Prozess beeinflussen. So klingt es für ein Kind anders, wenn es hört »10 heißt, du bist so mutig, wie du mutig sein kannst. Und 1 heißt, du bist so ängstlich wie in deinen schlimmsten Zeiten, als du entschieden hast herzukommen. Wo bist du heute auf der Skala?« oder wenn es hört »10 heißt, du bist so mutig, wie du mutig sein kannst. Und 1 heißt das Gegenteil. Wo bist du heute auf der Skala?« Manchmal wird der Pol mit der 1 gar nicht betitelt. Wenn nur die 10 betitelt ist, wird die Perspektive dorthin verlagert: Thema ist dann, wie weit ein Klient noch von der 10 entfernt ist, anstatt zu sagen, dass er sich schon etwas von der 1 wegbewegt hat.

Die folgenden Skalen gelten als klassische Skalierungen in der lösungsorientierten Therapie.

Bild: Pre-Session-Change-Skala

Der *Pre-Session Change* (Talmon, 1996) kann zu Therapiebeginn folgendermaßen erfragt und dokumentiert werden:

»Nach unserer Erfahrung ändern sich die Dinge manchmal in der Zeit zwischen der Anmeldung und dem Erstgespräch zum Besseren. Stell dir eine Skala von 1 bis 10 vor. Die 10 steht dafür, dass die Therapie für dich erfolgreich endet. Die 1 steht für das Gegenteil. Was würdest du sagen? Wo auf der Skala stehst du im Moment?«

Bild: Fortschrittsskala

Bereits in der zweiten Sitzung werden die Therapiefortschritte in den Blick genommen. In jedem Bilanzgespräch nach zwei bis drei Sitzungen, das zusammen mit den Eltern stattfindet, werden die jungen Klienten aufgefordert, gewünschte Entwicklungen zu benennen. Das dient dazu, das Kind durch die Eltern zu stärken. Darüber hinaus wird das Mitwirken der Eltern am therapeutischen Prozess gewährleistet und gewürdigt.

»Stell dir eine Skala von 1 bis 10 vor. 10 bedeutet, dass sich deine und Ihre Hoffnungen erfüllt haben, die Dinge gut geworden sind und die Therapie erfolgreich ist. 1 steht für das Gegenteil. Wo auf der Skala stehst du und stehen Sie heute?«

Bild: Lösungsskala

Analog zur Fortschrittsskala wird das gewünschte Ziel in Form der Lösung mit dem Wert 10 besetzt.

»Stell dir eine Skala von 1 bis 10 vor. Die 10 steht dafür, dass alle Themen, die dich hergeführt haben, zur Zufriedenheit gelöst sind. Wo befindest du dich heute?«

Bild: Wunderskala

In Verbindung mit der Wunderfrage hilft die Wunderskala, »ein bisschen Wunder« als Ausnahme zu präzisieren.

»Stell dir eine Skala von 1 bis 10 vor. Dabei steht die 10 für den Tag nach dem Wunder, über das wir gesprochen haben. Wo stehst du heute auf dieser Skala?«

Bild: Selbstwirksamkeitserlebensskala
Zur Einschätzung dessen, wie sich die erlebte Selbstwirksamkeit entwickelt, bietet sich folgende Skala an:

»Auf einer Skala von 1 bis 10 bedeutet die 10, dass du deine Situation gut beeinflussen kannst, um deine Ziele zu erreichen. 1 steht für das Gegenteil davon. Was denkst du? Wo auf der Skala stehst du heute?«

Bild: Motivationsskala
Bei »gesandten« unfreiwilligen Klienten kann es hilfreich sein, ihre Motivation mit Zahlenskalen zu reflektieren.

»Auf einer Skala von 1 bis 10 bedeutet die 10, dass du so motiviert bist, wie ein Mensch in deiner Situation nur motiviert sein kann, um etwas dazu beizutragen, dass sich die Dinge in deinem Leben bessern. 1 steht für das Gegenteil davon. Wo bist du heute, bezogen auf deine Motivation?«

Bild: Zuversichtsskala
Selbst hochmotivierten Klienten kann es aufgrund ihres Wissens um ihr familiäres oder soziales Umfeld an der Zuversicht mangeln, dass sich wirklich etwas in ihrem Leben bessern kann. Bevor konkrete Lösungsperspektiven erarbeitet werden, ist es wichtig, die erlebte Zuversicht einzuschätzen. Wenn Kinder von den Eltern hören, wie zuversichtlich sie sind, kann es sie einerseits stärken und motivieren. Andererseits kann es auch darauf hinweisen, dass Eltern etwas von ihren Kindern erwarten, was diese überfordert.

»Auf einer Skala von 1 bis 10 bedeutet die 10, dass du und Sie so zuversichtlich sind, wie ein Mensch nur zuversichtlich sein kann, dass sich die Dinge bessern. Wie zuversichtlich bist du und sind Sie heute?«

Bild: Bereitschaftsskala
Werden in die Therapie handlungsbezogene Aufgaben oder Experimenten eingeflochten, ist es unabdingbar zu erfragen, ob der Klient bereit ist, den Handlungsempfehlungen zu folgen. Das Skalieren der Bereitschaft erhöht das erforderliche Commitment.

»Angenommen, ich habe einen Vorschlag oder ein Experiment, von dem ich glaube, dass es hilfreich sein kann. Stell dir eine Skala von 1 bis 10 vor. 10 bedeutet, dass du alles auf der Welt bereit bist auszuprobieren, damit die Dinge besser werden. 1 steht für das Gegenteil. Was schätzt du? Wo stehst du heute auf dieser Skala?«

Rahmen: Zahlen zum Sprechen bringen

So wie das Wunderszenario mehr als eine Frage ist, stellt auch die Skalierung eine komplexe Interviewtechnik mit vielfältigen Optionen dar.

Fallbeispiel

Tilmann und die Mutskala

Der 9-jährige Tilmann wird zur Therapie vorgestellt. Nachdem bei der Familie eingebrochen wurde, während sie im Urlaub war, entwickelte er – obwohl bei dem Einbruch niemand zu Schaden kam – Ängste davor, sich im Dunkeln zu bewegen und vor allem allein zu Haus zu bleiben. Dies stellt die beiden berufstätigen Eltern vor enorme Herausforderungen bei der Bewältigung ihres Alltags. Tilmann ist sehr motiviert, da er seine ursprüngliche Autonomie und Freiheit wiedererlangen möchte. Sein Ziel ist es, wieder so mutig zu werden wie früher.

In der zweiten Sitzung wird er gebeten, die Entwicklung seines Mutes zwischen der Anmeldung zur Therapie und dem aktuellen Zustand einzuschätzen.

Dazu bietet der Therapeut ihm Zahlenskalenbilder (Vogt & Dreesen, 2010) an, aus denen er sich eine Treppe mit Thron auswählt. Dann fordert er Tilmann auf, selbst eine Zahl einzutragen, die seiner Einschätzung entspricht. Er malt die Stufe 7 aus, die er damit verbindet, erfolgreich allein zu Hause zu bleiben. Anschließend malt er den Jungen auf dem Thron an.

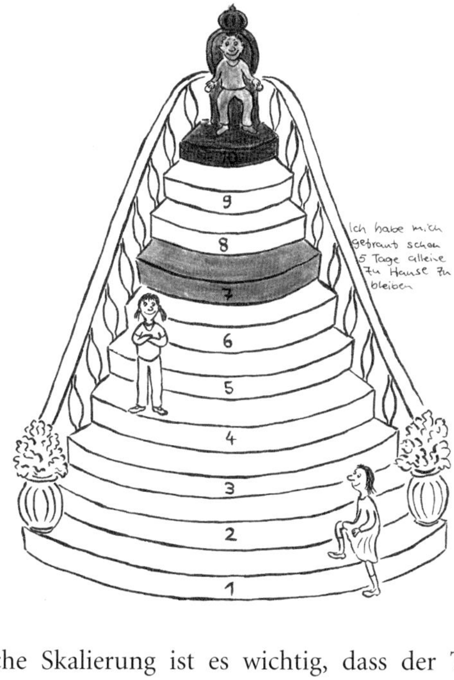

Für eine erfolgreiche Skalierung ist es wichtig, dass der Therapeut die vom Klienten genannten Zahlen würdigt: »*Wow, eine 7.*«

Daran anschließend können vielfältige weiterführende Fragen gestellt werden.

Bild: Skala-Anschlussfragen

- Bedeutungswahl anbieten
  Wofür steht die 7? Wofür noch? Wofür noch?
- Aktuelles Erleben beschreiben
  Was macht die 7 aus? Was noch? Was noch?
- Persönliche Wertigkeit reflektieren
  Was bedeutet die 7?
- Vergangenheit im Passiv reflektieren
  Was ist passiert, dass du heute bei 7 bist?
- Zeiterleben reflektieren
  Wie lange hat es gedauert, bis du die 7 erreicht hast?
- Skalenwert vergleichen
  Was unterscheidet die 7 von einer 6?
- Perspektivenwechsel
  Was würden andere aus deiner Familie oder Freunde sagen? Wo befindest du dich gegenwärtig auf der Skala?
- Vergangenheit im Aktiv reflektieren
  Wie hast du dazu beigetragen, dass du heute bei 7 bist?
- Vergangenheit ressourcenorientiert betrachten
  Wie hast du das geschafft?
- Zeitperspektiven und Möglichkeiten generieren
  Was ist heute möglich, sodass du eine 7 angibst?
- Stabilisieren im Passiv
  Was müsste passieren, damit du die 7 halten kannst?
- Stabilisieren im Aktiv
  Wie könntest du dazu beitragen, dass du die 7 halten kannst?
- Stabilisieren durch Therapie
  Worüber sollen wir als Nächstes sprechen, damit du die 7 halten kannst?
- Zwischenziele erfragen
  Möchtest du gern einen Schritt weiter auf der Skala kommen?
- Kleinste Zeichen erkennen
  Was wären erste kleine Anzeichen dafür, dass du dich in Richtung 8 bewegst?
- Fortschritt erkennen
  Woran merkst du, wenn du einen Schritt weitergekommen bist?
- Optionen erforschen
  Was wird dann möglich sein, wenn du einen Schritt weiter bist, was heute noch nicht möglich ist?
- Zukunft antizipieren
  Wenn du einen Schritt weiter bist, was wird dann in deinem Leben anders sein?
- Ausweiten
  Was noch?
- Randbedingungen im Passiv reflektieren
  Was müsste passieren, damit du einen Schritt weiterkommst?

- Randbedingungen im Aktiv reflektieren
  Wie könntest du dazu beitragen, dass du einen Schritt weiterkommst?
- Therapeutische Zwischenziele reflektieren
  Worüber sollten wir als Nächstes sprechen, damit du einen Schritt weiterkommst?
- Wirkungen und Effekte antizipieren
  Wenn du einen Schritt weiter bist, wie wird sich das auf dein restliches Leben in der Schule usw. auswirken?
- Rückschläge antizipieren
  Manchmal fragst du dich vielleicht: Wie kommt es, dass ich nicht auf 3 bin?
- Ressourcen identifizieren
  Was hilft dir, dass das nicht passiert?
- Coping-Verhalten reflektieren
  Was machst du, damit das nicht der Fall sein wird?

Rahmen: Skalen visualisieren

Visualisierte Skalen bieten Kindern einen einfachen Einstieg, um Unterschiede zu markieren. Mit den Vorlagen aus dem *Zahlenskalen-Malbuch* (Vogt & Dreesen, 2010) können Kinder erlebnisreich skalieren.

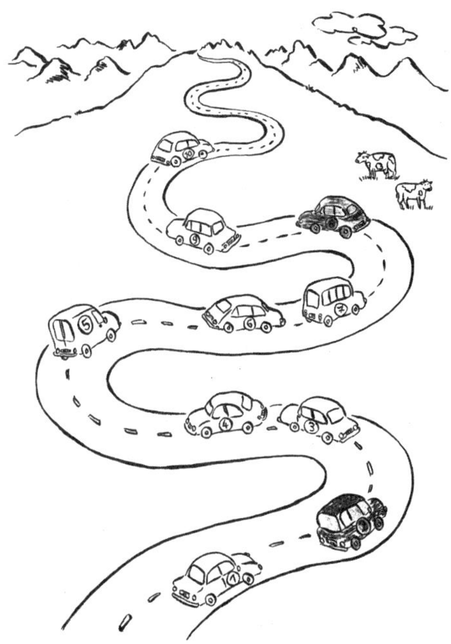

Bild: Linus
Der 7-jährige Linus leidet unter Allergien und markiert auf seiner Autoskala, wie er sich im Frühjahr fühlt, wenn alle anderen beginnen, im Freien zu spielen, und er nur für kurze Zeit mitspielen kann, und wie es ihm im Sommer bei seinen Großeltern in Schleswig-Holstein geht, wo er nah am Meer frische Seeluft atmen und spielen kann, was er will.

Bild: Leonie

Leonie: Nachdem Papa zu seiner neuen Freundin gezogen war und wir mit Mama allein waren, da hatten wir riesigen Stress. Mama hat viel geweint und viel mit uns geschimpft. Benjamin [*ihr 7-jähriger Bruder*] hat nur genervt. Ich wusste gar nicht, wie das alles weitergeht. Ich hab meinen Papa ja auch lieb und bin auch am Wochenende gern bei ihm. Und jetzt hat Mama auch einen neuen Freund. Und der will vielleicht bei uns einziehen. Irgendwie finde ich das doof. Mama sagt, dass dann vieles besser wird. Mal sehen. Im Moment sind wir zu Hause so bei 5.

Therapeut: Bei 5. Was macht die 5 aus?

Leonie: Wir haben gestern alle zusammen Fernsehen geguckt und viel miteinander gelacht. Das war schön. Wir streiten weniger und schreien uns auch nicht mehr so an. Es ist schon besser.

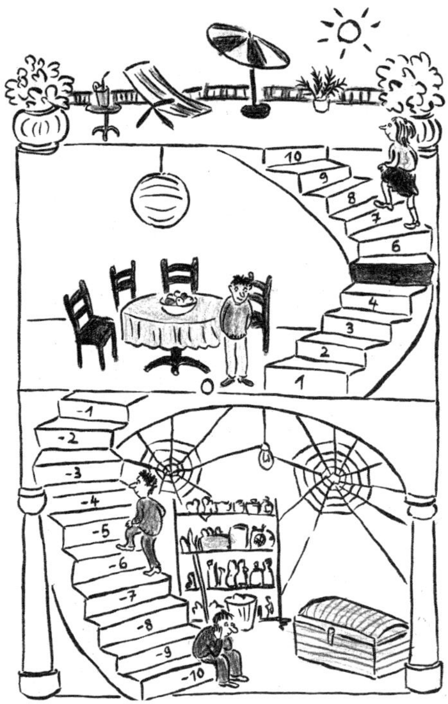

Rahmen: Analoge Skalen

Bild: Ganzheitliches Skalieren

Eine körperlich erfahrbare Skalierung ist die *Walking Scale* (Dreesen & Eberling, 1998) auf der Grundlage ganzheitlichen körperlichen Erlebens und der Nutzung aller Sinnesmodalitäten. Dafür werden auf dem Boden Karten mit den Zahlen 1 bis 10 ausgelegt, welche eine Skala visualisieren. Die Kinder und Jugendlichen können sich auf ihren Skalenwert stellen, während sie ihre Beobachtungen beschreiben und bewerten.

Als »Probe« können sie den nächsten Schritt auf der Skala gehen und reflektieren, welche Ressourcen intensiviert und modelliert werden können, um diesen Schritt tatsächlich zu tun. Die Klienten werden ganzheitlich involviert, was den Prozesscharakter der Therapie weit über das einfache Sprechen hinaus intensiviert. Sie erleben und spüren ihren Fortschritt auf der Skala. Kleinste Schritte lassen hoffen, weil sie die grundsätzliche Möglichkeit von Fortschritt »beweisen«.

Alternativ können Fortschritte durch das Begehen von realen Treppen oder das »Abgehen« von Treppen aus Lego oder Bauklötzen mit den Fingern versinnbildlicht werden (Vogt-Hillmann & Burr, 1996).

Bild: Skalieren in der Zeit

Vergangenheit, Gegenwart und Zukunft werden als Zeitlinie auf Papier gezeichnet oder als *Time line* (James & Woodsmall, 1991) bzw. *Lebensfluss* (Nemetschek, 2006) im Raum mit einem Seil metaphorisch abgebildet. Mithilfe von Gegenständen, Handpuppen oder anderen Symbolen werden Ereignisse markiert und therapeutische Hoffnungen, Ausnahmen und Wunderszenarien im zeitlichen Erleben der Klienten ausgelegt. Der Zeitstrahl wird räumlich beschritten und der therapeutische Prozess ganzheitlich erlebt. In der Kindertherapie stellen Zeitskalen ein wertvolles Instrument in der Biografiearbeit dar (Ryan & Walker, 1997; Vogt et al., 2004).

Bild: Farbskala

Eine einfache Form einer analogen Skala stellt die Farbskala dar. Die Kinder malen eine Skala und ordnen darin ihre Lieblingsfarbe analog zur 10 oben und die unbeliebteste Farbe analog zur 1 unten auf der Skala an. Häufig ergibt sich dabei ein Farbverlauf von dunkel zu hell, oft werden auch Regenbogenfarben gemalt.

Im Anschluss wird das Kind gefragt, welche Farbe zum aktuellen Tag oder Zustand passt. Möglicherweise gibt es Kleidungsstücke, die mit den Lieblingsfarben als besonders attraktive Lieblingskleidung assoziiert sind.

Bild: Auditivskala

Auditive analoge Markierungen beziehen die Modalitäten der Lautstärke, des Tons oder der Geschwindigkeit ein. Zudem können Musikinstrumente nach Favoriten sortiert werden. In der Musiktherapie lassen sich Zustände gut mit den verschiedenen Instrumenten markieren und unterscheiden.

Auch kann die eigene Lieblingsmusik als Höhepunkt einer persönlichen Hitparadenskala von Lieblingsliedern inneres Erleben ausdrücken oder anzeigen.

Bild: Geschmacksskala

Auch olfaktorisch-gustative Unterscheidungen sind denkbar.

Fallbeispiel

Zum therapeutischen Erstgespräch erscheint der 20-jährige Jan. Wegen seines delinquenten Verhaltens wird er von Betreuern einer Wohngruppe vorgestellt. Er lebt dort, seitdem seine Eltern vor fünf Jahren bei einem Unfall verstarben. In seiner frühen Jugend hatte er in der elterlichen Gastwirtschaft bereits als Hilfskoch gearbeitet und sich angewöhnt, Alltagssituationen mit Speisen zu vergleichen:

- Ist doch alles Banane.
- Betreuer sind kleinliche Erbsenzähler.
- Das ist doch hier alles ein gemischter Salat.
- Da muss ich die Suppe halt auslöffeln.

Als er das therapeutische Gespräch mit seinen bisherigen Betreuungsgesprächen vergleicht, entwickelt sich folgendes Gespräch:

Jan:	Diese ewigen Gespräche bei uns, immer dieselbe Schote. Die bringen mir überhaupt nichts, haben überhaupt keinen Nährwert. Die ewigen Wiederholungen, was gut für mich ist und was nicht gut für mich ist. Das ist so, als ob es jeden Tag Kartoffeln gibt. Immer dieselbe Sülze.
Therapeut:	Sie haben die bisherigen Gespräche mit Kartoffeln verglichen. Was sind denn eigentlich Gerichte des Alltags und welche Gerichte schätzen Sie am meisten?
Jan:	Am besten ist die asiatische Küche. So schön mit Reis und so.
Therapeut:	Gibt es eine Reihenfolge Ihrer Lieblingsgerichte?
Jan:	Für mich gibt es drei Kategorien: Zuerst kommen Kartoffelgerichte. Damit kannst du alles machen und kannst auch nichts falsch machen. Dann kommen Nudelgerichte. Die sind feiner. Und am besten sind Reisgerichte. Die bringen die Zutaten am besten raus.
Therapeut:	Also gibt es drei grobe Stufen? Kartoffeln eher unten, dann Nudeln und dann Reis?
Jan:	Ja, genau. Kartoffeln, Nudeln und Reis. Aber was soll das jetzt?
Therapeut:	Was ist denn heute für ein Tag? Passt dazu ein Kartoffelgericht, ein Nudelgericht oder sogar ein Reisgericht?
Jan:	Also, heute ist … ich würde sagen, ein Nudeltag. Spaghetti Carbonara wäre gut.
Therapeut:	Weshalb ist das heute so?
Jan:	Naja, die Tatsache, dass ich hier bin, dass ich mal mit Ihnen reden kann. Das ist schon gut. Sonst höre ich nur, was ich machen soll. Und Sie, Sie stellen Fragen. Find ich irgendwie gut.
Therapeut:	Gibt es Themen, über die Sie gern mehr Fragen hören würden?
Jan:	Nee, weiß nicht. Bloß nicht über die Wohngruppe oder so. Oder meine … meine Eltern [*weint*]. Einfach so fragen ist doch gut, oder?
Therapeut:	Also einfach so, Hauptsache, Sie waren hier und haben gesprochen?
Jan:	[*erleichtert*] Ja, so.
Therapeut:	Okay. Mich interessiert, an welchen Tagen Sie gern Reisgerichte kochen und wann Sie das zuletzt gemacht haben.
Jan:	[*lacht erleichtert*] Also, das letzte Mal vor vier Wochen. Da hat mich meine Schwester besucht und wir haben lecker Bami Goreng selbst gemacht. Das war ein schöner Tag.

So gelingt es dem Therapeuten, mit Jan über seine Sehnsucht und seine Hoffnungen zu sprechen und etwas von seinen sozialen Ressourcen zu erfahren.

Außerdem kann er ihn auf diese Weise für weitere Gespräche interessieren, die ihm zu einem späteren Zeitpunkt helfen, den Tod seiner Eltern ausführlich zu betrauern.

Bild: Zirkuläres Skalieren

Zirkuläres Skalieren hilft dabei, zwischen Selbst- und Fremdwahrnehmung zu unterscheiden. So erfahren Kinder, wie sie auf andere wirken und was andere über sie denken. Durch das Vergleichen vielfältiger Wahrnehmungsperspektiven und den damit verbundenen Perspektivwechsel fällt den jungen Patienten die semantische und handlungsbezogene Bedeutungswahl leichter.

In Familiengesprächen oder in Gesprächen mit einem Elternteil und dem Kind oder Jugendlichen bieten sich zirkuläre Skalierungen an, um die therapeutischen Fortschritte gemeinsam zu reflektieren.

Fallbeispiel

Die 14-jährige Jessica lebt seit zwölf Jahren mit ihrer alleinerziehenden Mutter zusammen. Vor einigen Monaten ging die Mutter eine neue Partnerschaft ein. Der neue Freund engagierte sich schnell in allen Erziehungsfragen. Zunächst rebelliert Jessica heftig gegen die neuen Regeln, die der Partner einzuführen versucht. Dann entzieht sie sich dem Familienleben völlig. Als sie des Öfteren alkoholisiert nach Hause gebracht wird, kommt es zu Gewalttätigkeiten zwischen ihr und dem Partner der Mutter. Daraufhin trennt sich die Mutter sofort vom Partner und sucht eine therapeutische Betreuung für ihre Tochter.

Im Erstgespräch wird deutlich, dass Jessicas Therapie nur zusammen mit ihrer Mutter sinnvoll ist. Die dritte Sitzung eröffnete der Therapeut mit einer zirkulären Skalierung.

Therapeut: Beim letzten Mal hatten Sie beide berichtet, dass Sie auf einem guten Weg sind, Ihr gegenseitiges Vertrauen wieder zu stärken. Sie wollten sich wieder vermehrt aufeinander beziehen und gemeinsam einen Film im Kino anschauen. Heute beginne ich mit einer Frage, die Sie beim letzten Mal schon kennengelernt haben. Jessica, stell dir einmal eine Skala von 1 bis 10 vor. Dabei steht die 10 dafür, dass unsere Treffen erfolgreich waren und wir uns wieder verabschieden können, d. h., Dinge wie euer Umgang miteinander und andere Themen, wegen denen ihr hergekommen seid, sind zu deiner Zufriedenheit und zu der deiner Mutter erreicht. Was glaubst du, was deine Mutter antwortet, auf welcher Stufe der Skala ihr euch befindet? War das nachvollziehbar?

Jessica: Hä? Was meine Mutter sagen würde, meinen Sie das?

Therapeut: Ja genau. Wie schätzt deine Mutter eure Entwicklung gegenwärtig ein? Auf welcher Stufe der Skala steht ihr?

Jessica: Ach so. Ähm … 5, glaube ich. [*lächelt zur Mutter*] Oder nee … 6 wird sie sagen.

Therapeut: Also 6. Danke. Und was glauben Sie, wie Ihre Tochter die Situation auf der Skala einschätzt?

Mutter: Ich glaube, sie sagt 9. Für sie scheint ja alles ziemlich in Ordnung zu sein. Ja, 9 sagt sie.

Therapeut: Okay, danke. [*Pause*] Und Jessica, wenn ich dich jetzt frage, wie du selbst eure Entwicklung auf der Skala einschätzt, stimmst du deiner Mutter zu und sagst 9? Oder was sagst du?

Jessica: Hm, weiß nicht. Ich find, ich bin schon bei 9. Aber für uns beide zusammen ist es eher bei 6 oder 7.

Therapeut: Und Sie, was sagen Sie selbst, wo Sie sich auf der Skala befinden?

Mutter: Mit 6 hat Jessica ganz recht, das ist gut getroffen.

Therapeut: Also, da hast du deine Mutter ja ganz gut eingeschätzt mit der 6. Bevor ich dich frage, frage ich Sie: Was verbinden Sie mit der 6? Was ist schon so gut entwickelt, dass Sie heute sagen, Sie seien bei einer 6?

Mutter: Also da ist zunächst die Pünktlichkeit von Jessica. Das ist sehr viel besser geworden. Sie hält sich mehr an Verabredungen. Noch nicht immer, aber es ist besser geworden. Sie hat jetzt viele Tage nicht nach Alkohol gerochen und auch nicht nach Pfefferminz. Ich glaub, dass sie sich besser im Griff hat. Und sie hat wieder mehr Kontakt zu zwei Nachbarmädchen. Ich find das richtig gut.

Therapeut: Siehst du das ähnlich, Jessica?

Jessica: Ja, das stimmt. Ich find bloß, ich bin eigentlich ziemlich pünktlich. Und meine Hausaufgaben hab ich jetzt auch fast jeden Tag gehabt.

Therapeut: Ihre Tochter sagt, sie selbst sei bereits bei 9. Was sieht Ihre Tochter, was Sie noch nicht sehen?

Mutter: Sie meinen, weshalb ich 6 sage? Naja, dass Jessica denkt, dass sie bei 9 ist, kann ich mir denken. Für sie ist dann ja alles gut. Im Moment gibt sie sich sehr viel Mühe. Ich weiß nur nicht, wie lange das anhält. Da hab ich noch so meine Zweifel. Vor allem auch die Schulaufgaben. Jetzt macht sie die sehr gewissenhaft, aber ob das so weitergeht?

Therapeut: Meinen Sie, wenn das, was jetzt bei Ihnen beiden gut läuft, so weitergeht, dann kann mit der Zeit aus der 6 eine 7 werden? Wenn diese neu gewonnene Situation sich stabilisiert, würde das bedeuten, Sie wären einen Schritt weiter?

Mutter: Ja genau. Wenn ich ihr wieder mehr vertrauen kann. Und ich mich auf das, was sie tut, verlassen kann. Dann wären wir bald bei 7 und auch schon bald bei 9. Wenn das jetzt so weitergeht und wir uns weiterhin weniger streiten, dann wäre das gut.

Therapeut: Und du sagst, du bist bei jetzt schon bei 9. Was gehört für dich zur 9 dazu?

Jessica: Naja, eigentlich alles, was eben schon gesagt wurde. Ich meine, sie muss wissen, dass ich 15 werde. Auch wenn Thomas jetzt weg ist. Sie kann mich nicht mehr wie ein kleines Mädchen behandeln. Das geht einfach nicht und das muss sie kapieren, oder?

Therapeut: Meinst du, wenn deine Mutter das mehr bemerkt und dich mehr wie eine bald 15-Jährige behandelt, dann würde es besser zwischen euch? Meinst du das? Wie könnte sie dir zeigen, dass sie dich wie eine bald 15-Jährige behandelt?

Jessica:	Naja, ich müsste auch unter der Woche länger wegbleiben dürfen. Bis 22 Uhr oder so.
Therapeut:	Wäre das ein Zeichen für dich?
Jessica:	Ja. Macht sie ja aber sowieso nicht.
Mutter:	Nicht in der Woche, jetzt noch nicht. Vielleicht mit 16, aber nicht jetzt. Und während der Schulzeit sowieso nicht.
Jessica:	Warum nicht? Andere …
Therapeut:	Aha. Wäre das ein Thema, das wir hier besprechen sollten? Wäre das etwas, damit sich die gute Entwicklung bei Ihnen beiden weiter stabilisiert?
Jessica:	Das wäre ein Wunder, wenn das passiert.
Therapeut:	Das leitet mich zu einer anderen Frage. Eine etwas eigenartige, komische Frage …

Im weiteren Verlauf ruft der Therapeut das Wunderszenario auf den Plan, um die weitere Entwicklung zu skizzieren. Nach insgesamt fünf Sitzungen sind Jessica und ihre Mutter der Ansicht, dass sie die weiteren Themen ihres Lebens allein angehen wollen. Jessica besucht die Schule und Alkohol ist kein Thema mehr. Jessica ist auf einem guten Weg.

Rahmen: Spielerisches Skalieren

In Therapiesitzungen, die mit der gesamten Familie stattfinden, kann die Methode des Skalierens in einem Spiel zur Selbst- und Fremdwahrnehmung eingesetzt werden.

Fallbeispiel

Bild: Skalieren in der Familie

Zur Therapie kommt Mutter Lena mit ihrer 12-jährigen Tochter Nora, ihrem 10-jährigen Sohn Roman sowie ihrem Lebensgefährten Oliver. Anlass ist das aggressive Verhalten von Roman sowohl in der Schule als auch zu Hause.

In den ersten drei Gesprächen beteiligen sich beide Kinder durch kurze Sätze und Ein-Wort-Antworten nur minimal am Gespräch. In der vierten Sitzung berichten die Eltern, dass sich das Verhalten von Roman verbessert hat, da er viel seltener Wutausbrüche hat. Auch Noras Verhalten hat sich gebessert, denn sie stachelt Roman in solchen Situationen nun weniger an. Der große Krach, wie ihn die Familie aus früheren Zeiten kennt, bleibt seit einigen Wochen aus. Während der Ausführungen der Eltern zeigen sich die Kinder sehr unbeteiligt. Da das Skalieren der therapeutischen Fortschritte bislang zäh verläuft, entscheidet sich der Therapeut zu einem Skalierungsspiel. Er möchte herauszufinden, wie jeder einzelne die Verbesserungen in den vergangenen Wochen einschätzt.

Therapeut: Stell dir eine Skala von 1 bis 10 vor. Die 10 bedeutet, alles hat sich so gut in der Familie entwickelt, dass die Therapie beendet werden kann. 1 meint das Gegenteil. Was glaubst du? Wo auf der Skala seid ihr als Familie angekommen? Schreib die Zahl auf einen grünen Zettel und schreib auch einen Satz oder ein Wort dazu, weshalb du diese Zahl wählst. Leg den Zettel umgekehrt auf den Tisch.

Der Therapeut zeichnet zwischenzeitlich eine Skala auf einen großen Bogen Papier, der für alle gut sichtbar an der Wand hängt.

Therapeut: Nun schreibt jeder Elternteil auf einen roten Zettel die Zahl, mit der seiner Meinung nach die Kinder die Situation einschätzen. Und die Kinder schreiben jeweils eine Zahl auf einen roten Zettel, von der sie glauben, dass die Eltern damit die Situation einschätzen. Legt den Zettel dann umgekehrt auf den Tisch.

Auf dem Tisch liegen nun vier grüne und vier rote Zettel. Der Therapeut fordert die beiden Kinder auf, nacheinander je einen roten Zettel zu ziehen, die Zahl vorzulesen und dann auf der Skala einzutragen. Als sie raten dürfen, von wem welche Zahl stammt, erkennen sie das sofort. Die Eltern glauben, dass die Kinder die Situation der Familie mit 5 (Roman) und 7 (Nora) einschätzen. Die Kinder glauben beide, dass ihre Eltern die Situation mit 4 bewerten.

Der Therapeut fragt alle nacheinander, ob sie mit dieser Bewertung durch die anderen gerechnet haben und wie alle auf ihre Zahlen gekommen sind. Dann wird die zweite Runde eröffnet. Die Kinder decken wieder nacheinander einen grünen Zettel auf und übertragen die Zahl mit dem Wort oder Satz auf die Skala.

Hierbei wird deutlich, dass beide Elternteile die gegenwärtige Situation bei 6,5 einstufen, also höher, als die Kinder dachten. Die von den Eltern angeführten Beispiele wirken für die Kinder wie ein großes Kompliment.

Oliver: Ich finde, wir sind bei 6,5, weil es weniger Streit gibt. Roman hört auch, wenn ich ihm manchmal etwas sage. Das war früher nie der Fall. Und wir waren alle im Kino, das war gut. Und Nora hat mich gefragt, ob ich ihr bei den Schulaufgaben helfen kann.

Lena: Ja, alles ist viel entspannter als noch vor drei Monaten. Seitdem auch die Besuchsregelung mit dem Vater von den beiden verlässlich ist, sind alle viel entspannter. Es ist wirklich gut geworden.

Die Kinder bewerten die Situation jeweils mit 4 und zeigen sich damit verhalten gegenüber den Fortschritten. Sie sind von der Wahrnehmung ihrer Eltern so überrascht, dass sie ihre Einschätzung in dem Fall auch auf 5 bis 6 revidieren möchten.

Die Kinder sind während der gesamten Sitzung sehr lebendig. Sie beteiligen sich aktiv am Zettelaussuchen und Aufschreiben der Skalenwerte und nehmen aktiv am Gespräch teil.

Durch die hohe Eigenaktivität erzeugt das Skalieren einen therapeutischen Spannungsbogen, den alle Beteiligten schätzen. Nach dem Gespräch wollen alle Familienmitglieder künftig weitere Hinweise suchen, die ihren Skalenwert bestätigen.

Bild: Freies Skalieren von eigenen Stärken

Die Kinder oder Jugendlichen können ihre eigenen Potenziale in der Therapiesitzung auch frei skalieren und damit so darstellen, dass sie sich besprechen lassen.

Fallbeispiele

Timo (9) zeigt, was er auf dem Weg, mutig zu werden, für Fortschritte macht.

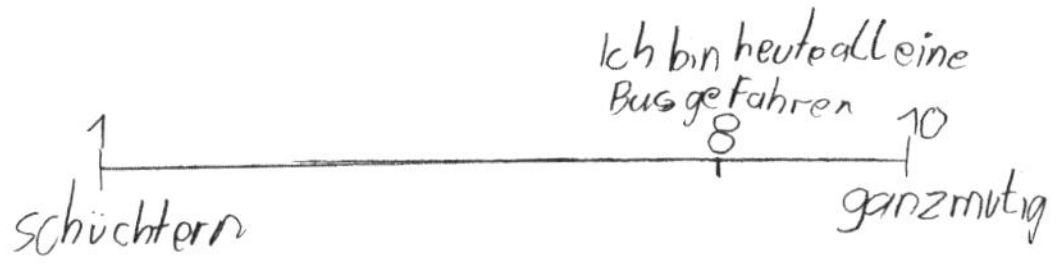

Die 10-jährige Lara nutzt die tanzenden Zahlen, um ihre Stärken darzustellen.

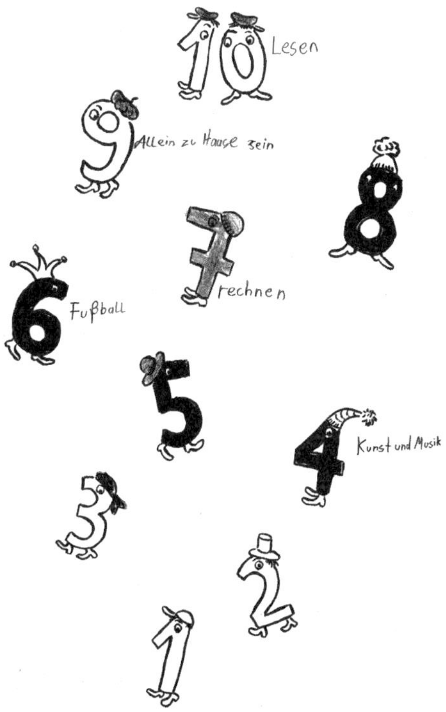

6.10 Galerie: Der methodische Arbeitsraum des lösungsfokussierten Interviews

Die Fallbeispiele in den vorangegangenen Galerien zeigen, wie lösungsfokussierte Interviewfragen die verschiedenen Ebenen des bewussten und unbewussten Denkens,

Fühlens und Handelns sowohl auf intraindividueller als auch auf interaktionaler Ebene einbeziehen. Die jungen Klienten werden aktiv für ihr selbstwirksames Verhalten sensibilisiert und zu eigenverantwortlichem Handeln motiviert.

Am Ende dieses Flügels stellen wir dem konzeptionellen Arbeitsraum aus dem Flügel der konzeptionellen Galerien für therapeutische Improvisationsfiguren einen methodischen Arbeitsraum zum lösungsfokussierten Interview an die Seite. Mit ihm wird sichtbar, wie lösungsfokussierte Interviewfragen den verschiedenen Zeitperspektiven von Vergangenheit, Gegenwart und Zukunft zugeordnet werden können. Die dritte Dimension bezieht dazu sowohl die intraindividuelle als auch die interaktionale Dimension ein.

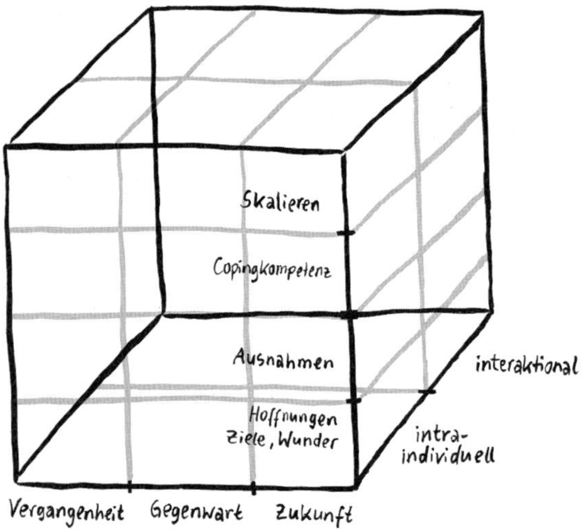

Am Beispiel der Ausnahmefrage wird das Improvisieren nach dem methodischen Arbeitsraum deutlich. Die Frage nach Ausnahmen kann über die Zeitperspektiven gestellt werden: »Wann war es in der jüngsten Vergangenheit schon einmal ein bisschen besser als heute?« Und »An so einem Tag wie heute, wann geht es einmal ein wenig besser? Bei manchen Menschen ist es abends besser als morgens, bei manchen genau umgekehrt. Manchen geht es in der Schule besser und manchen geht es am Nachmittag zu Hause besser. Wie ist das heute bei dir?« Und »Angenommen, die Dinge werden durch unsere Therapie jetzt etwas besser. Woran merkst du in den nächsten Tagen kleine Unterschiede?«

Bezogen auf die intraindividuelle oder interaktionale Perspektive können Fragen nach Ausnahmen wie folgt lauten: »Wann hast du dich in der letzten Zeit etwas besser gefühlt? Wie genau hast du dich gefühlt und was hast du anderes gemacht?« Und »Als es dir vor einigen Wochen während der Ferien besser ging als heute, was war da anders zwischen dir und deinen Eltern als heute?«

Ähnlich können die Fragen nach den Hoffnungen und Zielen, die Fragen des Wunderszenario, die Coping-Fragen und die Skalierungsfragen die unterschiedlichen Perspektiven berücksichtigen.

6.11 Galerie: Interviewperspektiven in Folgesitzungen

Im weiteren Therapieverlauf beginnen alle Sitzungen mit der offenen Frage: »Was ist besser geworden?« Sie lenkt die Aufmerksamkeit in der therapeutischen Eröffnungsgalerie der aktuellen Sitzung darauf, Fortschritte zu fokussieren. Darüber hinaus lädt sie zu neuen Sprachbildern ein, ermöglicht Neu-Rahmungen bisheriger Bilder und eröffnet neue Galerien.

Rahmen: Was ist besser geworden?

Die Frage »Was-ist-besser-geworden?« macht es Kindern, Jugendlichen und Eltern leichter, einen Vorher-Nachher-Vergleich anzustellen und Unterschiede wahrzunehmen. Dadurch können sie den therapeutischen Glaubenssatz »Wandel ist konstant und unvermeidlich« verinnerlichen.

Anstatt über Zustände zu sprechen (»Wie geht es dir heute?«, »Wie ist der Stand der Dinge?«, »Was hast du heute mitgebracht?«) fördert die Frage nach dem, was besser geworden ist, das prozesshafte Wahrnehmen und Beschreiben therapeutischer Entwicklung.

Im konzeptionellen Arbeitsraum werden alle Aspekte des Denkens, Fühlens und Handelns sowie die intraindividuellen und interaktionalen Dimensionen sowohl auf der bewussten als auch auf der unbewussten Ebene registriert und durch weiterführende Fragen wertgeschätzt und ausgeweitet. Die Frage »Was stattdessen?« und die Frage »Was noch?« spielen eine große Rolle, um möglichst viele Aspekte hervorzuheben, um ein sinnvolles Gesamtbild herzustellen.

Das weiterführende Interview in den Folgesitzungen kann auf der Grundlage der Antworten der Klienten in unterschiedlichen Rahmen stattfinden. Antworten können konkrete oder allgemeine Beschreibungen umfassen, die mit der Handlungsebene verbunden werden. Antworten, die konkretes oder allgemeines Handeln einbeziehen, werden mit möglichen Auswirkungen verknüpft und verallgemeinert beschrieben.

Eine Antwort wie die von Janick beschreibt etwas konkret. Im Anschluss wird versucht, konkrete Beschreibungen zu verallgemeinern und zu generalisieren.

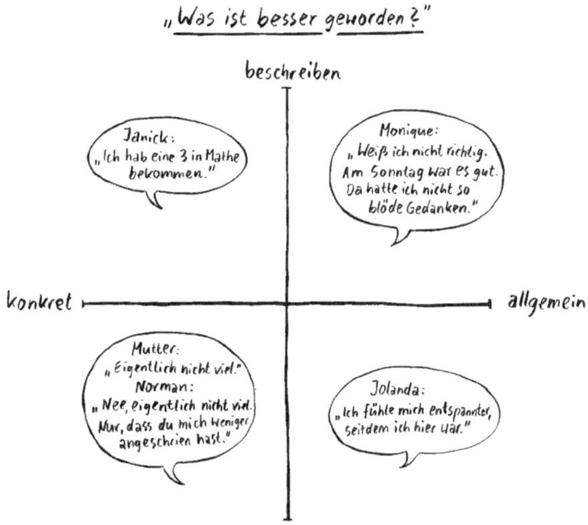

Die Antwort von Monique entspricht einer allgemeinen Beschreibung, hier wird versucht, die Antwort mit Handlungen zu verknüpfen.

Die Antworten von Norman und seiner Mutter beschreiben konkrete Handlungen, deren Bedeutung für ihre Zukunft verallgemeinert wird.

Jolanda antwortet allgemein auf einer Handlungsebene. Ihre Antworten werden zu präzisieren versucht.

Bild: Konkrete Beschreibungen verallgemeinern

Antworten auf die Frage »Was ist besser geworden?« umfassen oftmals Kleinigkeiten, die auf eine detaillierte Selbst- und Fremdbeobachtung hinweisen. Für den weiteren Prozess ist es wichtig, dass es den Klienten gelingt, ihre konkreten Beobachtungen auf ihren Lebenskontext zu beziehen. Einzelne Beschreibungen werden durch Fragen miteinander verbunden, sodass sie Teile eines Gesamtbildes werden.

Therapeut: Was ist besser geworden, seitdem du das letzte Mal hier warst?

Janick: Ich hab eine 3 in Mathe bekommen.

Therapeut: Wow, gut! Das war in der Schule. Und was ist noch besser geworden?

Janick: Mein Vater hat weniger mit mir geschimpft.

Therapeut: Aha. Was hat er denn stattdessen gemacht?

Janick: Er war ruhig. Und wir haben zusammen Fußball im Fernsehen angeschaut.

Therapeut: Und was noch? Was ist noch irgendwie anders als vorher?

Janick: Das ist es eigentlich. Ist doch gut, oder? Ach ja, ich hab ein neues Bett bekommen.

Therapeut: Ein neues Bett? Kannst du darin gut schlafen?

Janick: Ja, das ist super.

Therapeut: Eine 3 in Mathe, mit deinem Vater Fußball schauen und ein neues Bett bekommen. Sind das Dinge, die dir gefallen? Etwas, von dem du dir in Zukunft mehr wünschst?

Janick: Ja klar, vor allem in der Schule. Dann schimpft mein Vater weniger und es ist besser zu Hause.

Therapeut: Schön, wenn das so weitergeht, was bedeutet das für andere Bereiche in deinem Leben? Was wird anders sein, wenn es in der Schule und zu Hause besser wird?

Janick: Ich glaube, dann verstehen wir uns alle wieder besser. Und dann kann ich auch wieder in den Sportverein. Das durfte ich ja lange nicht mehr, wegen der Schule.

Therapeut: Und wenn du wieder Sport machen kannst? Wie wirkt sich das aus?

Janick: Wenn ich wieder zum Training gehe und Spiele machen kann, dann ist alles in Ordnung.

Bild: Beschreibungen mit Handlungen verbinden

Manche Klienten beschreiben detailliert, welche kleinen Veränderungen sie bemerken, ohne diese auf sich zu beziehen. Sie berichten von ihren Erlebnissen, als wären sie selbstverständlich, und bringen sie nicht mit ihrer eigenen Selbstwirksamkeit in Verbindung. Vielmehr formulieren sie auf der kognitiven Ebene und nehmen ihre Handlungs- und Wahlmöglichkeiten nicht wahr.

Therapeut: Was ist besser geworden?

Monique: Weiß ich nicht richtig. Am Sonntag war es gut. Da hatte ich nicht so blöde Gedanken.

Therapeut: Was war passiert?

Monique: Weiß ich nicht genau. Vormittags war mein Vater noch da, und wir haben uns über die Ferien unterhalten.

Therapeut: Und was noch?

Monique: Ich hab einen witzigen Film geschaut.

Therapeut: Und kann es sein, dass das Sprechen mit deinem Vater über die Ferien und der witzige Film irgendwie Einfluss auf den Rest des Tages hatten?

Monique: Weiß nicht. Jetzt, wo Sie das sagen … vielleicht.

Therapeut:	Und wie hat sich das alles auf deinen Sonntagabend ausgewirkt? Was hast du am Abend gemacht, was du sonst nicht gemacht hast?
Monique:	Weiter Fernsehen geschaut. Ach ja, und dann hab ich noch eine Freundin angerufen und wir haben uns für Dienstag verabredet.
Therapeut:	Und was noch?
Monique:	Nichts mehr. Ähm, doch. Ich hab mal wieder Tagebuch geschrieben. Das tut mir immer gut. Das war gut.
Therapeut:	Klingt so, als würde dir einiges guttun, wenn du es tust: an Ferien denken, schöne Filme schauen, mit deiner Freundin telefonieren, sich verabreden und Tagebuch schreiben.
Monique:	[*lacht*] Ja, stimmt. Irgendwie eine ganze Menge, was ich da gemacht hab, oder?
Therapeut:	Ja, eine ganze Menge, die du tust.

Bild: Konkrete Handlungen hervorheben und für die Zukunft verallgemeinern

Zuweilen antworten Klienten auf die Frage »Was ist besser geworden?«, indem sie von einzelnen Handlungen berichteten, die anders waren als vorher, ihnen jedoch zunächst nur halb oder nicht bewusst sind. Dann helfen gezielte Fragen dabei herauszufinden, was auf intraindividueller oder interaktionaler Ebene dazu geführt haben könnte, dass andere Handlungsmöglichkeiten gewählt wurden als bisher.

Therapeut:	Was ist besser geworden, seitdem Sie das letzte Mal hier waren?
Mutter:	Eigentlich nicht viel.
Norman:	Nee, eigentlich nicht viel. Nur, dass du mich weniger angeschrien hast.
Mutter:	Angeschrien?
Norman:	Ja, wir haben uns weniger gestritten.
Therapeut:	Was war passiert und wann hast du das bemerkt?
Norman:	Bei den Hausaufgaben.
Mutter:	Das stimmt, du hast letzte Woche deine Hausaufgaben allein gemacht. Das war seit Langem das erste Mal, dass du Hausaufgaben gemacht hast, ohne dass ich dich dazu aufgefordert habe.
Therapeut:	Ist das so?
Norman:	Ja, wir machen in Sachkunde etwas zu Häusern und wie Häuser gebaut werden. Da mussten wir einen Grundriss zeichnen. Das hat voll Spaß gemacht.
Therapeut:	Und was war da anders?
Mutter:	Da konnte ich meine Hausarbeit machen und als ich wiederkam, war Norman fertig.
Therapeut:	Und wie fanden Sie das?
Mutter:	Gut, das sollte öfter so sein.
Therapeut:	Und wie haben Sie darauf reagiert?
Mutter:	Weiß nicht, ganz normal.
Therapeut:	Norman, hast du bemerkt, dass deine Mutter an dem Nachmittag gut fand, dass du deine Aufgaben allein gemacht hast?

Norman: Nee, eigentlich nicht … Äh, doch, Mama hat gelächelt. Die hat sich gefreut.

Mutter: Stimmt, gelächelt.

Therapeut: Und hat Norman das bemerkt?

Mutter: Ich glaub schon, er hat auch gelächelt. Irgendwie war das ein kurzer Moment, in dem es richtig schön war.

Therapeut: Wie hat sich das auf den Rest des Tages ausgewirkt?

Norman: Irgendwie gut, ich durfte anschließend Fernsehen, und es gab kein Geschrei.

Mutter: Genau, danach war es ein richtig guter Abend.

Therapeut: Wenn Sie das beide schön fanden, welche Ideen haben Sie, was jeder einzeln dazu beitragen könnte, damit das öfter passiert? Was kann jeder Einzelne tun?

Bild: Abstrakte Beschreibungen präzisieren

Die Frage »Was ist besser geworden?« kann von den Klienten auch sehr unspezifisch und abstrakt beantwortet werden. Um vage, generalisierte Antworten zu präzisieren, kann der Therapeut die Kriterien für wohlgeformte Therapieziele anwenden. Im Fokus steht das Beschreiben der anwesenden, beobachtbaren, sinnesspezifischen konkreten Wahrnehmungen.

Therapeut: Was ist besser geworden seit unserem letzten Treffen?

Jolanda: Ich fühle mich entspannter, seitdem ich hier war.

Therapeut: Entspannter? In Bezug worauf fühlst du dich entspannt?

Jolanda: Mit meinem Freund. Das wird lockerer.

Therapeut: Locker, aha. Und was noch?

Jolanda: Wie, was noch? Entspannter und lockerer eben. Weniger Streitigkeiten.

Therapeut: Weniger Streitigkeiten. Was macht ihr denn stattdessen?

Jolanda: Alles wie sonst auch. Nur weniger Streit.

Therapeut: Weniger Streit. Und was macht ihr anders, wenn ihr euch nicht streitet?

Jolanda: Na chillen. Einfach so, wie sonst auch.

Therapeut: Ist das etwas, was du dir wünschst?

Jolanda: Ja klar, was sonst? Chillen und meine Ruhe haben.

Therapeut: Was genau habt ihr gemacht, als du dich entspannt und locker mit deinem Freund gefühlt hast?

Jolanda: Einmal waren wir den ganzen Sonntag im Park, das war cool. Und dann vorgestern im Kino, da hat er mich eingeladen. Das hat er noch nie gemacht.

Therapeut: Wow. Im Park. Und im Kino. Wie hast du darauf reagiert, als er dich eingeladen hat?

Jolanda: Ganz normal. Hab ihn umarmt und dann sind wir los.

Therapeut: Wie hat er darauf reagiert?

Jolanda: Sich gefreut eben, was sonst?

Therapeut:	Wünschst du dir so etwas öfter für deine Zukunft? Sich umarmen, sich miteinander freuen und so weiter?
Jolanda:	Logisch, das wäre gut.
Therapeut:	Was müsste passieren, damit das öfter passiert?

Der Therapeut sucht gemeinsam mit den Klienten nach selbstwirksamem Verhalten, um einzelne Handlungen miteinander zu verknüpfen. Darauf basierend können die Klienten ihre erlebte Wirklichkeit aktiv und bewusst herstellen.

Rahmen: Was ist noch besser geworden?

Die Frage »Was noch?« hat einen hohen Stellenwert, weil damit verschiedene Aspekte zu einem Bild vereint werden, das Zuversicht und Hoffnung für die Zukunft bietet.

Mit den weiterführenden Fragen wie »Was noch?«, »Was war genau passiert?«, »Was war anders als sonst?«, »Wie hast du dazu beigetragen?«, »Wie hast du das geschafft?«, »Was hast du da gedacht?« oder »Wie hast du dich danach gefühlt?« werden Ausnahmen in der Vergangenheit betont. Innerhalb des konzeptionellen Arbeitsraums werden die Antworten über die Ebenen des Denken-Fühlen-Handelns präzisiert, aufeinander bezogen, generalisiert und auf der Zeitachse mit der Gegenwart und Zukunft verknüpft.

Ein Erweiterung des konzeptionellen Arbeitsraums als zusätzlicher Improvisationsrahmen auf einer möglichen vierten Dimension bietet das Modell der logischen Ebenen. Mit ihm lassen sich die Antworten im weiterführenden Was-ist-besser-geworden?-Interview organisieren, ausweiten und stabilisieren.

Bild: Das Modell der logischen Ebenen

In seinen Ausführungen über das Lernen spricht Bateson (1985) von logischen Typen und »natürlichen« Hierarchien von Klassifikationen, die das Verarbeiten von Informationen beim Lernen organisieren. Änderungen auf einer höheren Ebene beeinflussen unwillkürlich die Organisationsprozesse auf den unteren Ebenen. In einem Top-Down-Modell wird davon ausgegangen, dass je hierarchisch höher eine Lernerfahrung angesiedelt ist, desto leichter beeinflusst es die darunter liegenden Ebenen, während Lernerfahrungen auf niederen Ebenen nicht automatisch zu einem Wandel auf höheren Ebenen führen. Dilts et al. (1995) formulieren daraufhin ein Modell der logischen Ebenen, die folgendermaßen vom unten nach oben pyramidal angelegt sind:

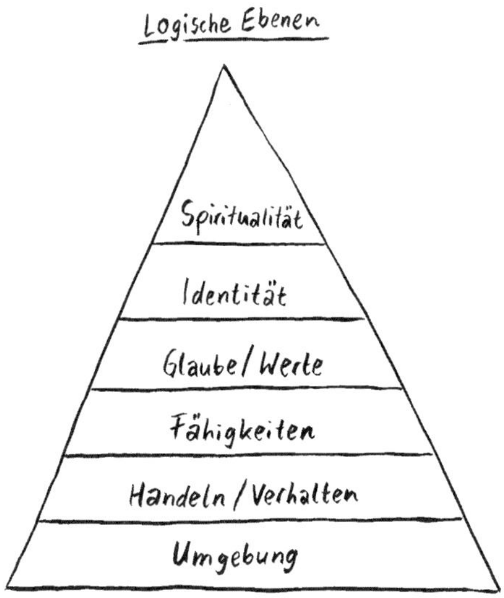

Ebene der Umgebung. Sie bildet die unterste Ebene des Modells. Menschen leben in einer Umgebung, die sie beeinflusst und die sie wiederum beeinflussen. Umgebungsfaktoren sind psychosoziale, kulturelle, klimatische, gesellschaftliche und natürliche Faktoren.

In engen Räumen empfinden wir anders als in der Weite der Natur.

Ebene des Verhaltens. Die Verhaltensebene ist unmittelbar mit der Umgebung verknüpft. Alles Handeln wirkt in der Umgebung und ist direkt von ihr beeinflusst. Kinder in der Stadt lernen früh andere Verhaltensregeln als Kinder, die auf einem Bauernhof mit Tieren groß werden.

Ebene der Fähigkeiten. Fähigkeiten sind die Voraussetzungen von Verhalten. Die Fähigkeit sich auf zwei Beinen zu bewegen, ermöglicht das Laufen, Rennen, Stehen und den Gebrauch der Hände für alle möglichen Handlungen, die der Säugling im frühen Entwicklungsalter krabbelnd nicht realisieren kann. Die Fähigkeit, sich auf zwei Beinen zu bewegen, erhöht die Wahlmöglichkeiten des Kindes. Die entwickelte kognitive Fähigkeit, Nein zu sagen, eröffnet eine Kaskade von neuen Verhaltensmöglichkeiten, die vorher nicht möglich scheinen.

Ebene des Glaubens. Auf dieser kognitiven Ebene organisieren wir Wertvorstellungen, Überzeugungen und Glaubenssätze. Verhalten wird reflektiert und begründet. Wenn ein Kind zunächst seine Fähigkeit nutzt, um im Wasser zu schwimmen, dann lernt es, daran zu glauben. Wenn es dann glaubt und überzeugt ist, sich autonom im Wasser bewegen zu können, dann kann es in ganz unterschiedliche Gewässer gehen und schwimmen, spielen, springen und tauchen.

Ebene der Identität. Auf dieser Ebene finden wir Kernannahmen über uns selbst, wer wir sind. Aus einem »Ich gehe zur Schule« kann ein »Ich bin ein Schüler!« werden. Ich gehöre dazu. Und mit einer Schuluniform (Umgebungsebene) verbinde ich ein standesgemäßes Verhalten und gelange zur Identität eines Schülers dieser Schule. Und als Schüler dieser Schule ist es selbstverständlich, an Ruder-Wettbewerben teilzunehmen, etwas, dass ich ohne diese Identität niemals begonnen hätte.

Ebene der Spiritualität. Hier erfahren wir in Gedanken, Gefühlen und Handlungen die Auseinandersetzung zwischen uns und der Welt. Das Erleben, Teil eines größeren Ganzen zu sein, eine Mission zu erfahren oder zu verfolgen. Religiosität als ideelle Sinnstiftung findet auf dieser Ebene statt: Wo komme ich her? Und: Wo gehe ich hin?, sind die zentralen Themen auf dieser Ebene. Ein Wandel auf dieser Ebene, z. B. das Konvertieren zu einer anderen Glaubensgemeinschaft, wirkt sich unwillkürlich auf alle unteren Ebenen aus. Mit einem neuen Namen erfahren wir eine neue Identität, glauben anders, verhalten uns anders und wirken anders in unserer Umgebung, indem wir uns anders kleiden, einrichten etc. Andersherum erzeugt eine neue Einrichtung nicht mit gleicher Dynamik einen dramatischen Wandel auf der Identitätsebene, wie wir es z. B. bei pubertierenden Jugendlichen bemerken, wenn sie Kleidungen ausprobieren und ihre Zimmer umgestalten, um herauszufinden, was zu ihnen passt. Haben sie dann eine Identität für sich definiert, ist es selbstverständlich, die Überzeugungen und das Verhalten dazu in Einklang zu bringen.

Bild: Das Was-ist-besser-geworden?-Interview mit den logischen Ebenen

Unterschiede der logischen Ebenen in den Antworten von Klienten zu hören oder gezielt nach unterschiedlichen Erfahrungen nachzufragen ermöglicht, einzelne Erfahrungen in ein ganzheitliches Gesamtbild zu arrangieren.

Therapeut:	Was ist besser geworden, seitdem Sie das letzte Mal hier waren?
Mutter:	Felix war jeden Tag in der Schule. [*Umgebung und Verhalten*]
Therapeut:	Gut! Was noch?
Vater:	Felix hat seine Jacke nach der Schule auf den Kleiderhaken gehängt. Das war neu, ich glaub, das lernen sie gerade im Sportunterricht. Sachen ordentlich zu halten. Das find ich gut. [*Umgebung und Verhalten*]
Therapeut:	Wow, das ist wirklich etwas Neues bei Ihnen!
Mutter:	Ja, das war wirklich neu. Das fand ich super. Und er lernt auch mehr, zu sagen, wenn er was will, und motzt weniger, wenn ihm etwas nicht passt. [*Fähigkeit*]
Therapeut:	Und was noch? Was ist noch irgendwie besser als vorher?
Vater:	Ja, als er jetzt zweimal gefragt hat, ob er Computer spielen darf, hab ich gemerkt, dass er unsere Regeln versteht: Er kann seine Sachen machen, wenn sie mit uns abgesprochen sind. Dann darf er auch spielen und wir wissen, wann es Zeit wird, das Spielen wieder zu beenden. Das kann er noch nicht allein. [*Wertvorstellungen, Glaubenssätze*]
Therapeut:	Okay, das ist eine ganze Menge!
Mutter:	Ja, und jetzt, wo wir das berichten, fällt mir auf, dass Felix wirklich lernt, dass er kein Grundschulkind mehr ist. Die neue Schule tut ihm richtig gut und seitdem er dort regelmäßig hingeht, fühlt er sich auch mehr dazugehörig. Das freut mich.

Durch gezieltes Nachfragen führt das Was-ist-besser-geworden?-Interview zu ganzheitlichen Beschreibungen und ermöglicht, dass Lösungen Gestalt annehmen, die sich als Vordergund zum bisherigen Hintergrund abheben. Weiterführende Fragen können bezogen auf die verschiedenen Ebenen sein:

- **Umgebung**
  Wer in deiner Umgebung hat noch bemerkt, dass etwas besser geworden ist?
  Hast du bei anderen in deiner Klasse bemerkt, dass die merken, dass du dich anders verhalten hast?
- **Verhalten**
  Was haben Sie am Verhalten Ihres Kindes beobachtet, was besser geworden ist?
  Was hast du am Verhalten deiner Geschwister beobachtet, was besser geworden ist?
- **Fähigkeiten**
  Was ist besser geworden, in Bezug darauf, wie es dir gelingt, dich von den anderen fernzuhalten, sodass du dich weniger gezwungen fühlst, Mitglied dieser alten Gang zu sein?
  Was ist besser geworden, seitdem du gelernt hast, dich durchzusetzen?

- **Glauben und Werte**
  Was ist besser geworden, seitdem du zuverlässig zur Ausbildungsstelle gehst?
  Was ist besser geworden, seitdem du glaubst, dass du die Schule schaffen kannst?
- **Identität**
  Was ist besser geworden, seitdem du eine ältere Schwester von einem kleinen Bruder bist?
  Was ist besser geworden, seitdem Sie sich bewusst entschieden haben, trotz der Kinder wieder in Ihrem alten Beruf als Verkäuferin zu arbeiten?
- **Spiritualität**
  Was ist besser geworden, seitdem Sie sich mit Ihren Eltern ausgesöhnt haben?
  Was ist besser geworden, seitdem Sie sich entschieden haben, dass Ihr Sohn anstatt zur Konfirmation nun doch zur Jugendweihe geht?

Anhand der Skalierungsfrage nach Therapiefortschritten lässt sich die Gegenwart evaluieren: »Stell dir eine Skala vor, auf der die 10 dafür steht, dass wir die Therapie erfolgreich beenden, und die 1 bedeutet das Gegenteil. Was würdest du sagen? Wo stehst du heute, wenn du bedenkst, was du gerade alles berichtet hast?«

Fragen wie »Was macht das für einen Unterschied zu bisher?«, »Wie wirkt sich das auf den Rest deiner Zukunft aus?« oder »Was kannst oder wirst du tun, was du bisher nicht tun konntest?« verbindet der Therapeut die jüngste Vergangenheit über die Gegenwart mit der Zukunft.

Im nächsten Flügel sehen wir, wie lösungsfokussierte Interviewfragen und spielerische Interventionen zum Identifizieren, Aktivieren und Modellieren von persönlichen Stärken und Ressourcen für die Therapie utilisiert werden können.

7 Flügel: Ressourcen identifizieren, aktivieren und modellieren – therapiebezogene Diagnostik

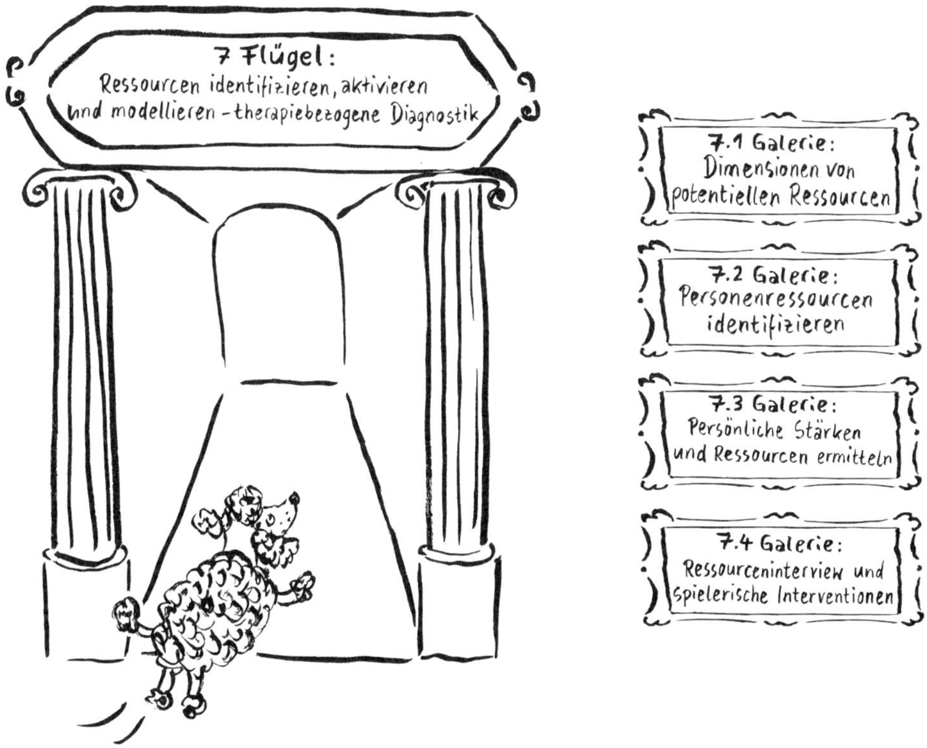

Die Bedeutung der ersten Minuten wurde bereits betont. In den ersten Minuten einer therapeutischen Begegnung erfolgt eine erfahrungsbezogene Blickdiagnostik, welche erste Fragen und somit die therapeutisch-semantische Bedeutungswahl beeinflusst. Intuitiv werden z. B. folgende Aspekte betrachtet:

- Wie ist das Kind gekleidet?
- Wie erfolgt die Kontaktaufnahme?
- Gibt es Blickkontakt?
- Gibt es einen Handschlag zur Begrüßung?
- Ist die Stimme hörbar?
- Wie wird das Kind durch die Bezugspersonen vorgestellt?

Die Art und Weise, wie ein Kind den Therapieraum betritt und erkundet, vermittelt einen wichtigen ersten Eindruck.

- Wartet es ab, bis es einen Platz zugewiesen bekommt?
- Setzt es sich auf einen Stuhl?

- Schaut es sich Spielsachen an, die offen ausgelegt sind?
- Ist es laut oder leise, schnell oder langsam?

Mit diesen Fragen finden wir uns in der therapeutischen Eröffnungsgalerie wieder, von der das weitere Vorgehen ausgeht. Beim verantwortungsvollen, lösungsfokussierten Arbeiten mit Kindern und Jugendlichen müssen jedoch auch weitere Aspekte zum vorgestellten Therapiethema berücksichtigt werden. Abhängig vom therapeutischen Kontext, von der therapeutischen Indikation und von den therapeutischen Fragestellungen ist auch eine entwicklungspsychologische Diagnostik notwendig, wenn z. B. entschieden werden muss, welche schulischen Entwicklungen für ein Kind oder einen Jugendlichen zielführend sind. Klinisch-medizinischer Klärungsbedarf besteht, wenn Eltern, Kinder oder Jugendliche psychosomatische Themen wie Asthma, Neurodermitis, Enuresis, Kopf- oder Bauchschmerzen oder andere Auffälligkeiten in der Therapie vorstellen, bei denen eine rein auf der Expertise der Klienten begründete therapeutische Intervention ungenügend ist.

Die Abkehr der lösungsfokussierten Therapie von einer an Störungsbildern und an Defiziten orientierten Therapie führt in der pragmatischen lösungsfokussierten Logik zu diagnostischen Interventionen, die Stärken und Ressourcen identifizieren, aktivieren und modellieren.

Ressourcendiagnostik ist nie losgelöst und einer therapeutischen Intervention vorgeschaltet, sondern integraler Bestandteil des therapeutischen Prozesses. Das Identifizieren von Ressourcen und persönlichen Stärken ist ein selbstbezüglicher Wirkfaktor lösungsfokussierter Therapie.

In der nachfolgenden ersten Galerie werden Dimensionen des Ressourcenbegriffs vorgestellt, die für die therapeutische Praxis mit Kindern und Jugendlichen relevant sind.

Eine weitere Galerie präsentiert, wie Ressourcen mithilfe diagnostischer Instrumente und Interventionen ermittelt werden.

7.1 Galerie: Dimensionen von potenziellen Ressourcen

»Auf die Stärken kannst du bauen« (Durrant, 1996) markiert den eingeführten Paradigmenwechsel in der Psychotherapie durch den lösungsfokussierten Ansatz. Vorhandene und erlebte Ressourcen werden als Wirkfaktor gelingender Psychotherapie angesehen (vgl. Miller et al., 2000; Grawe, 2004; Mentha, 2013; Schemmel et al., 2013). Ressourcen werden als Quellen und zweckdienliche Mittel verstanden, um Anforderungen und Aufgaben zielorientiert zu bewältigen (vgl. Petzold, 1997). »Letztlich alles, was von einer bestimmten Person in einer bestimmten Situation wertgeschätzt wird oder als hilfreich erlebt wird, kann als Ressource betrachtet werden« (Nestmann, 1996).

Klemenz unterscheidet potenzielle Ressourcen in folgende Dimensionen (2003):

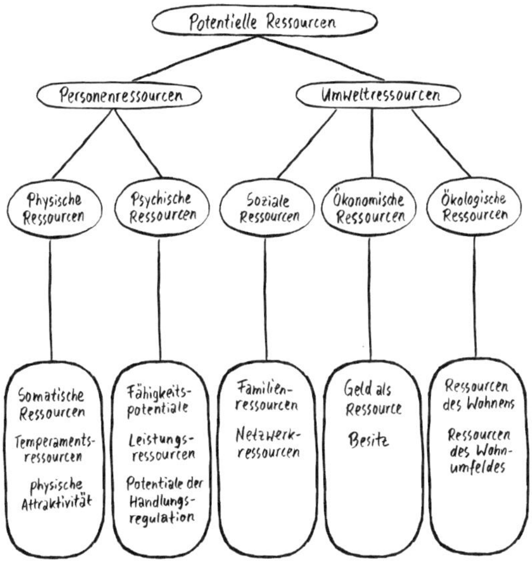

Umweltressourcen. Die Umweltressourcen spielen in der Kindertherapie als Hintergrund eine wichtige Rolle. Die materiellen Lebensbedingungen wirken entscheidend auf die kindliche Entwicklung, Lernerfahrungen und Bewältigungsverhalten. Sie werden in ökonomische, ökologische und soziale Ressourcen differenziert. Zu den Umweltressourcen zählen auch überindividuelle, die kindliche Entwicklung prägende Ressourcen.

Übersicht

Ökonomische Ressourcen	▶ Geld und Vermögen ▶ materieller Besitz ▶ Existenz- und soziale Absicherung
Ökologische Ressourcen	▶ Logistik (Informations- und Kommunikationsquellen, Zeitung, PC und Internet) ▶ Mobilität ▶ Wohnraumqualität
Soziale Ressourcen	▶ verfügbare soziale Netzwerke ▶ Haustiere und Umgang mit Tieren ▶ Freizeitangebote (Sport, Kultur) ▶ emotional stabile Beziehungen in: – Familie – Nachbarschaft – Freundeskreis – Schule

Spirituelle Ressourcen	▶ Identität und Zugehörigkeitsgefühl ▶ Zugang zu spirituellen Räumen ▶ Religion und Möglichkeiten der Auseinandersetzung ▶ kulturell-ethnische Ressourcen in Form kulturspezifischer Rituale
Professionelle Ressourcen	▶ schulische Position (Schultyp) ▶ Qualifikation ▶ Erfahrungswissen ▶ professionelle Position der Eltern ▶ Fachwissen

7.2 Galerie: Personenressourcen identifizieren

In der therapeutischen Praxis stehen die Personenressourcen, d.h. die individuellen physischen und psychischen Stärken und Fähigkeiten, im Vordergrund. Berücksichtigen wir die materiellen und emotionalen Abhängigkeitsverhältnisse von Kindern und Jugendlichen, dann werden die sozialen Ressourcen besonders bedeutsam, insbesondere die der Familie. Als soziale Ressourcen gelten die Eltern und Großeltern, Geschwisterkinder und Verwandte sowie Nachbarn und Mitschüler und Lehrer.

Die Personenressourcen gliedern wir in eine physische und eine psychische Dimension, die sich in der therapieorientierten lösungsfokussierten Diagnostik fein differenzieren lässt, wie die folgende Übersicht zeigt.

Übersicht

Physische Ressourcen	Motorische Fähigkeiten ▶ technische Fertigkeit und Koordinationsfähigkeit ▶ Feinmotorik ▶ Sportlichkeit ▶ Ausdauer und Belastbarkeit ▶ Kraft ▶ Gewandtheit und Bewegungskontrolle
	Somatische Ressourcen
	Physische Attraktivität
Psychische Ressourcen	Selbstbild ▶ Selbstwirksamkeitseinschätzung ▶ Selbstakzeptanz ▶ Erscheinung ▶ Gesundheit ▶ Energiepotenzial ▶ Spannkraft

Psychische Ressourcen	Kognitive Kompetenzen ▶ logisches Denken ▶ konstruktives und planerisches Denken ▶ kritisches Denken ▶ kreatives Denken ▶ Abstraktionsfähigkeit ▶ Wissensschatz (altersgemäß) Sprachliche Fähigkeiten ▶ altersgemäße Sprachentwicklung ▶ Wortschatz ▶ sprachliche Intelligenz und Wortwitz ▶ Ausdrucksfähigkeit ▶ Moderationsfähigkeit ▶ Generalisieren und Zusammenfassen Kreativität ▶ Fantasie ▶ Ästhetik ▶ Spiele spielen und erfinden ▶ malerische und zeichnerische Fähigkeiten ▶ musikalische Fähigkeiten ▶ gestalterische Fähigkeiten Soziale Kompetenz ▶ Verantwortlichkeitsgefühl ▶ Humor ▶ kommunikative Kompetenz ▶ Hilfsbereitschaft ▶ Durchsetzungsvermögen ▶ Sensibilität und Sensitivität Copingkompetenz ▶ emotionale Intelligenz ▶ Kontrollüberzeugung ▶ realistische Situationseinschätzung ▶ Belastungsfähigkeit ▶ aktives Coping ▶ adaptives Coping Interessen ▶ soziale Werte (beziehungsorientiert) ▶ Orientierung an Materiellem ▶ Interesse an Informationen – Medien / Internet ▶ Interesse an Vorbildern und Idolen ▶ Neugier auf Neues ▶ schulische Interessen

7.3 Galerie: Persönliche Stärken und Ressourcen ermitteln

Diese Differenzierung dient als eine Art Hintergrundfolie, mit der personale Ressourcen präzise identifiziert und aktiviert werden können. Zum Ermitteln der aktivierbaren Ressourcen bieten sich verschiedene Möglichkeiten:

- Ressourcen mit Kompetenzsternen visualisieren
- Kompetenzsterne am Computer zeichnen
- Kompetenzsterne malen und zeichnen
- Ressourceninterview
- Spielerische Interventionen
- Entwicklungseinschätzung durch Selbst- und Fremdwahrnehmung

Therapiebezogene Ressourcendiagnostik bezieht sowohl die bewusste als auch die unbewusste Ebene durch Selbst- und Fremdeinschätzung ein. Wenn Eltern oder andere Bezugspersonen einbezogen sind, wird sowohl die individuelle Perspektive des Kindes oder Jugendlichen berücksichtigt als auch die interaktionale Perspektive zwischen den Kindern, Jugendlichen und den erwachsenen Bezugspersonen. Die Grundlage einer therapiebezogenen Ressourcendiagnostik bildet die Ressourcenmatrix.

Rahmen: Ressourcenmatrix

Im Spektrum von bewusstem und unbewusstem Denken, Fühlen und Handeln berücksichtigt die Ressourcendiagnostik eine Ressourcenmatrix (vgl. Petzold, 1997), die folgende Fragen beantwortet:

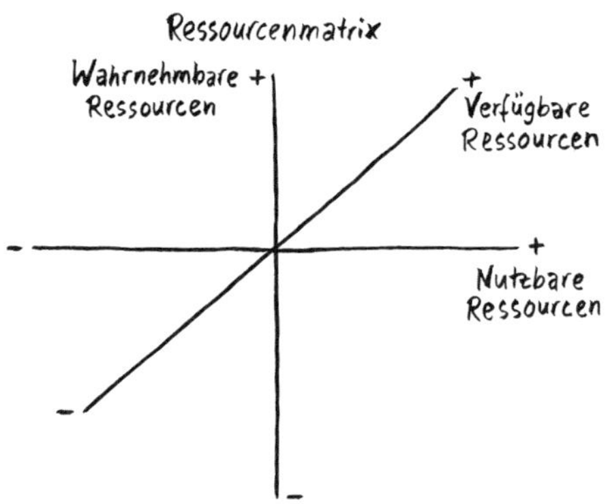

- Welche Ressourcen werden selbst wahrgenommen und welche (noch) nicht?
- Welche Ressourcen sind verfügbar oder nicht verfügbar?
- Welche Ressourcen werden bereits (im Ansatz) genutzt und welche noch nicht optimal eingesetzt?

Die Ressourcenmatrix bildet die Grundlage für alle weiteren Interventionen. Dadurch erfahren wir etwas von den wahrgenommenen (Denken), von den als verfügbar erlebten (Fühlen) und den zweckdienlichen Ressourcen (Handeln) der Klienten.

Rahmen: Ressourcen mit Kompetenzsternen visualisieren

Mithilfe von Selbst- und Fremdeinschätzungsskalen lässt sich die Vielfalt der personalen Ressourcen computergestützt visualisieren (Vogt-Hillmann, 2002).

Personale Ressourcen

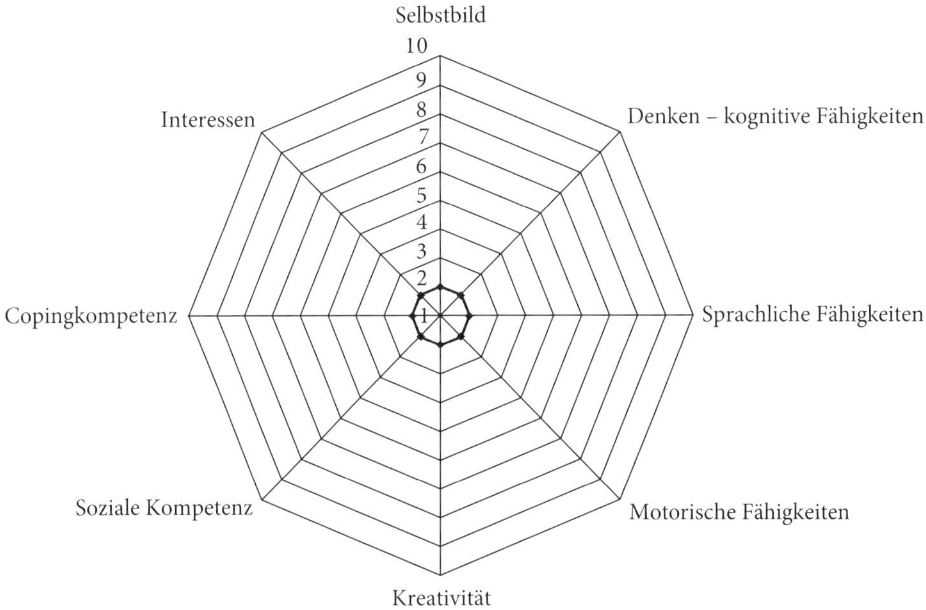

Die acht Dimensionen der personalen Ressourcen lassen sich jeweils weiter differenzieren und anhand einer Selbst- und/oder Fremdeinschätzung auf einer Skala dokumentieren. Jeder einzelnen Dimension, wie z. B. Selbstbild, werden sechs Aspekte zugeschrieben, die jeweils auf einer Skala von 1 (minimal als verfügbar erlebt) bis 10 (maximal als verfügbar erlebt) bewertet werden. Die einzelnen Dimensionen der personalen Ressourcen lassen sich in einzelnen untergeordneten Kompetenzsternen darstellen. Über eine Mittelwertrechnung werden alle Skalenwerte der einzelnen Kompetenzsterne in einem Kompetenzstern zusammengefasst.

Mit gezielten Fragen zu einzelnen Ressourcen wird die Expertise der Klienten im Rahmen einer Selbstevaluation erhoben und in einen jeweiligen Kompetenzstern übertragen. Die Beobachtungen von Bezugspersonen können in weiteren Kompetenzsternen erfasst und verglichen werden.

Bewährte Fragen lauten: Auf einer Skala von 1 bis 10; wobei 10 den Maximalwert und 1 den Minimalwert kennzeichnet: Wie schätzt du ein, …

Selbstbild

- Selbstwirksamkeitseinschätzung: ... wie du auf Situationen oder andere Personen einwirken kannst?
- Selbstakzeptanz: ... wie du dich selbst magst?
- Erscheinung: ... wie du in den Augen der anderen erscheinst oder diese beeindruckst?
- Gesundheit: ... wie gesund du dich fühlst?
- Energiepotenzial: ... wie viel Energie du in deinem Tank hast?
- Spannkraft: ... wie viel Spannung und Kraft du hast?

Denken – kognitive Fähigkeiten

- Logisches Denken: ... wie du logisch und glasklar über alles denken kannst?
- Konstruktives und planerisches Denken: ... wie du Pläne machen kannst?
- Kritisches Denken: ... wie du Sachen infrage stellen kannst?
- Kreatives Denken: ... wie gut du Neues erfinden kannst?
- Abstraktionsfähigkeit: ... wie du über alles, was du weißt, nachdenken kannst?
- Wissensschatz (altersgemäß): ... wie viel du schon weißt?

Sprachliche Fähigkeiten

- Sprachentwicklung: ... wie du andere verstehst und wie du selbst zu anderen sprichst?
- Wortschatz: ... wie viele Worte du beim Zeitungs- oder Bücherlesen oder Fernsehgucken verstehst?
- Sprachliche Intelligenz und Wortwitz: ... wie gut du Wörter benutzen oder Witze erzählen kannst?
- Ausdrucksfähigkeit: ... wie gut du von dir erzählen kannst?
- Moderationsfähigkeit: ... wie gut du mit anderen reden oder vermitteln kannst?
- Generalisieren und Zusammenfassen: ... wie gut du Sachen zusammenfassen und auf den Punkt bringen kannst?

Motorische Fähigkeiten

- Technische Fertigkeit und Koordinationsfähigkeit: ... wie gut du bauen und basteln kannst?
- Feinmotorik: ... wie gut du ganz kleine Sachen zusammenbauen kannst (Lego bauen und schrauben)?
- Sportlichkeit: ... wie sportlich du bist?
- Ausdauer und Belastbarkeit: ... wie lange du Sachen aushalten kannst?
- Kraft: ... wie viel (körperliche) Kraft du (für alles Mögliche) hast?
- Gewandtheit und Bewegungskontrolle: ... wie sportlich du dich bewegen kannst?

Kreativität

- Fantasie: ... wie gut du dir Sachen oder Geschichten vorstellen kannst?
- Ästhetik: ... wie du Sachen gestaltest?

- Spiele spielen und erfinden: … wie du Spiele spielst und neue Spielregeln erfindest?
- Malerische und zeichnerische Fähigkeiten: … wie du malen und zeichnen kannst?
- Musikalische Fähigkeiten: … wie du singen oder musizieren kannst?
- Gestalterische Fähigkeiten: … wie du handarbeiten, werken und basteln kannst?

Soziale Kompetenz

- Verantwortlichkeitsgefühl: … wie du Verantwortung übernehmen kannst?
- Humor: … wie du über Sachen lachen kannst?
- Kommunikative Kompetenz: … wie es dir gelingt, etwas von dir mitzuteilen?
- Hilfsbereitschaft: … wie du anderen hilfst?
- Durchsetzungsvermögen: … wie du bei anderen in der Familie, in der Schule oder bei Freunden deine Interessen durchsetzen kannst?
- Sensibilität und Sensitivität: … wie gut du bei anderen mitkriegst, wie es denen geht?

Copingkompetenz

- Emotionale Intelligenz: … wie dein Gespür für besondere Situationen ist (z.B. bevor ein Streit beginnt)?
- Kontrollüberzeugung: … wie du glaubst, mit Herausforderungen fertig werden zu können?
- Realistische Situationseinschätzung: … wie gut du Situationen realistisch einschätzen kannst?
- Belastungsfähigkeit: … wie viel du aushalten kannst?
- Aktives Coping: … wie gut du unvorhersehbare Situationen als Herausforderung meisterst?
- Adaptives Coping: … wie gut du dich an voraussehbare Situationen anpassen kannst?

Interessen

- Soziale Werte (beziehungsorientiert): … wie wichtig dir andere Menschen sind?
- Orientierung an Materiellem: … wie wichtig dir Sachen und Dinge sind?
- Interesse an Informationen – Medien/Internet: … wie wichtig es dir ist, alles Mögliche zu wissen, was gerade alles passiert?
- Interesse an Vorbildern und Idolen: … wie wichtig es dir ist, Vorbilder zu haben?
- Neugier auf Neues: … wie neugierig du bist?
- Schulische Interessen: … wie wichtig dir deine Schulfächer sind? Welche besonders?

Rahmen: Kompetenzsterne

Die folgenden Kompetenzsterne zu den einzelnen Ressourcendimensionen zeigen die Selbsteinschätzung von Jasper (14 Jahre), der sich eine ausgeprägte soziale Kompetenz sowie gut entwickelte kognitive und sprachliche Fähigkeiten attestiert:

Selbstbild

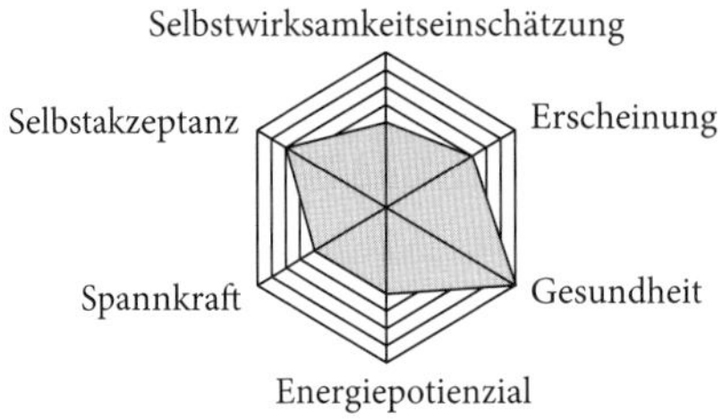

Denken – kognitive Fähigkeiten

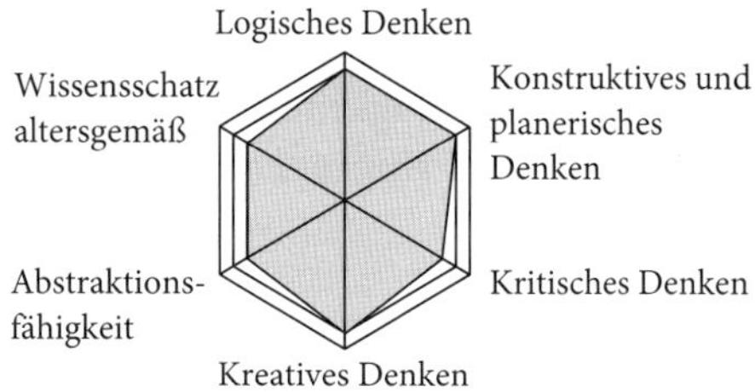

Sprachliche Fähigkeiten

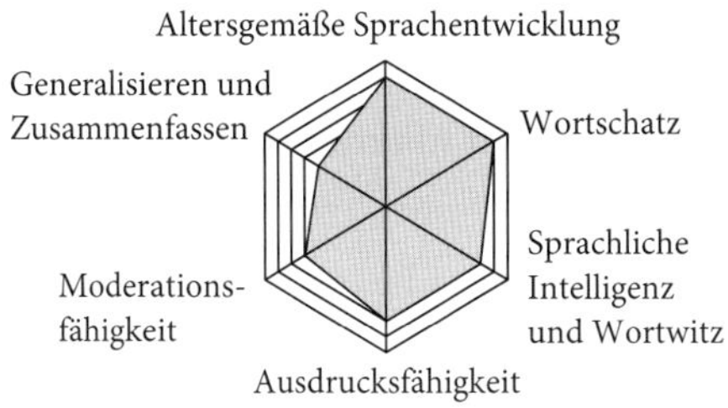

Kreativität

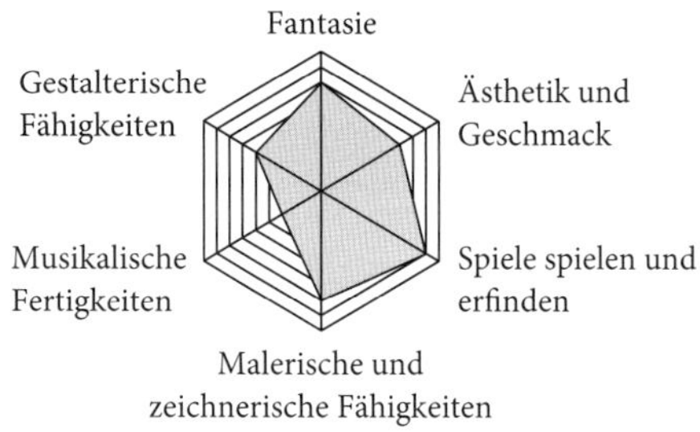

Motorische Fähigkeiten

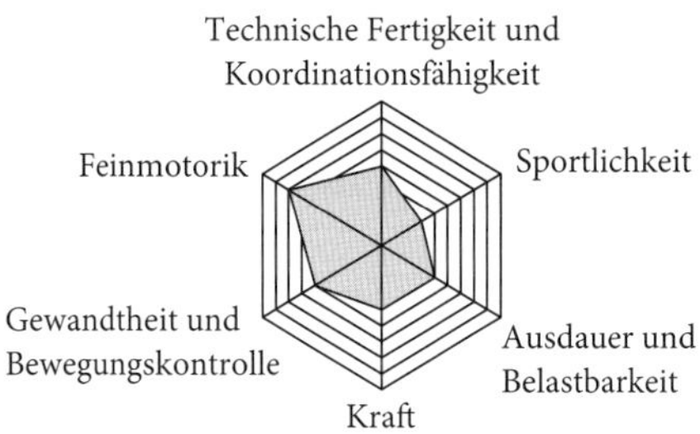

Soziale Kompetenz

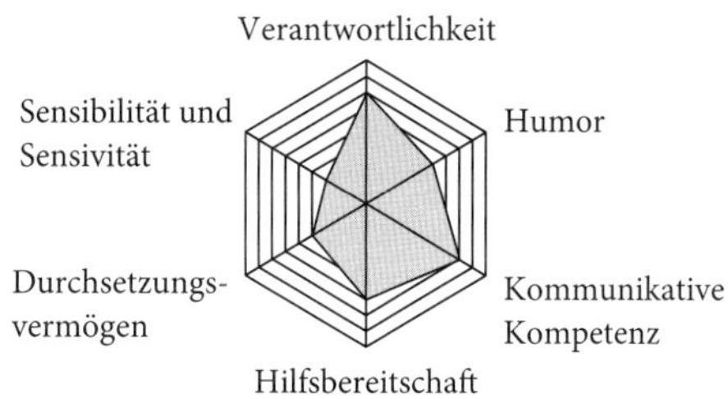

Copingkompetenz

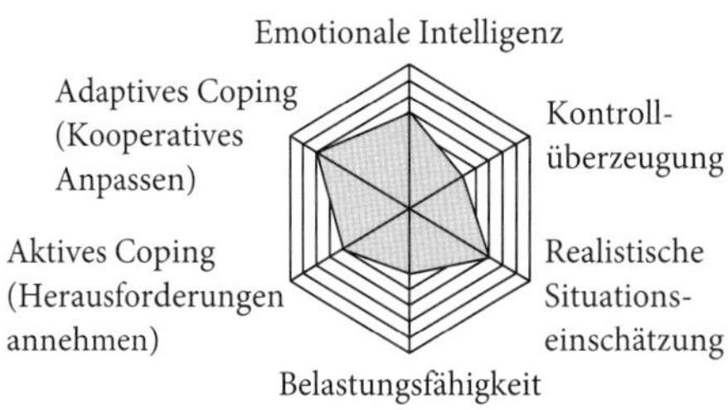

Interessen

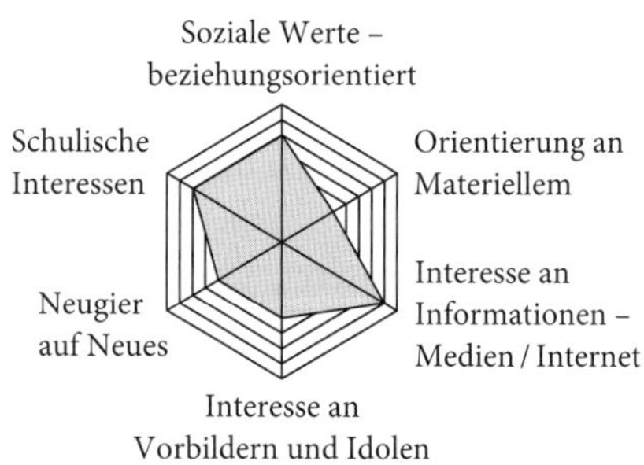

Die Werte der einzelnen Ressourcendimensionen ergeben zusammengefasst einen umfassenden Kompetenzstern der personalen Ressourcen von Jasper:

Kompetenzstern

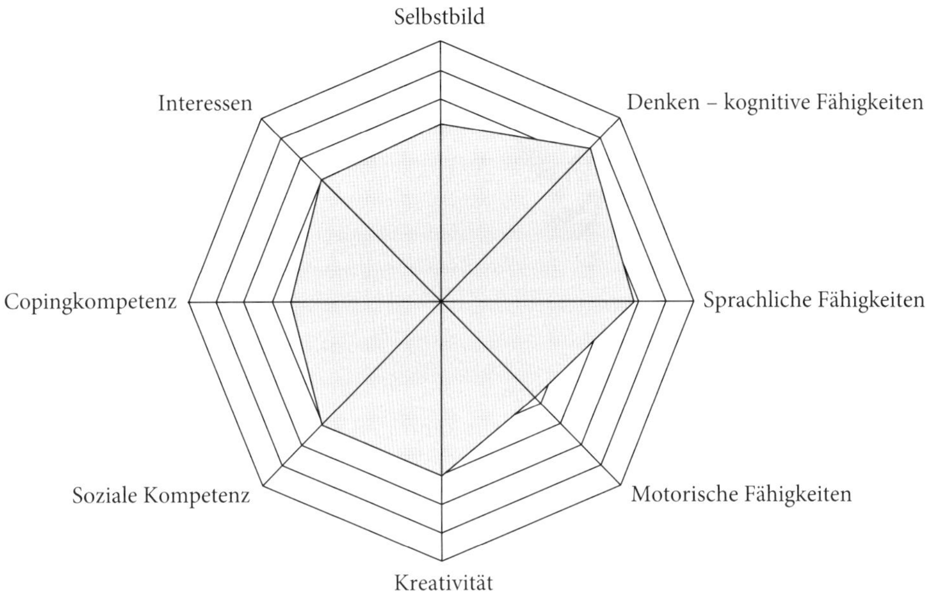

Kompetenzsterne können sowohl auf Selbst- als auch auf Fremdeinschätzungen beruhen und im therapeutischen Prozess über die Zeit hinweg mehrfach evaluiert werden. Dadurch werden Entwicklungspotenziale identifiziert und Entwicklungsprozesse für einzelne Ressourcendimensionen beschrieben.

Neben computergestützten Datendokumentationen und -visualisierungen wie im oben genannten Beispiel der Kompetenzsterne zeigen selbstgemalte Ressourcensterne situationsbezogene therapeutische Themen auf.

Rahmen: Kompetenzsterne malen und zeichnen

Kompetenzsterne können auch im freien Malen entstehen, wie die folgenden Bilder zeigen.

Bild: Sarah – Interessen als Ressourcen
Sarah (8 Jahre) zeichnet einen Stern, in dem sie ihre Hobbys und Interessen skaliert.

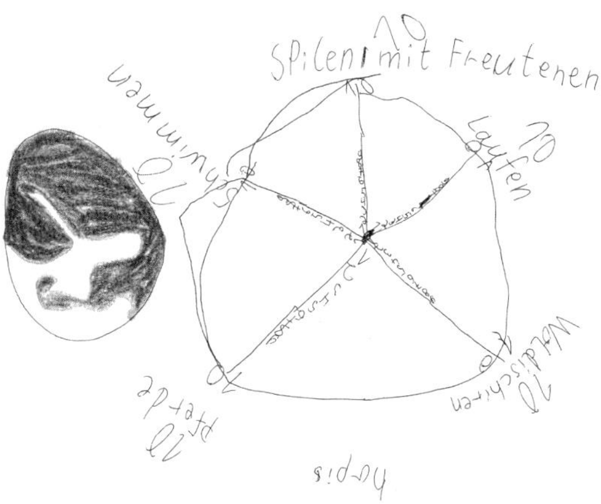

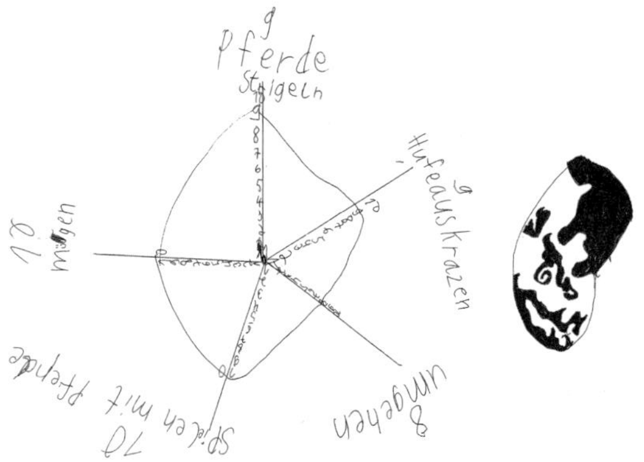

Bild: Sarah – Soziale Kompetenz
In einem weiteren Stern erläutert sie ihre Fähigkeiten im Umgang mit Pferden auf einem Reiterhof.

Bild: Luis – Fähigkeiten und Fertigkeiten
Luis (9 Jahre) zeigt, was er besonders gut kann und markiert seine Fähigkeiten mit Skalenwerten.

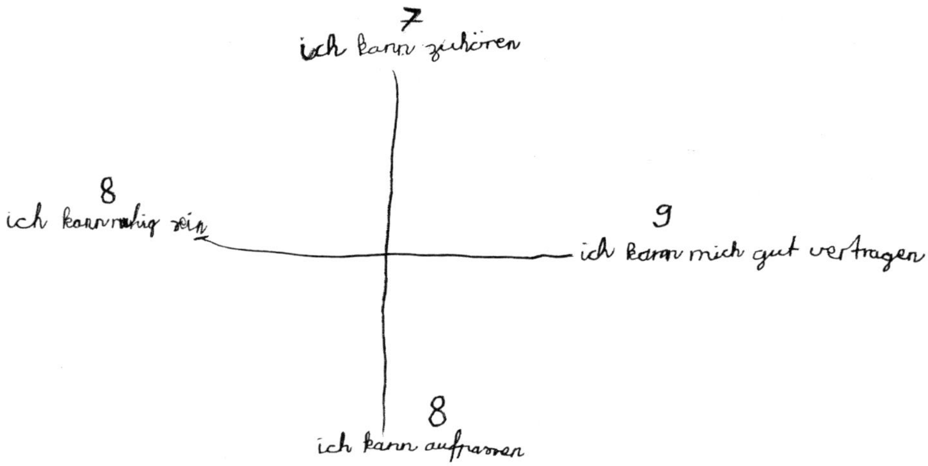

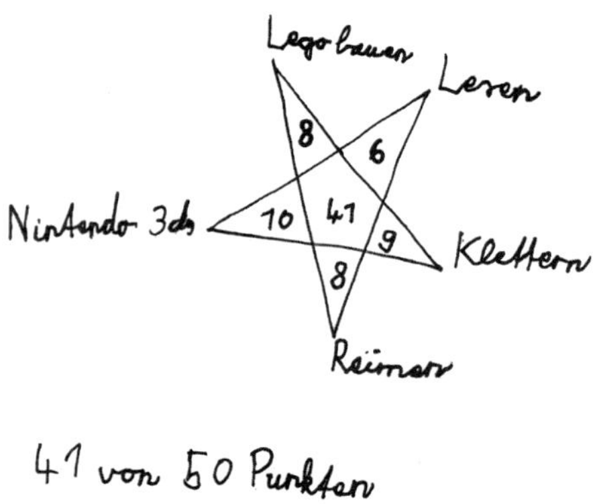

Bild: Jasper – Fähigkeiten
Jasper (10 Jahre) beschreibt und beurteilt seine Fähigkeiten.

Bild: Rebecca – schulische Fähigkeiten
Rebecca (8 Jahre) zeigt, was sie in der Schule besonders gern mag und wer ihre besten Freundinnen sind (vgl. Vogt-Hillmann, 2002).

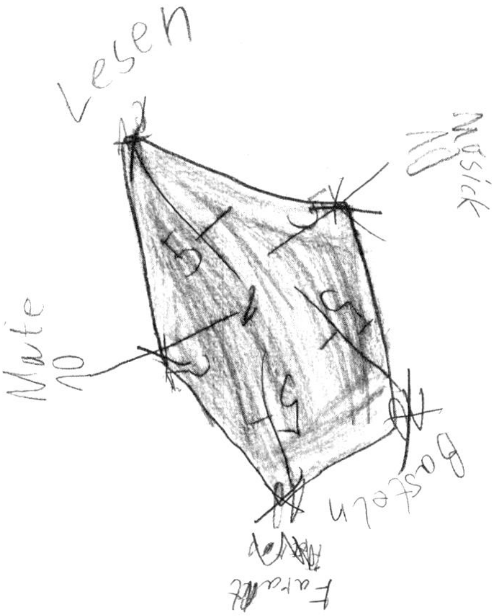

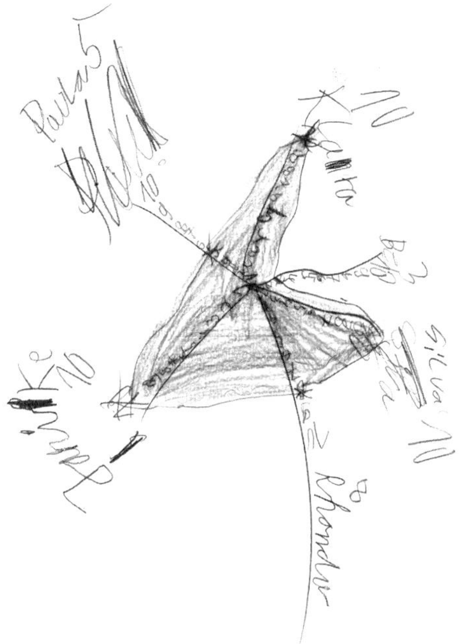

Bild: Susanne – Gefühle benennen und ordnen
Susanne (12 Jahre) nutzt den Stern, um unterschiedliche Gefühle aufzuzeigen.

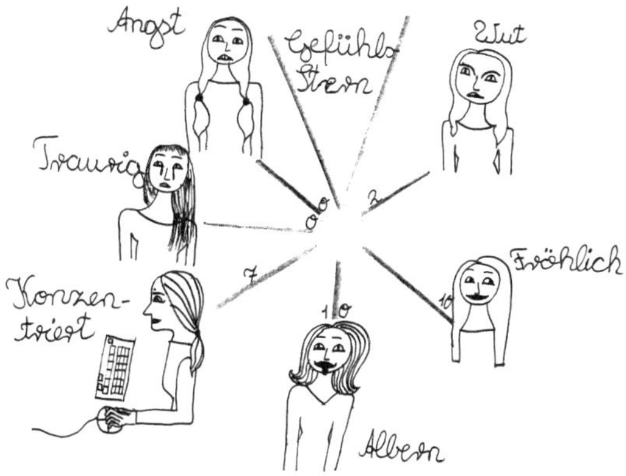

Bild: Lena – Ressourcen im Koffer
Lena (11 Jahre) verwandelt einen Ressourcenstern in eine Schatzkiste, in der sie Dinge aufbewahrt, die ihr besonders wichtig sind.

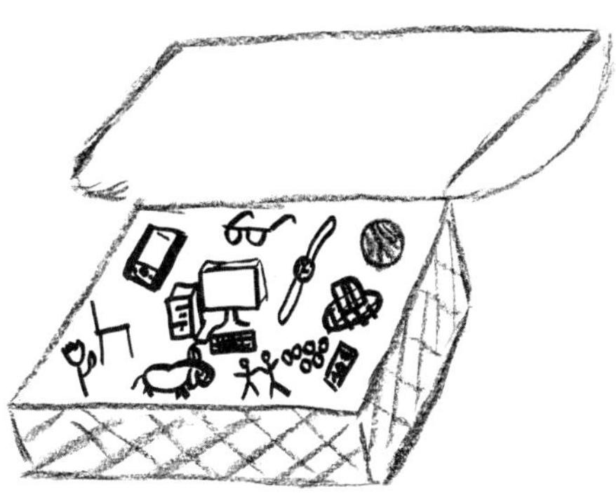

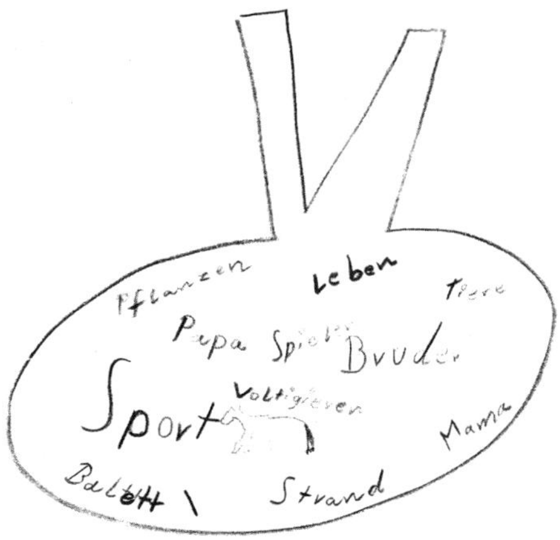

Bild: Monique – Ressourcen zum Wohlfühlen sammeln
Monique (11 Jahre) steht eine komplizierte Operation im Krankenhaus bevor. Sie malt einen Wohlfühltank, um sich an all das zu erinnern, was ihr im Leben gut tut und helfen wird, die Operation gut zu überstehen. Der Tank besitzt einen Zu- und ein Ablauf, sodass er stets unterschiedlich gefüllt ist.

7.4 Galerie: Ressourceninterview und spielerische Interventionen

Das Visualisieren von personalen Ressourcen in Form von Kompetenzsternen zeigt auf, welche Stärken bewusst wahrgenommen werden. Fremdeinschätzungen durch Bezugspersonen weisen auf Stärken hin, die (noch) nicht selbst wahrgenommen wurden.

Rahmen: Ressourceninterview

Fragen des Ressourceninterviews lauten u. a.:
- Was kannst du gut?
- Was oder wer könnte jetzt hilfreich sein?
- Wie könnten deine Eltern helfen?
- Wie könnten deine Geschwister helfen?
- Was bräuchtest du, um voranzukommen?
- Was könnte dir jetzt helfen?
- Gibt es irgendetwas, was du vielleicht im Hinterkopf hast und helfen könnte, du dich aber nicht zu denken traust?
- Gibt es etwas, das du im Hinterkopf hast, von dem du denkst, dass es sowieso nicht funktioniert?
- Gibt es jemanden, den du kennst, der möglicherweise verrückte Ideen hat, von denen du denkst, dass das nichts für dich wäre?
- Haben deine Eltern einmal erzählt, was ihnen früher geholfen hat, wenn es ihnen ähnlich ging wie dir jetzt?
  (vgl. Vogt & Vogt-Sitzler, 2004; Dreesen & Eberling, 1998).

Im weiterführenden Interview können nicht bewusst wahrgenommene Ressourcen fokussiert werden, um die Wahlmöglichkeiten des Klienten zu erhöhen. Auch Ressourcen, die aufgrund einer eingeschränkten Bedeutungswahl nicht wahrgenommen werden, können bewusst hervorgehoben werden.

Beispiel

Bild: Ressourcen identifizieren und betonen

Till: In der Schule werde ich immer durch die anderen Kinder abgelenkt. Die Lehrerin sagt, ich soll mich besser konzentrieren und mich nicht ablenken lassen.

Therapeut: Hast du schon einmal in Erwägung gezogen, den Platz mit einem anderen Kind zu tauschen?

Till: Nein, ich wusste nicht, dass man das darf.

Ressourcen können von anderen beobachtet werden, ohne dass ein Kind oder Jugendlicher sie selbst wahrnimmt.

Anna: Ich traue mich nicht, in eine Apotheke zu gehen und nach Verhütungsmitteln zu fragen.

Therapeut: Interessant, dabei hast du vor zwei Monaten ein langes Referat über Verhütungsmittel vor der ganzen Klasse gehalten.

Manche Ressourcen werden zwar wahrgenommen, jedoch nicht als verfügbar erlebt.

Mutter: Wenn wir ein zweites Auto hätten, dann könnte ich Pia auch regelmäßig zum Musikunterricht bringen, aber so geht es nicht. Und sie soll noch nicht allein mit dem Bus fahren.

Therapeut: Angenommen, Sie würden sie im Bus begleiten, wäre das eine Möglichkeit für Pia, am Musikunterricht teilzunehmen?

Andere Ressourcen werden wahrgenommen und sogar als verfügbar erlebt, jedoch nicht in einen nützlichen, lösungsorientierten Zusammenhang gebracht.

Ole: Was ich gut kann, fragen Sie? Ich kann gut Fußball spielen und auch Motorrad fahren. Naja, das kann ich jetzt nicht mehr, weil mein Führerschein für vier Wochen eingezogen wurde. Sie haben mich erwischt, ich hatte zu viel getrunken. Blöd, echt.

Therapeut: Fußball spielen, gut. Auf welcher Position spielst du?

Ole: Ich bin Verteidiger, sowohl links als auch rechts. Das kann ich entscheiden.

Therapeut: Kannst du das selbst entscheiden?

Ole: Ja, der Trainer fragt mich und ich entscheide. Meistens liege ich richtig. Ich kann ganz gut entscheiden. Ja, stimmt, das kann ich auch.

Therapeut: Du kannst gut entscheiden?

Ole: Ja, das kann ich wirklich.

Therapeut: Ist das etwas, von dem du nicht nur weißt, dass du es kannst, sondern auch etwas, was du innerlich als gut verfügbar erlebst, also in allen Lebenslagen parat hast?

Ole: Ja, eigentlich ja, jederzeit.

Therapeut:	Klingt so, als hättest du diese Fähigkeit gut gebrauchen können, als du dich trotz der getrunkenen Biere aufs Motorrad gesetzt hast und losgefahren bist.
Ole:	Hey, ja, was soll das? Na klar, da hab ich das nicht gekonnt, blöd.
Therapeut:	Oder doch, du hattest dich ja entschieden zu fahren.
Ole:	Ja, so gesehen …
Therapeut:	Wäre es nützlich gewesen, vorher zu entscheiden, ob du deinen Motoradschlüssel abgibst, bevor du dich entscheidest, ein Bier mit Freunden zu trinken?
Ole:	Ja, das wäre auch eine Idee. Naja, zu spät.
Therapeut:	Für dieses Mal, nicht für die Zukunft.
Ole:	Okay. Verstanden.

Rahmen: Ressourcendiagnostik durch spielerische Interventionen

Mit unterschiedlichen Spielen können Ressourcen und das innere Erleben von Kindern und Jugendlichen erhoben werden.

Bild: Ressourceninterview mit dem Memospiel
Das kindgerechte Arbeiten mit der Ressourcenmatrix ist im Ressourcen-Memospiel *Ich-Kann-HasenHühnerHunde* konsequent umgesetzt (Vogt & Vogt-Sitzler, 2004). Auf der Grundlage von 52 Bildmotiven werden unterschiedliche Aspekte des Fühlens und Handelns als Stärken und Ressourcen angeboten. Die Kinder suchen aus, welche der in Form von Bildern dargebotenen Fähigkeiten sie von sich selbst kennen, welche sie gern entwickeln wollen oder welche wichtig sein könnten, um keine weitere Therapie zu benötigen.

Als Memospiel werden die Bildmotive erinnert und als Bildpaare gesammelt. Die Themen der Bildmotive werden als Stärke benannt (»Ich kann mich freuen«, »Ich kann traurig sein«, »Ich kann Nein sagen«, »Ich kann zuhören« usw.). Die Formulierung »Ich kann …« betont, dass alle Gefühle und Verhaltensweisen persönliche Ressourcen darstellen.

Im Spiel werden die Bildmotive anhand von Spielregeln mit der Ressourcenmatrix verknüpft:

- Ressourcen wahrnehmen (Kognition): Wenn du ein Bildpaar aufgedeckt hast und sagst etwas dazu, ob du dieses Gefühl oder Verhalten bei dir kennst, darfst du ein weiteres Bild aufdecken (oder du bekommst einen zusätzlichen Chip).

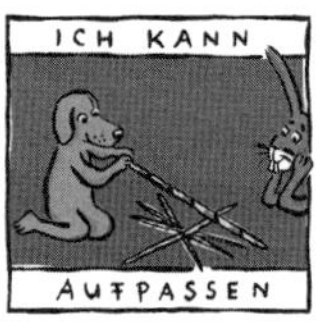

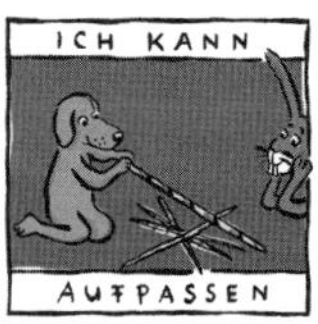

- Ressourcen als verfügbar erleben (Emotion): Wenn du ein Bildpaar aufgedeckt hast und sagst etwas dazu, wann du dieses Gefühl oder Verhalten zum letzten Mal bei dir erlebt hast, darfst du ein weiteres Bild aufdecken (oder du bekommst einen zusätzlichen Chip).

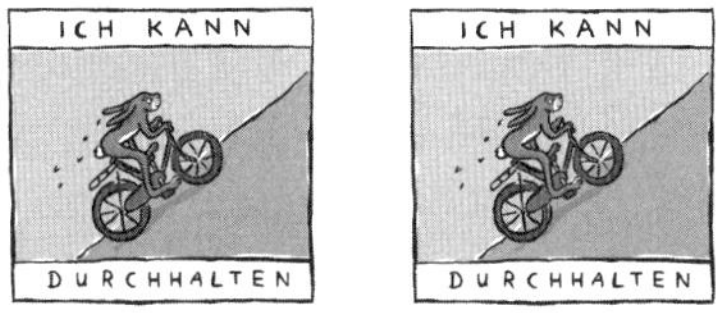

- Ressourcen als nützlich utilisieren (Kognition und Motion): Wenn du ein Bildpaar aufgedeckt hast und sagst etwas dazu, wozu es gut sein kann, so zu fühlen wie auf dem Bild oder sich so zu verhalten wie auf dem Bild, darfst du ein weiteres Bild aufdecken (oder du bekommst einen zusätzlichen Chip).

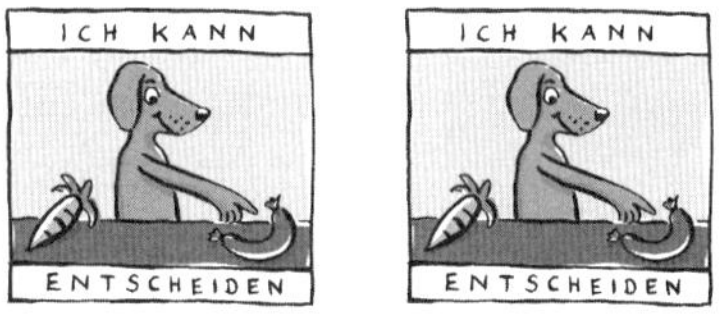

Das Spiel kann in der Therapiesitzung in ein ausführliches Ressourceninterview überführt werden. Das Ressourceninterview dient dazu, eigene Fähigkeiten und Stärken wahrzunehmen, ihre aktuelle Verfügbarkeit zu reflektieren und ihre Nützlichkeit für Lösungsperspektiven zu prüfen.

Das Kind sucht zunächst drei Bildmotive aus, die gut zu ihm passen (»Was auf den Bildern kannst du ganz gut? Such drei Bilder aus!«). Das nachfolgende Interview umfasst folgende Schritte:

- Wahrnehmen: Woran merkst du in deinem Verhalten, dass du diese Stärke hast? Sag ein Beispiel dafür, was du dann tust.
- Woran merken andere (Freunde, Eltern, Lehrer) bei dir, wenn du diese Stärke zeigst?
- Erleben: Wann hast du dich zum letzten Mal so gefühlt und was war das Ergebnis davon?
- Was genau hattest du getan? Beschreibe, was es in der Situation zu sehen, hören und fühlen gab.
- Nützlichkeit: Welche Ideen kommen dir in den Sinn, wenn du darüber nachdenkst, wie dir diese Fähigkeiten helfen können, deine therapeutischen Ziele zu erreichen?

Bild: Spielen mit Gestik und Mimik

Therapeutisches Spielmaterial hilft nicht nur, Stärken und Ressourcen herauszuarbeiten. Es ermöglicht Kindern auch, ihr inneres Erleben, Gefühle und Gedanken im interaktiven Spiel zu benennen und auszudrücken. Im vorherigen Flügel zum lösungsfokussierten Interviewen wurden bereits Bilder aus dem *Figurenbilder-Malbuch* (Dreesen & Vogt, 2010) und aus dem Spiel *Familie Erdmann* (Vogt, 2009) vorgestellt.

Ebenso kann das Bildkartenset *Gefühle benennen mit Kindern und Jugendlichen* von Botved et al. (2016) eingesetzt werden.

Mit ihnen können Kinder und Jugendliche wortlos Bildmotive wählen, mit denen sie etwas über sich selbst aussagen. Durch gezielte Fragen (»Welches Bild passt im Moment am besten zu dir?«, »Wie möchtest du gern sein? Wähle ein Bild dazu!«) erhalten wir diagnostische Hinweise auf das innere Erleben.

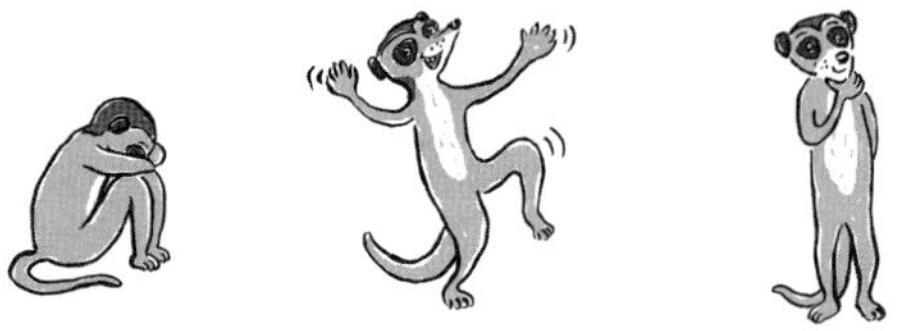

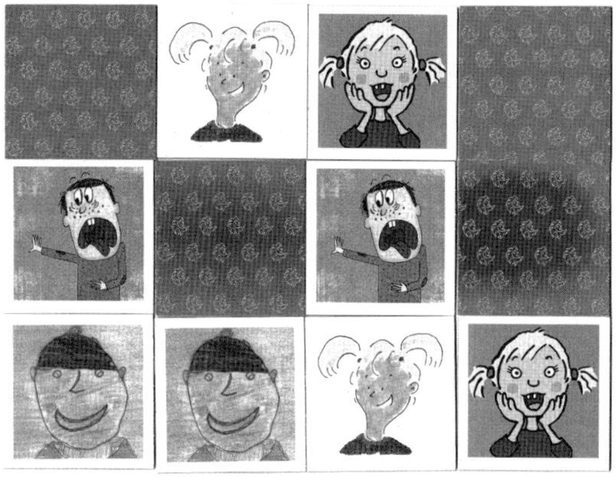

Bild: Spielen mit dem Gesichtsausdruck

Gefühle haben ein Gesicht (Vogt, 2013) ist ein weiteres Memospiel mit 32 Bildmotiven, bei dem die Mitspieler eingeladen sind, Motive auszusuchen, die aktuell gut zu ihnen passen bzw. zeigen, wie sie sich fühlen. Auch hier kann man das Bildkartenset von Botved et al. (2016) einsetzen.

Bild: Mit dem eigenen Namen spielen

Eine spielerische Variante, eigene Stärken zu benennen, nutzt Dreesen (vgl. Vogt & Dreesen, 2010) mit einem Namensspiel. Der Name gilt als identitätsstiftend. Der Frage nach der eigenen Identität, insbesondere in der therapeutischen Praxis mit Jugendlichen, setzt er einen neuen PIN-Code, den »Personal-Identification-Name« zur Seite.

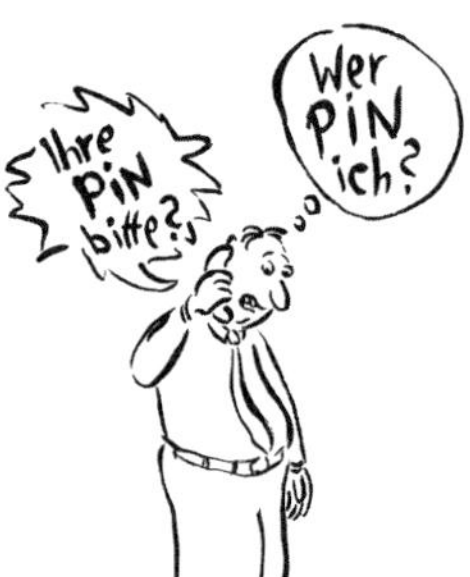

Der eigene Name als identitätsstiftende Kraftquelle wird in den Vordergrund geholt, wenn es darum geht, mit den Buchstaben des eigenen Namens zu spielen. Dazu wird jeder Buchstabe mit unterschiedlichen Bedeutungen assoziiert, die Kraft symbolisieren. Wenn bestehende Stärken und gewünschte Fähigkeiten gesammelt und buchstäblich zugeordnet sind, können sie dem Namensträger eine erhöhte emotionale Bewusstheit seiner gefühlten Identität verleihen. Es lassen sich sowohl Ist-Zustände als auch erstrebenswerte Wunsch-Zustände im Namen rahmen: Beispielsweise entschied sich die 17-jährige CLEO, ihren Charme und ihre Offenheit weiter beizubehalten. Ihre eher oberflächliche Lustigkeit wollte sie allerdings in Richtung lebensfrohe Zufriedenheit verwandeln, und ihre Eleganz war ihr nicht mehr so wichtig wie ein energisches Auftreten.

PIN	aktuell	angestrebt
C	charmant	charmant
L	lustig	lebensfroh
E	elegant	energisch
O	offen	offen

Bild: Die Ressourcenhand

Eine kreative Version der Ressourcendiagnostik ist die sog. Ressourcenhand. Dabei wird die Hand des Kindes auf dem Papier nachgezeichnet und jedem Finger wird eine Stärke zugeordnet. Die einzelnen Finger können auch eine Überschrift erhalten, wie in der folgenden Abbildung von Nilüfer (12 Jahre).

- Meine allergrößte Stärke: Freundin sein.
- Eine Stärke von mir: Backen.
- Eine Stärke, die andere an mir sehen: Freunden helfen.
- Eine Stärke, die anderen hilft: Vorlesen helfen.
- Ein kleine Stärke, die noch größer werden kann: Pünktlich sein.

Aus der zuletzt genannten Stärke kann ein therapeutisches Ziel abgeleitet werden: Was müsste passieren, damit sich diese Stärke weiterentwickelt? Wie kannst du dazu beitragen?

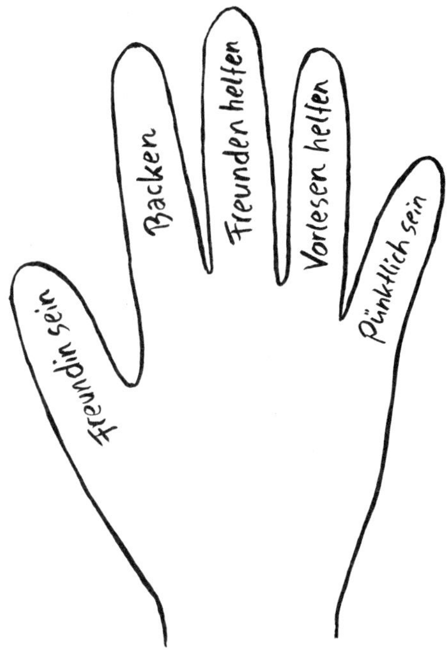

Rahmen: Ressourcendiagnostik und Entwicklung einschätzen

Ein wertvolles interaktives Instrument der Ressourcendiagnostik ist der Entwicklungseinschätzungsbogen, der sowohl entwicklungspsychologische als auch verhaltensbezogene Aspekte erfasst. Erwachsene Bezugspersonen teilen anhand dieses Bogens Beobachtungen zu verschiedenen Items mit.

Durch den Einbezug der Eltern in den diagnostischen Prozess werden sie in ihrer Expertise für ihr Kind unterstützt. Denn die ihre Kinder beobachtenden Eltern tragen wesentlich dazu bei, den Erfolg therapeutischer Interventionen zu bewerten. Eltern und Therapeut begegnen sich bei der Beschreibung des Kindes auf Augenhöhe. Zudem werden sie als Referenzsystem einbezogen, das die Fortschritte des Kindes während der Therapie einschätzen und bewerten kann.

Gemeinsam werden bestimmte Beobachtungskategorien fokussiert. Dadurch können therapeutische Prozesse gemeinschaftlich bewertet werden. Das Wertschätzen dieser gemeinschaftlichen Expertise führt dazu, dass therapeutische Interventionen nachhaltig effektiv wirken, da sie von allen Beteiligten getragen werden.

Auf der Grundlage der allgemeinen entwicklungspsychologischen Diagnostik für Kinder und Jugendliche (Remschmidt et al., 2011) wurden alltagssprachliche Formulierungen getroffen und die defizitorientierte durch ressourcenfokussierende Sprache ersetzt, in der das beobachtbar Anwesende benannt wird (Vogt-Hillmann & Burr, 1996).

Entwicklungseinschätzung

Name Alter Datum

Eingeschätzt von

Markieren Sie mit jeweils einem Kreuz pro Zeile Ihre Einschätzung zu den betreffenden Beschreibungen.

		selten	manch-mal	häufig	sehr oft
(1)	Zeigt Respekt gegenüber Erwachsenen.				
(2)	Kann emotionale Erregung kontrollieren.				
(3)	Ist aufgeschlossen gegenüber Ideen von anderen.				
(4)	Ist normalerweise fröhlich.				
(5)	Sagt die Wahrheit und zeigt sich ehrlich.				
(6)	Gehorcht Erwachsenen.				
(7)	Zeigt guten Appetit.				
(8)	Ist in der Lage, Begonnenes zu beenden.				
(9)	Zeigt sich anderen gegenüber rücksichtsvoll.				
(10)	Ist in der Lage, Aufmerksamkeit aufrechtzuerhalten.				
(11)	Zeigt die Fähigkeit, Freundschaften zu schließen.				
(12)	Befolgt grundlegende Regeln.				
(13)	Kann Frustrationen angemessen bewältigen.				
(14)	Versteht sich mit Geschwistern und anderen Bewohner/innen.				
(15)	Kann sich auf neue Situationen einstellen.				
(16)	Schläft altersgemäß gut.				
(17)	Kann Freundschaften aufrechterhalten.				
(18)	Akzeptiert und erträgt Kritik an sich selbst.				
(19)	Ist in der Lage, auf Beachtung / Belohnung zu warten.				
(20)	Ist gerne Anführer/in.				
(21)	Wird von Gleichaltrigen akzeptiert.				
(22)	Kann Aufmerksamkeit von Erwachsenen mit anderen teilen.				
(23)	Ist fähig, Konsequenzen des eigenen Handelns vorherzusehen.				
(24)	Kann mit Erwachsenen kooperieren.				
(25)	Kann Lob annehmen.				
(26)	Ist körperlich gesund.				
(27)	Kann eigene Fähigkeiten einschätzen.				
(28)	Nimmt Herausforderungen an.				

Die negationsfreien Beobachtungen werden quantitativ erfasst, indem sie nach ihrer Häufigkeit (»selten«, »manchmal«, »häufig«, »sehr oft«) geordnet werden: Welche Verhaltensweisen werden häufiger erwartet und eher selten beobachtet? Welche Verhaltensweisen haben sich bereits zu wünschenswerten Gewohnheiten und Stärken entwickelt, auf denen aufgebaut werden kann?

Die hier vorgeschlagenen Einschätzungen generieren zu unterschiedlichen Zeitpunkten und aus unterschiedlichen Wahrnehmungsperspektiven hinreichende therapeutische Informationen.

In der phänomenologischen Beschreibung sind diese Informationen gut operationalisierbar, indem eher selten beobachtete Aspekte für therapeutische Zielformulierungen genutzt werden.

Therapeut: Sie haben angekreuzt, dass sich Ihre Jessica in ihren Fähigkeiten selten angemessen einschätzt. Finden Sie, dass das im Bereich der Normalität oder außerhalb von normalen Verhaltensweisen einer 11-Jährigen liegt?

Mutter: Ich finde das oft nicht mehr normal. Ständig fürchtet sie sich zu versagen und denkt, dass sie es in der Schule nicht schafft. Dabei nimmt sie schulische Herausforderungen häufig gerne an. Dann lernt sie freiwillig ein Gedicht oder macht andere Zusatzarbeiten. Wenn es dann darum geht, etwas vorzutragen, gerät sie in helle Aufregung und denkt, sie kann das nicht. Dann wird sie ganz anders und zieht sich zurück. Das macht mir Sorgen.

Therapeut: Wünschen Sie sich für die Therapie, dass Jessica in diesem Bereich Fortschritte macht?

Mutter: Ja, das hoffe ich doch stark. Dass sie hier lernt, selbstbewusst zu werden und vor allem nicht so übertrieben ängstlich zu sein.

Therapeut: Sagen wir, dass das eines der therapeutischen Ziele für Jessica ist, sodass dies ein kleiner Fortschritt in der Therapie ist, wenn Sie bemerken, dass Jessica sich in diesem Bereich anders verhält.

Mutter: Ja.

Therapeut: Ja, okay.

Bild: Entwicklung vor Therapiebeginn evaluieren

Wird der Entwicklungseinschätzungsbogen vor der Therapie von den Bezugspersonen ausgefüllt, kann er im Erstgespräch mit den Eltern und dem Kind als Grundlage für therapeutische Zielformulierungen dienen.

Darüber hinaus eröffnet der Entwicklungseinschätzungsbogen einen Blick in einzelne Themengalerien, wenn z. B. gleich beim ersten Item ein Elternteil fragt:

Vater: Was meinen Sie denn mit Respekt gegenüber Erwachsenen?

Therapeut: Was bedeutet Respekt für Sie? Einige Eltern meinen damit das kooperative Verhalten ihrer Kinder, für andere Eltern zeigt sich Respekt in Höflichkeiten und noch andere fühlen sich als Vertrauenspersonen respektiert, wenn ihre Kinder ihnen viel aus der Schule erzählen. Wie ist das bei Ihnen mit dem Respekt? Woran bemerken Sie, wenn sich Ihr Sohn Ihnen gegenüber respektvoll zeigt?

Für eine anstehende Therapie wird festgelegt, welche Aspekte im weiteren Verlauf von allen Beteiligten beobachtet werden: Sollen jene Verhaltensweisen beobachtet werden, die eher selten auftreten, oder häufig beobachtete Gewohnheiten stabilisiert werden, um darauf erfolgreiche therapeutische Interventionen aufzubauen?

Bild: Entwicklung im Therapieverlauf evaluieren
Der Entwicklungseinschätzungsbogen bzw. gefilterte Items aus dem Bogen, die für eine Therapie relevant sind, können während des Therapieverlaufs nach einigen Sitzungen wiederholt genutzt werden, um Fortschritte zu dokumentieren. Im Therapieverlauf entwickeln sich auch die Therapiezeile weiter, sodass Eltern manchmal neue Items in den Vordergrund und andere weniger bedeutsam in den Hintergrund rücken.

Das oben geschilderte Prozedere, das während des gesamten Therapieverlaufs stattfindet, lässt sich sehr gut mit kreativen und spieltherapeutischen Interventionen verknüpfen. Dabei sagen Bilder manchmal mehr als tausend Worte, was einmal mehr in den nachfolgenden Galerien zu kreativen Interventionen gezeigt wird.

Im nächsten Flügel sehen wir, wie lösungsfokussierte Interviewfragen und spielerische Interventionen zum Identifizieren, Aktivieren und Modellieren von persönlichen Stärken und Ressourcen für die Therapie utilisiert werden können.

8 Flügel: Kreative und spielerische Interventionen im Therapieverlauf

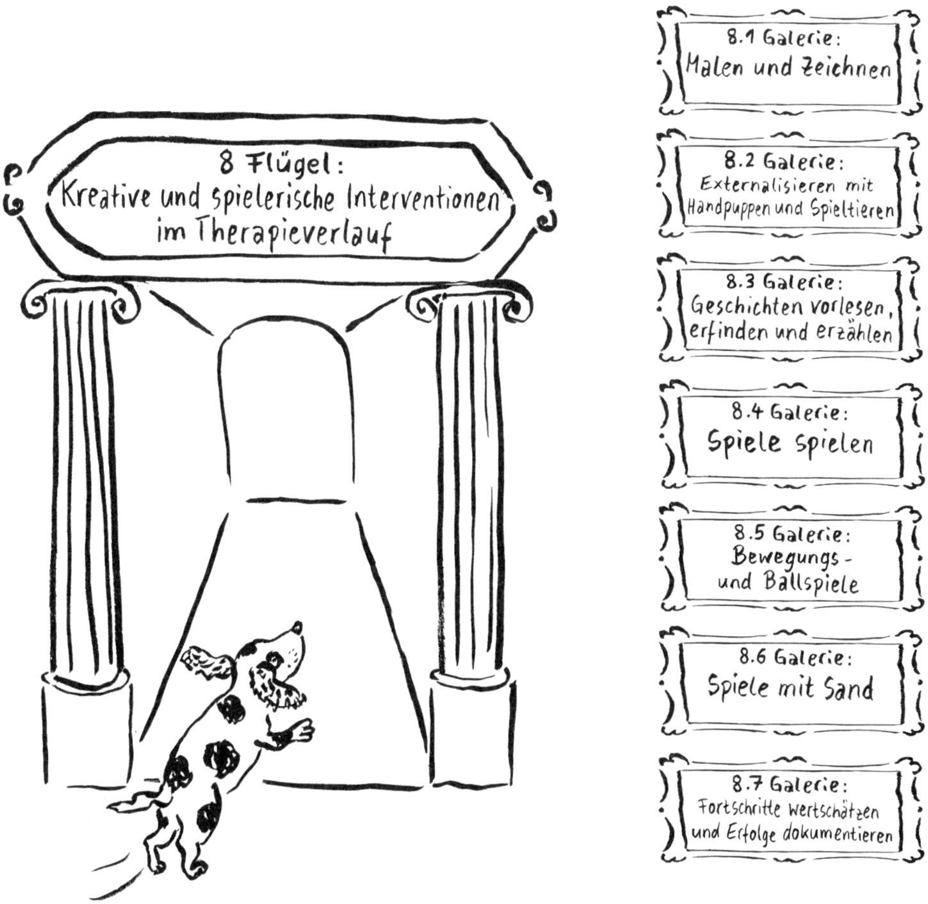

In den Galerien des vorherigen Flügels wurden die grundlegenden Interviewperspektiven lösungsfokussierter Therapie von Kindern und Jugendlichen aufgezeigt. Doch wie geht es nach einem erfolgreichen Start weiter? In diesem Flügel erweitern wir die Interviewperspektiven um kreative Methoden und Techniken aus der therapeutischen Praxis mit Kindern und Jugendlichen.

Spieltherapeutische Techniken ergänzen das Interview und ermöglichen einigen Kindern überhaupt erst, eine lösungsfokussierte Perspektive zu entwickeln. Schüchterne, zurückhaltende, misstrauische oder kritische Kinder und Jugendliche offenbaren sich leichter beim Malen und Spielen. Die ressourcen- und lösungsfokussierte Begleitung mit einer wertschätzenden und neugierigen therapeutischen Haltung ist für viele Kinder und Jugendliche eine wichtige Voraussetzung für konstruktive Kooperation und Compliance. Die nachfolgenden Galerien zu kreativen Interventionen präsentieren Ideen für eine lösungsfokussierte Praxis.

8.1 Galerie: Malen und Zeichnen

Zeichnungen und malerische Interventionen sind fester Bestandteil kreativer Therapie, denn sie nutzen das kindliche »magische« Denken und erweitern die Wahlmöglichkeiten von Kindern (Baer, 1999; Di Leo, 1973; Maaß, 1997; Oaklander, 1981). Lange Zeit wurden projektive Verfahren von testpsychologischen und standardisierten Verfahren in der Diagnostik verdrängt. In jüngerer Zeit werden sie vermehrt wiederentdeckt (Wienand, 2016) und Kinderzeichnungen und Bilder werden als Spiegelungen psychischer Aktivitäten interpretiert (Dammann & Meng, 2010). In der lösungsfokussierten Therapie werden Kinderzeichnungen weniger als diagnostisches denn als interventionistisches Instrument genutzt. Dabei wird auf viele Vorgehensweisen der Kunsttherapie zurückgegriffen und mit ressourcenorientierten Elementen kombiniert (Mills & Crowly, 1996; Vogt-Hillmann, 1992; Vogt-Hillmann & Burr, 1996; Vogt-Hillmann et al., 1998, 2000; Vogt et al., 2010; Vogt, 2007). Betont wird das interaktive, kreative prozesshafte Geschehen beim Malen und Zeichnen. Malen ermöglicht erlebnisreiches und gefühlsbetontes Lernen und visualisiert therapeutische Themen, wie in den vorangehenden Galerien anhand der Strich-Strich-Technik, der Figurenbilder und der Zahlenskalen dargelegt wurde. Die lösungsfokussierte Maltherapie betrachtet nicht das Bild als eigenständiges Ergebnis, um es weiterführend zu interpretieren, sondern das dynamische Geschehen während des Malens und Zeichnens. So, wie die Emotionen die Bilder beeinflussen, steuern die Bilder auch die Emotionen (Egger & Merz, 2013). Bilder sind wie Worte, sie beschreiben nicht einfach die Welt und das innere Erleben, sondern kreieren die Welt und das innere Erleben. Malen und Zeichnen sind sowohl für die Einzel- als auch für Gruppentherapie von Kindern, Jugendlichen und Erwachsenen gut geeignet (Aissen-Crewett, 1987).

Rahmen: Malen und miteinander kritzeln

In den vorhergehenden Flügeln wurden bereits Mal- und Zeicheninterventionen angesprochen, die sich zum Kennenlernen eignen, z. B. das gemeinsame Strich-Strich-Kritzelbild. Zu Therapiebeginn ist es den Kindern überlassen, ob sie sich aktiv am Erstgespräch zusammen mit den Erwachsenen beteiligen oder sich zunächst mit dem Therapieraum vertraut machen und die dort befindlichen Materialien und Spiele erforschen.

Bild: Etwas Gutes aus dem Leben malen
Interessieren sich Kinder für die Malutensilien, können sie beginnen, frei zu malen. Alternativ können sie darstellen, wie ihnen etwas sehr gut gelingt oder was sie machen, wenn es ihnen gut geht. Dabei kann das Motiv das Zuhause, der Spielplatz, die Schule,

Freunde oder etwas ganz anderes sein, z. B. das Haustier, das Lieblingsspielzeug, die Zimmereinrichtung oder einfach Spielen.

Der 8-jährige Carl zeichnet ein Riesenrad vom Jahrmarkt und wie er bei seinem Großvater auf einen Baum klettert.

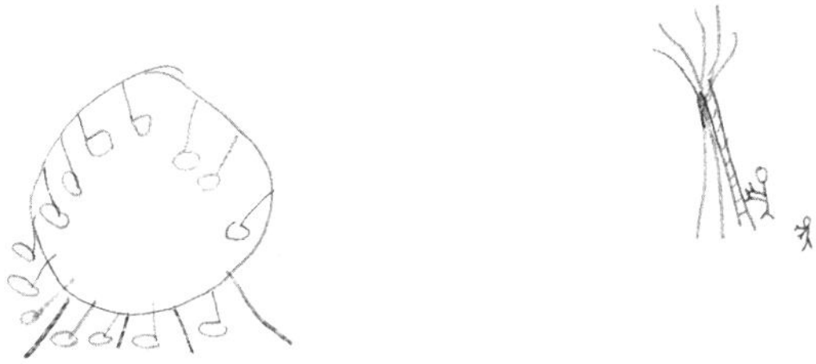

Bild: Kind und Therapeut kritzeln

Zum Kennenlernen kann auch das oben erläuterte Strich-Strich-Kritzelbild nach dem Squigglespiel von Winnicott (1971) entstehen.

Die 7-jährige Anne-Kathrin und der Therapeut zeichnen gemeinsam das Bild einer Schnecke unter einem Tisch: »Die ist gut geschützt.«

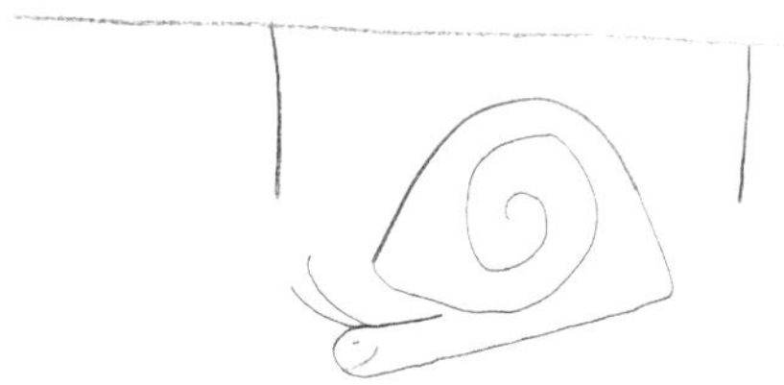

Bild: Kinder in einer Gruppe kritzeln

Strich-Strich-Kritzelbilder können auch mit mehreren Kindern in einer Gruppe genutzt werden, damit sie sich im gemeinsamen Erleben kennenlernen. Dabei hat jedes Kind einen andersfarbigen Stift sowie ein Blatt Papier vor sich liegen. Auf ein Startzeichen hin malt jedes Kind einen Strich auf sein Blatt und gibt es dann im Uhrzeigersinn weiter. Die Blätter rotieren einige Zeit lang von Kind zu Kind. So entstehen Kunstwerke, die miteinander besprochen und betitelt werden können. Ein wichtiger Aspekt dieser Malaufgabe besteht darin, dass die Kinder ihre Malgeschwindigkeit anpassen oder im Tempo konkurrieren und sich so ihr Sozialgefüge herausbildet.

Bild: Strich-Strich-Zeichnungen von Familienwappen

Zusammengesetzte Familien stehen vor der Herausforderung, gemeinsam neue Alltagsgewohnheiten zu entwickeln sowie Alltags- und Feierrituale aufeinander abzustimmen. Dabei stellt sich die Frage, wer sich nach welchen Gewohnheiten richtet und eigene Gewohnheiten vorgibt bzw. anpasst. Das innere Erleben des Kindes kann dabei zum Beispiel in einem gemalten Familienwappen ausgedrückt werden (Campana, 2010). Denn Kinder aus zusammengesetzten Familien kennen ihre Familienmitglieder manchmal mit vielen unterschiedlichen Nachnamen: Eine Mutter hat möglicherweise nach einer Trennung ihren ursprünglichen Namen angenommen, während die Kinder den Namen des leiblichen Vaters tragen. Zugezogene oder angeheiratete Lebenspartner bringen einen eigenen Namen mit. Und mögliche neue Halbgeschwister tragen wiederum einen anderen Namen als die Kinder aus früheren Beziehungen des Elternteils.

Als gemeinsames Erlebnis kann eine zusammengesetzte Familie mit der Strich-Strich-Technik ein gemeinsames Familienwappen erfinden. Der Therapeut erinnert im Gespräch daran, dass Handwerkszünfte früher, als nur wenige Menschen lesen konnten, mit einem Schild am Haus auf ihr Gewerbe hinwiesen, damit für jeden sichtbar war, wo z. B. der Metzger oder Schneider wohnte. Auch heute noch statten sich Firmen mit einem Logo aus, damit sie wiedererkannt werden. Und früher hatten ganze Familien ein Wappen, dem sich jeder zugehörig und verbunden fühlen konnte.

Zum Gestalten des Familienwappens bekommt jedes Familienmitglied einen andersfarbigen Stift. Auf einem gemeinsamen Blatt Papier zieht nun jedes Familienmitglied nacheinander einen Strich oder eine Linie. Das jüngste Kind beginnt, danach geht es im Uhrzeigersinn reihum.

Die Einladung des Therapeuten lautet: »Gestaltet miteinander ein Wappen oder ein Symbol, das etwas von euch allen als Familie zeigt. Achtet darauf, dass sich jeder Einzelne mit einem Symbol, einem Bild, das etwas von ihm oder ihr erzählt, oder mit den Initialen des Namens in das Wappen einbringt. Nach einer gewissen Zeit beenden wir das Familienwappen und überlegen gemeinsam, was von dem schon im Alltag erlebt wird, was sich Einzelne voneinander wünschen und wie diese Wünsche realisiert werden können.«

Bild: Weitere Strichzeichnungen im Mal-Spiel
Zur Verbesserung der Aufmerksamkeit und Konzentrationsfähigkeit eignet sich das Spiel *Malen im Quadrat* (Keil, 2009). Damit üben die Kinder, geometrische Bilder innerhalb eines Quadrats zu zeichnen. Dabei wird jedoch nicht abgemalt, sondern der Therapeut liest Anweisungen vor:

Therapeut: »Setze das Lineal mit dem einen Ende an die linke obere Ecke des Quadrats und mit dem anderen Ende an die rechte untere Ecke und zieh eine Linie, sodass sich das Quadrat in zwei dreieckige Hälften teilt.«

Das Kind, das zunächst nur ein leeres Quadrat sowie Lineal und Stift vor sich hat, setzt das Gehörte in eine feine Bewegung um und zeichnet Linien ein. Nach und nach bilden diese komplexe Muster, die später ausgemalt werden.

Rahmen: Ein Tag wie nach einem Wunder und als alles gut war

Das Beantworten der Wunderfrage durch Zeichnungen eignet sich hervorragend, um mit Kindern ihre Visionen in Lösungsbildern zu thematisieren.

Die 9-jährige Annika leidet an starkem Asthma und antwortet auf die Wunderfrage:

Annika: Dann wäre alles wieder so, wie es war, bevor ich krank wurde.

Therapeut: Und wie war es damals, als alles gut war? Kannst du das einmal zeichnen?

Sie malt einen Tag, an dem es schon mal so »wie nach einem Wunder« war, nämlich vor ihrer Erkrankung.

Annika: Als mal alles gut war, da konnte ich draußen Fahrrad fahren. Und wir haben zusammen Urlaub gemacht. Alle zusammen. Da hat mein großer Bruder auch noch bei uns gewohnt.

Mit allem, was die Kinder malen, gestalten sie eine kooperative Beziehung und einen therapeutischen Prozess. Damit wird spielerisch der Dialog über ihr gegenwärtiges Erleben eröffnet. Des Weiteren werden Ideen zu den wahrgenommen und verfügbaren Ressourcen angeboten. Anstatt das Ergebnis eines Bildes zu interpretieren, werden Bilder und Zeichnungen innerhalb eines lösungsfokussierten Deutungsrahmens betrachtet, in dem Umdeutungen und Neubewertungen stattfinden.

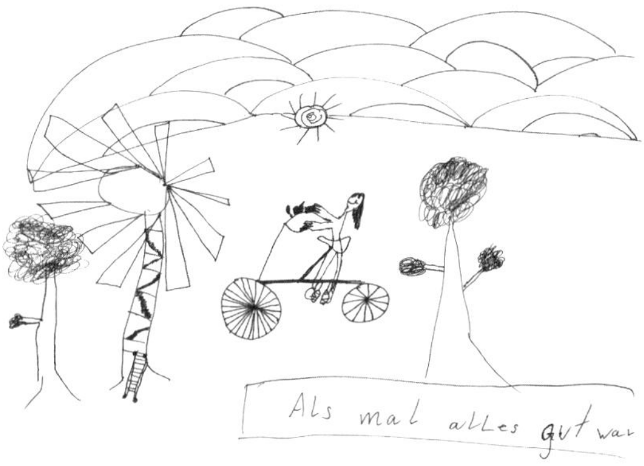

Rahmen: Ressourcen-Zoo

Bild: Familie in Tieren

Eine oft eingesetzte Mal-Intervention ist die »Familie in Tieren«, ein Standardinstrument projektiver Diagnostik. In der lösungsfokussierten Arbeit lässt sich die Idee in einen »Ressourcen-Zoo« transformieren (Vogt-Hillmann, 1999).

Dabei wird das Kind aufgefordert, sich selbst und seine Familienmitglieder als Tiere zu malen: »Stell dir vor, alle Mitglieder deiner Familie wären Tiere, vielleicht Tiere von einem Bauernhof oder aus einem Zoo. Mal deine Familie, als ob jedes Familienmitglied ein Tier wäre. Mal dich selbst auch als ein Tier.«

Anschließend betrachtet der Therapeut mit dem Kind die Tiere und fragt es, welches Tier was besonders gut kann. Dabei werden jedem Tier drei Fähigkeiten zugeschrieben: »Stell dir mal vor, was diese einzelnen Tiere in der Natur alles können. Suche für jedes Tier drei Stärken, die es gut kann, und schreib sie neben das Tier oder auf ein anderes Blatt Papier.«

Für jüngere Kinder sammelt der Therapeut die Stärken der Tiere. So entsteht ein Ressourcenkatalog mit vielen unterschiedlichen Stärken.

Die 10-jährige Tanja malt ihre Familie und benennt die Stärken der Tiere. Sie ist eine Katze, die sich direkt neben der Mutter positioniert.

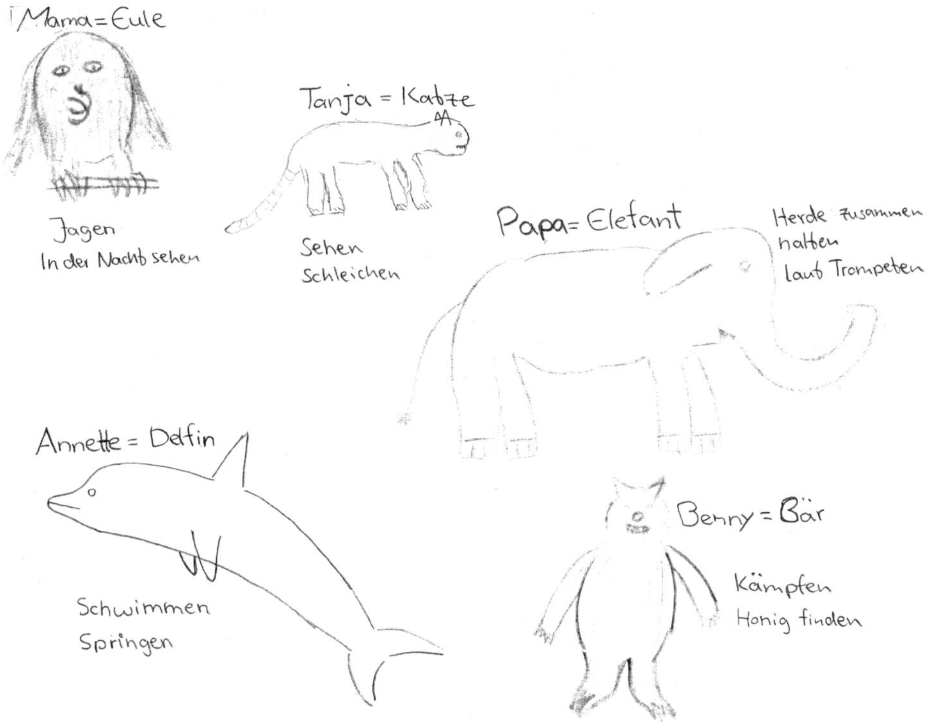

Bild: Ressourcosaurus als Krafttier

Weiterführend kann das Bild der »Familie in Tieren« dazu verwendet werden, das Kind einzuladen, sich ein Fantasietier vorzustellen, das eine Mischung aus allen gemalten Tieren und deren Stärken darstellt. Das erdachte Krafttier wird zur therapeutischen Helferfigur und bekommt daher einen Namen. Das im Volksmund als »eierlegende Wollmilchsau« bezeichnete Wesen heißt in der therapeutischen Praxis »Ressourcosaurus«.

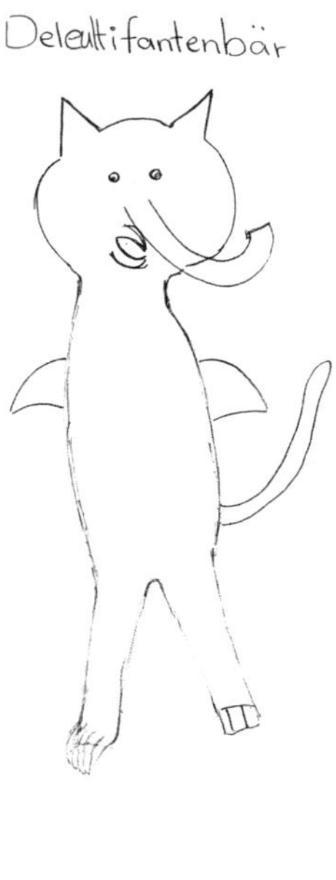

Tanja kreiert den »Deleulifantenbären« als ihr Krafttier.

Die 9-jährige Selina kommt aufgrund Mobbings zum Therapeuten. Sie hatte darauf mit erhöhter sozialer Ängstlichkeit reagiert und wollte nicht mehr zur Schule gehen. Sie malt sich als Vogel, ihren jüngeren Bruder und ihre Mutter als Dinosaurier-Figuren und ihren Vater als Hasen.

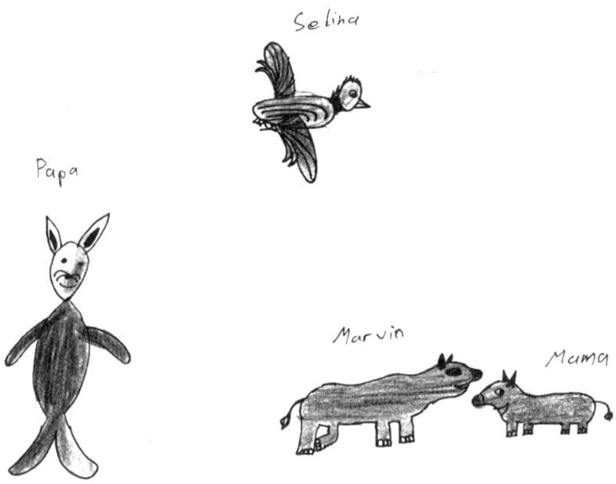

Als Stärken sammelt sie: schnell sein, klar sehen, alles von oben sehen, sich anschauen, stark sein, kuscheln, wegfliegen können, gut hören, wenn es gefährlich wird. Der Therapeut bittet sie nun, sich ein persönliches Tier vorzustellen, das all diese Stärken vereint: »Schau dir noch einmal das Bild mit den vielen Familientieren an und denk an all das, was wir über die Stärken der Tiere gesagt haben. Und dann mach einen kleinen Traum oder eine Fantasie und stell dir vor, es gäbe ein Fantasietier, das all die Stärken von den Tieren, die du auf dem ersten Blatt gemalt hast, in sich vereint. Vielleicht ist es ein Fantasietier, vielleicht besteht es auch aus einzelnen Körperteilen der bisherigen Tiere.«

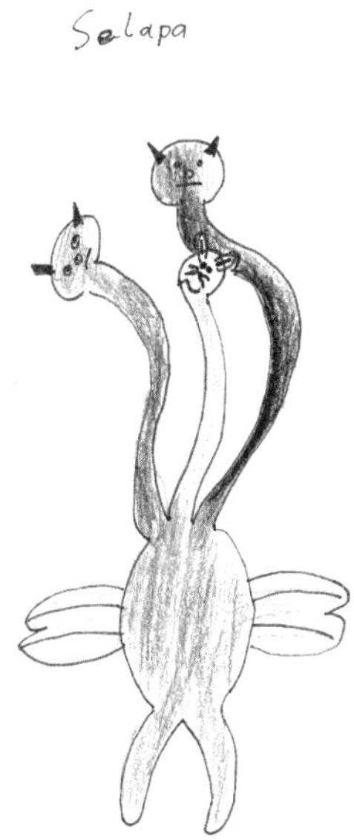

Selina malt ein dreiköpfiges Krafttier, das sie Selapa nennt. Selapa kann ihr helfen, sich wieder mutig und stark zu fühlen und sich zu trauen, in die Schule zu gehen. Es sieht sofort, wenn Selina aufpassen und sich schützen muss. Und es macht Anderen Angst.

Bild: Vorher-Nachher-Bild mit dem Ressourcosaurus
Der Ressourcosaurus lässt sich im weiteren therapeutischen Prozess für Vorher-Nachher-Bilder verwenden. Mills und Crowley (1996) malt mit den Kindern zunächst Bilder zu schwierigen Situationen als Therapieanlass, z. B. Ängste oder Schmerzempfinden. Denen werden Bilder, auf denen »alles gut« ist, gegenüberstellt. Des Weiteren lässt sie Bilder malen, auf denen Ressourcen sichtbar werden, die zum »Alles-ist-gut-Bild« führen können. Die entstehende Bildreihe hilft Kindern, Zuversicht und Hoffnung zu entwickeln.

Haben Kinder großen Spaß am Malen, kann das Krafttier die Lücke zwischen den Vorher-Nachher-Bildern in einer Trilogie schließen. Dazu wird entweder ein Blatt in drei Bereiche geteilt oder es werden drei Blätter bemalt und nebeneinander gelegt.

Für das erste Bild wird das Kind aufgefordert, sich vorzustellen, welche Farbe und Form gut zu dem Grund für die Therapie passen. Es entsteht ein »Therapieanlass-Bild« oder ein »Grund-hier-zu-sein-Bild«: »Stell dir vor, wie der Grund aussieht, aus dem du hier bist. Wähle eine Farbe und eine Form und male diesen Grund, den Therapieanlass, in das erste Bild. Das kann auch ein Bild sein, auf dem du selbst zu sehen bist oder andere oder du zusammen mit anderen.«

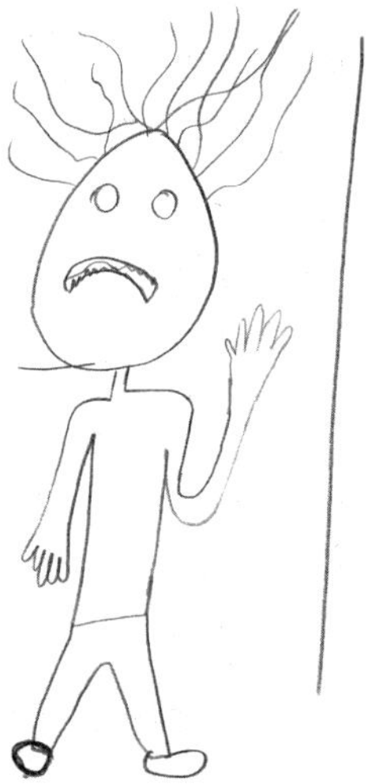

Die 8-jährige Joana malt ein Selbstporträt in Bezug auf ihre Ängstlichkeit, die sie nach einem Fahrradunfall ausgebildet hat. Sie möchte gern wieder Fahrrad fahren und unbeschwert mit anderen spielen können. Seit dem Unfall traut sie sich nicht mehr, ohne ihre Eltern den Schulweg zu gehen und außerhalb des Hauses zu spielen.

Im nächsten Schritt wird das Kind gebeten, sich vorzustellen, welche Farbe und Form oder welches Bild gut zu der Situation passt, wenn die Therapie zu Ende und »alles gut« ist. Dieses »Alles-ist-gut-Bild« bzw. Lösungsbild wird an den rechten Rand des dreigeteilten Blatts oder auf ein eigenes Blatt gemalt: »Stell dir jetzt vor, wie es für dich aussehen kann, wenn alles gut ist und wir hier fertig sind. Mal ein Bild mit der Farbe und der Form, die gut dazu passen. Das mittlere Bild bleibt zunächst leer.«

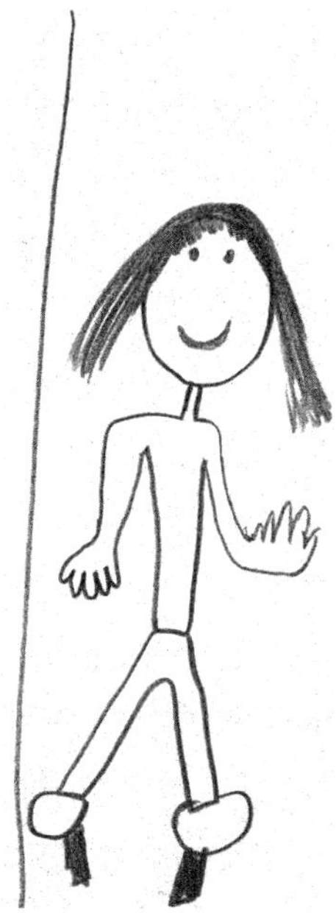

Joana malt sich mit guter Laune und sagt, dass sie später wieder so spielen will, wie sie das früher gemacht hat.

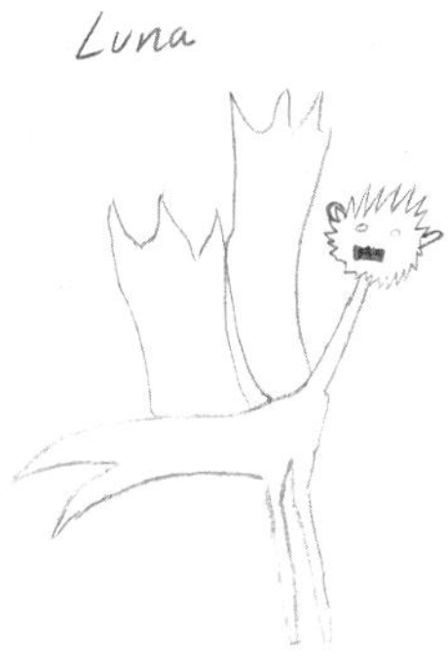

Die noch leere Bildmitte des entstandenen Vorher-Nachher-Bilds wirft die Frage auf, wie es gelingen kann, vom Ausgangszustand zum Lösungsbild zu gelangen. Der Therapeut fragt Joana, ob sie eine Idee dazu hat. Als sie ihn fragend anschaut, erinnert er sie an ihr Krafttier Luna.

Im dritten Schritt malt das Kind seine Ressourcenfigur in den mittleren Bereich und vervollständigt somit die Trilogie. Im weiteren Gespräch wird untersucht, wie Lunas Stärken für Joana hilfreich sein können. Luna kann sowohl als Schutzengel dienen und Joana helfen, vorsichtig zu sein, wenn sie mit anderen Kindern und ohne ihre Mutter nach draußen geht. Außerdem kann Joana von Luna lernen, mutig neue Dinge auszuprobieren.

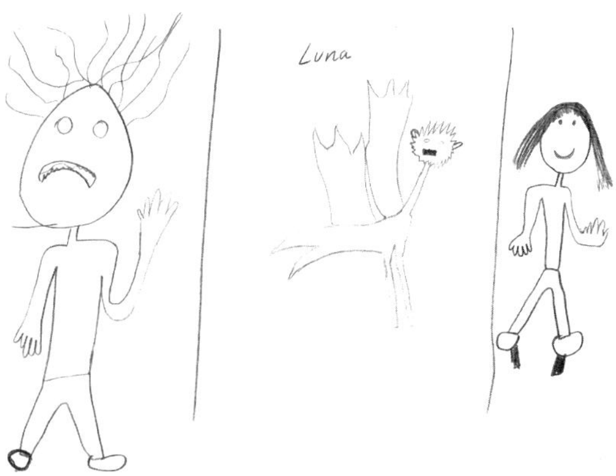

Implizit wird mit dem Vorher-Nachher-Bild eine analoge Skala angelegt, die vom Therapieanlass-Bild zum »Alles-ist-gut-Bild« führt.

Der Therapeut kann dem Kind sein Bild mitgegeben, damit das Krafttier in seiner Nähe ist. Dabei kann er das Kind auch auffordern, die Augen zu schließen und einen kleinen Traum zu träumen: »Träum einen kleinen Traum, in dem du dir vorstellst, wie Luna dir hilft. Am Tag und in der Nacht, wenn du schläfst, in deinen Träumen. Sodass es dir mit dem Thema bald besser geht. Du kannst dazu das Bild unter dein Bett legen oder an deinen sicheren Ort zu Hause. Beobachte jeden Tag, woran du merkst, dass es ein klein wenig besser wird. Und beobachte auch genau deine Eltern, woran die merken, dass die Dinge mit dir irgendwie besser werden.«

Anhand des Ressourcosaurus lassen sich therapeutische Prozesse einfach moderieren und Lösungsbilder fokussieren.

Rahmen: Maskenball

Bild: Trilogie mit Selbstporträts

Verschiedene Bilder innerhalb der Therapie aufeinander zu beziehen bildet auch die Grundlage für die folgende Intervention. Dabei wird mit der Metapher der Maskerade gearbeitet. Dies setzt voraus, dass die Kinder direkte oder indirekte Erfahrungen mit Masken haben, z.B. von Spielen oder vom Karneval in ihrem Familien- oder Schulleben.

Wenn Kinder sich verkleiden, schlüpfen sie in andere Rollen, die ihnen verschiedene Ausdrucksformen ermöglichen. Gesichtsausdrücke werden durch andere überdeckt, die eigene Person bleibt geschützt und hinter einer Maske versteckt. Ähnlich wie beim iterativen Interview, bei dem dieselbe Frage mehrfach wiederholt wird, wird nach dem »Zwiebelschalen-Prinzip« eine Oberfläche nach der nächsten angeschaut.

Ein Interview kann wie bei der 9-jährigen Alina folgendermaßen beginnen:

Therapeut: Was hat dich hergeführt? Was hoffst du für dich, wenn du hierherkommst?

Alina: Ich weiß nicht genau. Naja, vielleicht, dass ich weniger Ärger in der Schule habe. Dass meine Lehrer mit mir zufrieden sind.

Therapeut: Was meinst du damit, dass deine Lehrer mit dir zufrieden sind?

Alina: Sie sagen, ich soll nicht immer dazwischenreden. Ich soll mich melden und die anderen in Ruhe lassen.

Therapeut: Okay. Und was erhoffst du wirklich für dich hier, wenn du hierherkommst?

Alina: Ähm, was ich wirklich hoffe … Naja, dass die anderen mich nicht immer ärgern und mir nicht alles wegnehmen.

Therapeut: Okay, dass die anderen dir nicht alles wegnehmen. Ich frag noch mal so: Wenn die anderen dir nicht alles wegnehmen und du weniger dazwischenredest, was ist dann für dich gut? Was sind deine wirklichen Hoffnungen? Was wünschst du dir wirklich?

Alina: Dass mir alles wieder mehr Spaß macht und meine Oma wieder gesund wird.

Wiederholtes Nachfragen führt schrittweise zu den inneren Wünschen und Bedürfnissen. Zu jeder Ebene der Hoffnungen gehören innere Bilder und Gefühle, die sich in äußeren Gesichtsausdrücken widerspiegeln. Die Gesichter können als situative Masken mit dem Kind gemalt und sortiert werden. Zeigt sich ein Kind dem Malen und Zeichnen gegenüber aufgeschlossen, haben sich in der Praxis drei Motive bewährt.

Zu Beginn wird Alina gefragt, ob sie Karneval oder Fasching kennt, ob sie es selbst schon gefeiert hat und ob sie es kennt, sich zu verkleiden, zu maskieren oder zu schminken, um anders auszusehen. Als sie dies bejaht und erzählt, dass sie schon einmal als Pippi Langstrumpf verkleidet war und ein anderes Mal als Schneewittchen, kann die Mal-Intervention beginnen.

Alina wird zunächst gebeten, ein Selbstporträt zu malen, wobei das Gesicht gut zu dem Grund passen soll, aus dem sie in Therapie ist. Dieses erste Gesicht wird als »Therapieanlass-Gesicht« bezeichnet. Manche Kinder malen schweigend, andere reden währenddessen und laden schon an dieser Stelle zu einer kurzen Exploration möglicher Therapiethemen ein.

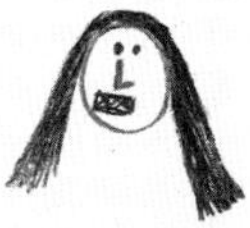

Alina malt ihr erstes Gesicht mit geöffnetem Mund, was ihr ununterbrochenes Schwatzen im Unterricht darstellen soll.

Nun fordert sie der Therapeut zu einem zweiten Selbstbildnis auf:

Therapeut: Das ist sehr schön geworden. Es ist gut zu sehen, wie es dir manchmal geht. Nun stell dir einmal vor, dieses Gesicht stellt in der aktuellen Situation in der Schule lediglich eine Maske dar. Darunter ist vielleicht ein ganz anderes Gesicht zu sehen. Vielleicht ein Gesicht, das zeigt, was du dir wirklich wünschst oder wie es dir in dem Moment wirklich geht.

Alina: Ich will nicht immer geärgert und von den Lehrern und von meinen Eltern angemeckert werden. Immer mache ich alles falsch.

Therapeut: Mal doch mal, welches Gesicht dazu gut passt!

Alinas malt ein tränenüberströmtes, trauriges Gesicht und sagt, dass sie traurig ist, weil sie es niemals richtig macht. Dieses Gesicht stellt ihr eigentliches gegenwärtiges Gesicht dar, von dem sie hofft, frei zu werden. Es bildet die Grundlage für den dritten Schritt.

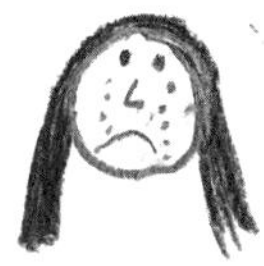

Therapeut: Nun schau dir das erste und das zweite Bild einmal an. Und dann stell dir mal vor, was du dir eigentlich wünschst, wie du wirklich schauen möchtest. Mal dich einmal so, wie du aussiehst, wenn es dir gut geht und du die beiden Bilder hinter dir hast.

Alina malt ihr drittes Bild.

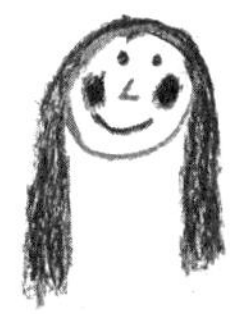

Anschließend werden alle drei Bilder im Raum ausgelegt und gemeinsam vom Therapeuten und Alina innerhalb der »Galerie der Hoffnungen« aufgesucht. Sie verweilen bei jedem Bild und es beginnt ein ausführliches Interview zu den drei Gesichtern und den damit verbundenen Situationen. Jedes Bild wird ausgehend vom konzeptionellen Arbeitsraum des Psychischen in Bezug auf die dazugehörigen Gedanken, Gefühle und Handlungsweisen reflektiert.

- Welche Gedanken gehören zu dem Gesicht?
- Welche Gefühle passen zu dem Gesicht?
- Welches Verhalten ist mit dem Gesicht bzw. für die dazu zählenden Situationen typisch?

In der »Galerie der Ausnahmen« und der »Galerie der Skalen« wird der therapeutische Prozess fortgeführt.

Anhand des Auslegens der einzelnen Bilder können belastende Erlebnisse degeneralisiert werden. Alina sieht, dass ihre gegenwärtige Situation nur eine Seite ihres Lebens ist und sie auch andere Seiten hat. Das Lokalisieren einzelner Gesichter im Raum ermöglicht es ihr, sich mit sich selbst *auseinander*zusetzen, um sich später wieder *zusammen*zusetzen. Das Durchschreiten des Raumes symbolisiert, wie Alina voranschreitet und einen Lösungsprozess durchläuft. Sie erfährt ihre Vielfalt und Wandlungsfähigkeit.

Bild: Maskenball mit jüngeren Kindern

Eine Maskenball-Variante für jüngere Kinder ist das Malen von zwei Gesichtern. Dabei steht ein Bild für den Therapieanlass, das andere für ein ressourcenvolles Erleben.

Die 7-jährige Zoe malt sich zunächst traurig und verzweifelt. Sie zeigt damit, wie es ihr geht, nachdem sie in eine Pflegefamilie eingezogen ist.

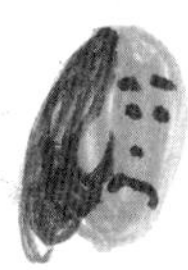

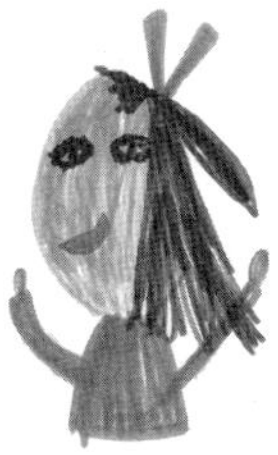

Sie berichtet, dass zu ihren ersten guten Erlebnissen in der neuen Familie neben einem Zoobesuch auch ihre Geburtstagsfeier zählt. Dabei waren zum ersten Mal viele andere Kinder zu Besuch. Das hat Alina großen Spaß gemacht. Sie möchte gern viele Freunde haben.

Beide Bilder werden im Raum ausgelegt und gemeinsam aufgesucht. Der Therapeut bittet Zoe, eine für die Situation typische Körperhaltung einzunehmen und zu erzählen, was ihr zu den Bildern einfällt. In einer Vorstellungsübung wird Zoe zudem eingeladen sich vorzustellen, wie sie einen Traum hat, in dem ihre Wünsche in Erfüllung gehen, wie sie lernt, sich zu erinnern und sich auf Neues zu freuen, und wie sie merkt, dass die Dinge in ihrem Leben besser werden.

Zoe kann beide Bilder übereinanderlegen, denn sie gehören beide zu ihr. Sie kann die Bilder auch mitnehmen und unter ihr Bett legen, damit sie gut träumen kann. Später wird der Therapeut sie fragen, was in ihrem Leben besser geworden ist.

Rahmen: Figurenbilder

Bild: Familiengenogramm

Kinder, die wenig Übung mit dem selbstständigen Malen haben, können mit vorgefertigten Motiven arbeiten und sich durch das Ausmalen von Figuren ausdrücken. Mit Figurenbildern aus dem bereits genannten Figurenbilder-Malbuch (Dreesen & Vogt, 2010) können sie eine abgewandelte Form von »Familie in Tieren« für ein Genogramm anfertigen. Anstatt unterschiedliche Tiere für einzelne Familienmitglieder zu wählen, werden Unterschiede in Haltung, Mimik und Gestik für jedes Familienmitglied ausgesucht, wie hier im Bild der 7-jährigen Maja.

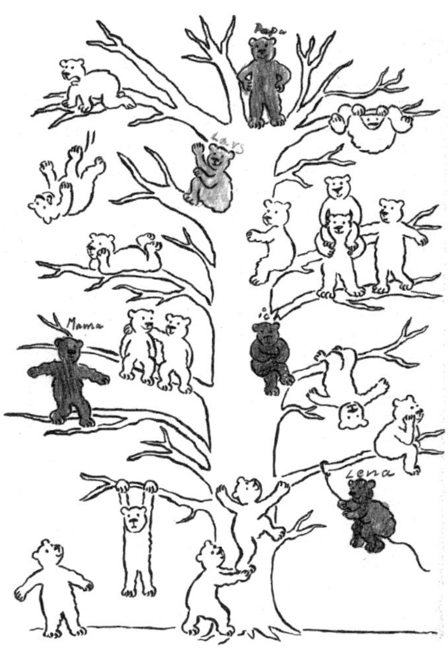

Bild: Figurenbilder-Interview

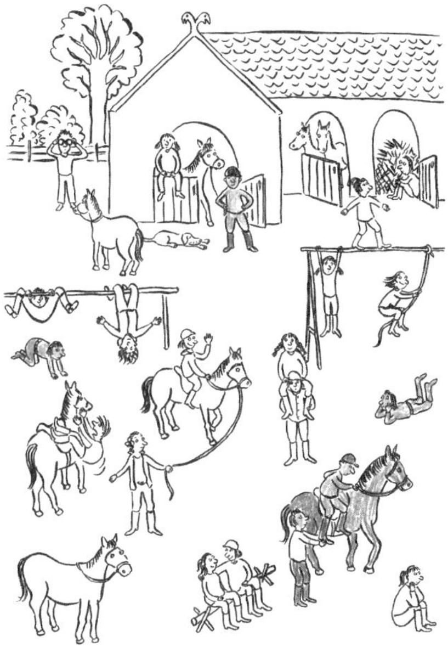

Mithilfe von Figurenbildern kann ein ausführliches, lösungsfokussiertes Interview geführt werden. Die 8-jährige Nina wird immer wieder in der Schule gehänselt, weil sie eine Gehhilfe benötigt. Nachdem sie nach einem Schubs von einem Mitschüler wiederholt hingefallen ist, will sie nicht mehr in die Schule gehen. Der Therapeut bittet sie, sich ein Figurenbild auszusuchen, das gut zu ihr und ihrem gegenwärtigen Erleben passt, und es auszumalen. Anschließend soll sie eine zweite Figur ausmalen, die darstellt, wie sie sich zu sein wünscht.

Das Figurenbilder-Interview kann von weiterführenden Fragen begleitet werden. Diese sind altersgemäß zu formulieren, um die Kinder zu fördern, ohne sie zu überfordern. Entsprechend dem konzeptionellen Arbeitsraum werden Fragen zum Denken, Fühlen und Handeln differenziert.

Fragen zur Gegenwart

- Welche Figur passt im Moment am besten zu dir?
- Was zeichnet diese Figur aus?
- Welche Gedanken passen zu ihr?
- Welche Gefühle passen zu ihr?
- Welche Handlungen passen zu ihr?
- Was ist im Moment unbefriedigend und soll sich bessern?

Fragen zur Zukunft

- Welche Figur möchtest du gern erreichen? Wie lauten die besten Hoffnungen?
- Was zeichnet diese Figur aus?
- Welche Gedanken passen zu ihr?
- Welche Gefühle passen zu ihr?
- Welche Handlungen passen zu ihr?
- Welche Stärken passen zu ihr?

Fragen zum Transfer

- Wie werden sich deine Hoffnungen erfüllen?
- Was müsste passieren, um dein Ziel zu erreichen?
- Was müsste noch passieren?
- Was tust du bereits dafür?
- Was war schon ein klein wenig erfolgreich?
- Was könntest du noch dazu beitragen?
- Wer kann dabei helfen?
- Wie kann dabei geholfen werden?

- Welche Schritte wirst du als nächstes tun?
- Woran merkst du, dass du vorangekommen bist?
- Woran merken das andere bei dir?

Rahmen: Einschränkungen kreativ bewältigen

Schicksalsschläge und Verlusterlebnisse durch Tod, Krankheit, Trennung und Ortswechsel stellen belastende Situationen für Kinder dar. Zeichnungen können helfen, mit diesen unausweichlichen Erlebnissen umzugehen. Dabei helfen Bildfolgen, um individuelle Coping-Kompetenzen zu nutzen und zu entwickeln. Anhand der Idee der »vermasselten Möglichkeiten« können belastende Erlebnisse in Lernerfahrungen für die Zukunft transformiert werden.

Das Kind wird zunächst ausgefordert, ein Bild zu malen, das zeigt, was sich das Kind gewünscht hatte und was durch ein schicksalhaftes Ereignis zerstört wurde.

Der 10-jährige Yannik ist seit vier Jahren beliebter Torwart in seinem Fußballverein und hat sich gemeinsam mit seinem Trainer darauf gefreut, in eine stärkere Mannschaft aufzusteigen. Als die Familie aufgrund des Berufs des Vaters den Wohnort wechseln muss und sich die Eltern Wochen später trennen, verliert er sein gewohntes Umfeld und seine Familie. Zusammen mit der Mutter lebt er sehr zurückgezogen in einer neuen Stadt. In der neuen Schule gefällt es ihm nicht und er fehlt oft im Unterricht.

In der zweiten Therapiesitzung erzählt Yannik, was ihm am besten helfen könnte: im Verein Fußball spielen. Der Therapeut bitte ihn, ein Bild über sein früheres Vereinsleben zu malen.

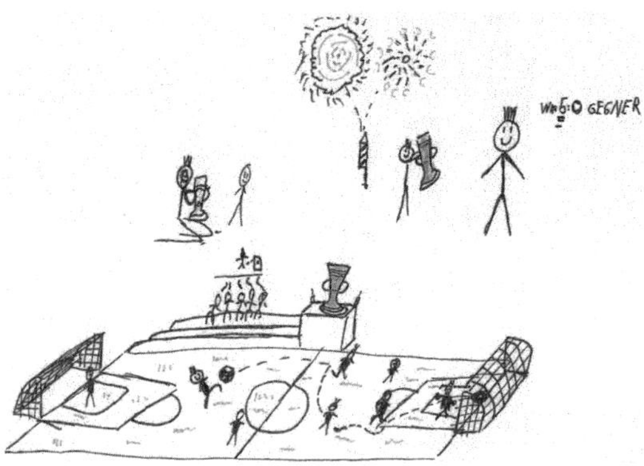

Als das Bild fertig ist, kündigt der Therapeut an, nun etwas zu machen, von dem er glaubt, dass es zu Yanniks aktuellen Gefühlen passt: Er nimmt das Bild und malt verstörende Striche hinein.

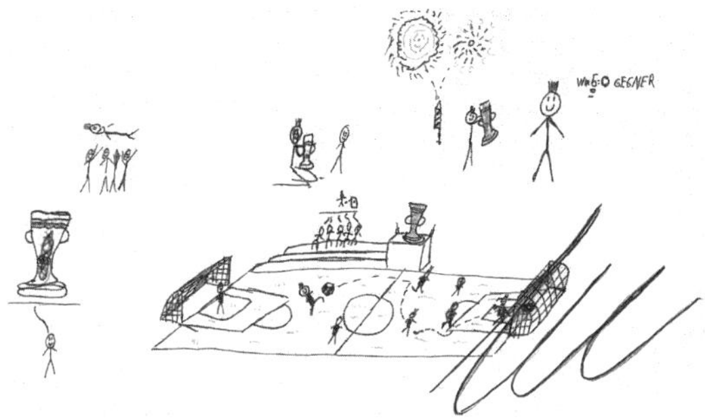

Yannik:	[*schreit entsetzt*] Was machst du da? Du machst ja alles kaputt. Das ist mein Bild.
Therapeut:	Ja, das ist dein Bild. Und das bleibt dein Bild. Die Striche zeigen nur, wie die Ereignisse der letzten Monate dein Leben durchkreuzt haben und dir etwas kaputt gemacht haben. Du wolltest so gern Torwart in der neuen Mannschaft werden und jetzt ist das alles aus. Ziemlich schade, traurig und vielleicht auch ärgerlich.
Yannik:	Das war gemein von dir!
Therapeut:	Ja, das war ganz schön gemein. Du bist ein kraftvoller Junge und wirst weitermachen. Nimm mal das Bild und versuche, das Beste aus dem Bild zu machen, das dir einfällt.

Yannik stutzt, nimmt das Papier und fängt an zu malen.

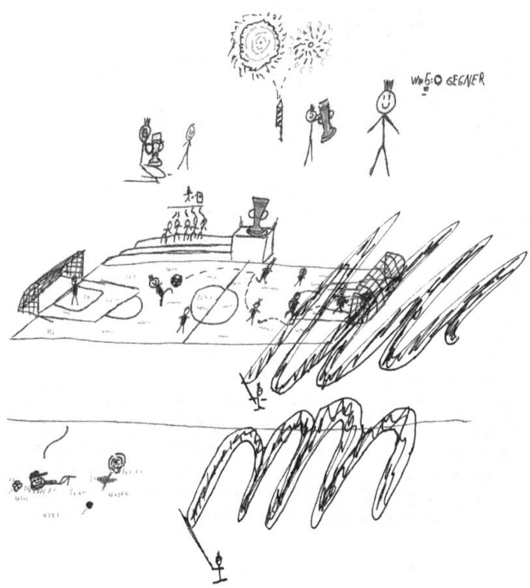

Auf dem entstandenen Bild sitzt Yannik am Spielfeldrand und träumt davon, wie ihm mit großen Girlanden zugejubelt wird, wenn er wieder Fußball spielt und einen guten Verein findet. Er äußert, dass er wieder einen Verein suchen will, je früher desto besser. Seine Mutter, die den Prozess im Raum begleitet, merkt mit leuchtenden Augen an, dass sie sich sofort kümmern wird, auch wenn Yannik noch nicht regelmäßig zur Schule geht.

Rahmen: Bildergeschichte mit Transparentpapier

Eine weitere Methode, mit Bildfolgen zu arbeiten, um therapeutische Ziele zu erarbeiten und persönliche Ressourcen zu aktivieren, besteht in der Arbeit mit Transparentpapier (Schemmel et al., 2008). Dabei werden die Bilder auf Transparentpapier gemalt, was die Möglichkeit bietet, sie nicht nur nacheinander anzuordnen, sondern zu integrieren, indem sie übereinandergelegt werden. Gleichzeitiges, einander überlagerndes Erleben lässt sich auf diese Weise darstellen.

Der 8-jährige Max wird in der Schule gemobbt und weigert sich, die Schule weiter zu besuchen. Max ist in der ersten Sitzung auffällig zurückhaltend und schüchtern. Der Therapeut bittet ihn, eine typische Situation aus der Schule aufzumalen. Das erste Bild zeigt, wie ein größerer Junge Max von hinten attackiert.

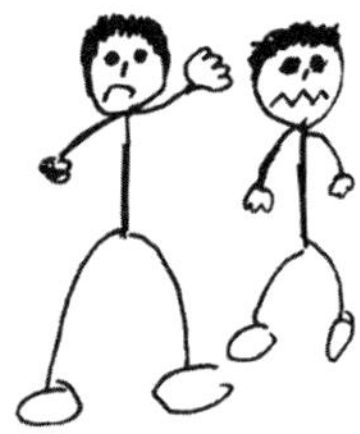

Anschließend wird Max aufgefordert, eine Situation zu malen, in der ihm schon einmal jemand geholfen hat. Beide Situationen können nebeneinanderstehen und haben zunächst nicht unmittelbar etwas miteinander zu tun. Max malt, wie ihm sein Bruder dabei geholfen hat, etwas vom Schrank zu holen.

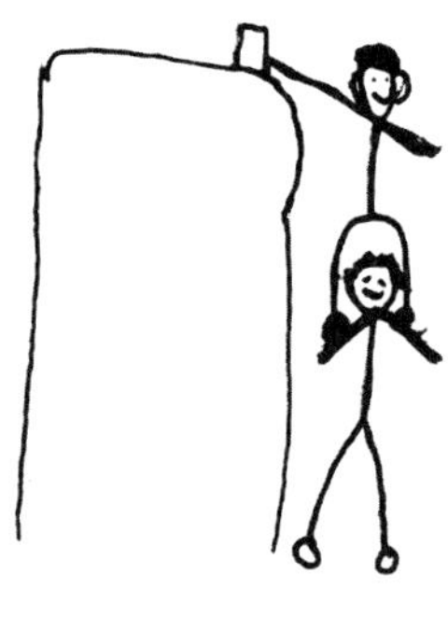

Ein drittes Bild zeigt Max, als er einmal sehr stark war und eine Schubkarre geschoben hat.

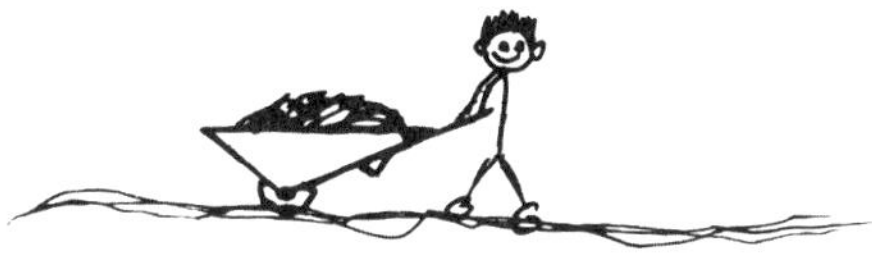

Die entstandenen drei Motive können nun übereinandergelegt werden. Dies gelingt am besten vor einem hellen Hintergrund, zum Beispiel vor einem hellen Fenster, vor einem weißen Computermonitor oder auf einem Leuchttisch.

Zunächst legt Max Bild 1 und 2 nebeneinander.

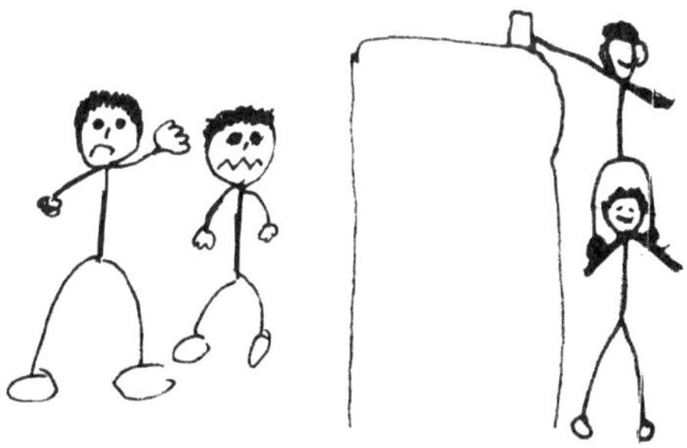

Dann legt er das dritte Bild dazu.

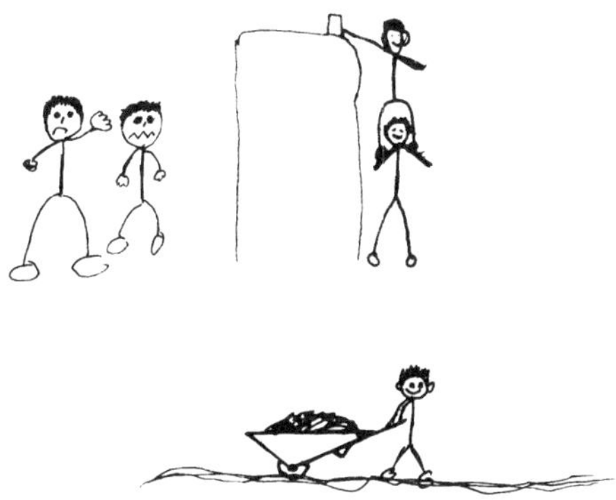

Im weiteren Prozess wird Max eingeladen, die drei Bilder zu bewegen und sie aufeinander zu beziehen. Als würde er eine Szene für einen Film drehen, in dem er sich wehrt, einen Freund an seiner Seite hat und sich richtig stark fühlt. Er schiebt die Bilder näher zusammen.

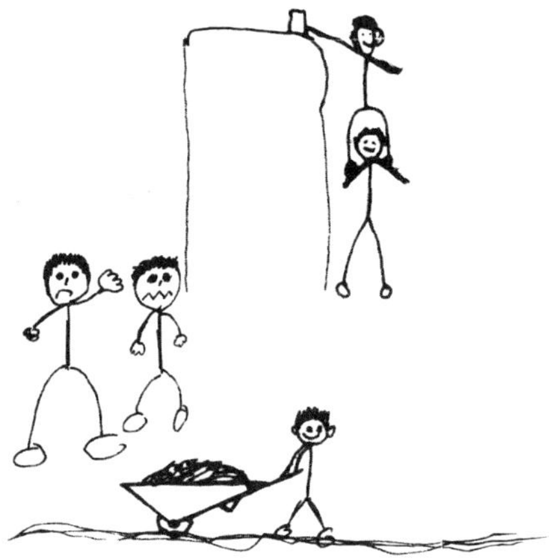

Dann schiebt er das dritte Bild, auf dem er sich stark fühlt, unter das erste Bild. Das erste Bild verblasst ein wenig und der angreifende Junge ist im Schrank und auf der Schubkarre.

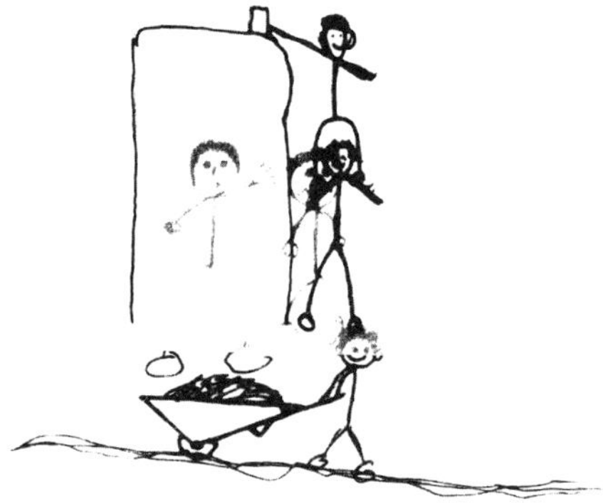

Als er anschließend das erste und dritte Bild neigt, sieht es so aus, als sei der Angreifer auf der Schubkarre und diese wird nun ausgekippt.

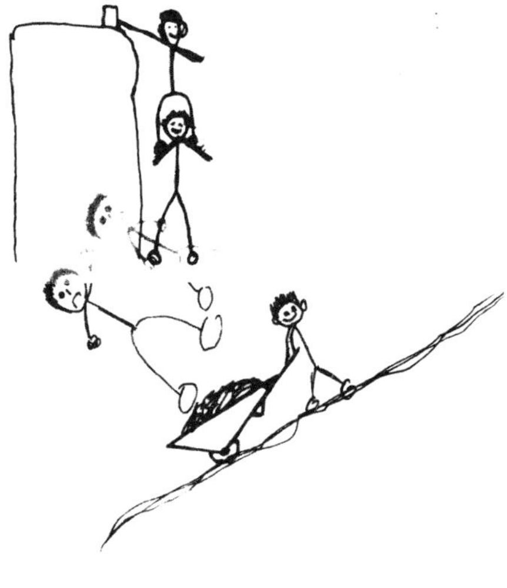

Max lacht und sagt: »Das nächste Mal lasse ich mir nicht mehr alles gefallen.« Max erlebt sich in diesem Moment als stark und spürt, dass er selbst etwas tun kann. Durch das Bild erlebt Max aggressive Kräfte bei sich selbst, die ihm ermöglichen, sich zu wehren. Das weitere Gespräch zeigt, dass er sich im letzten Bild vorstellen kann, sich zu verteidigen und Mitschüler um Hilfe zu bitten.

Rahmen: Bildergeschichte mit Cartoons am Beispiel von Kinderängsten

Eine weitere Variante der therapeutischen Arbeit mit sich aufeinander beziehenden Bildern geht auf die Cartoon-Therapie (Mills & Crowley, 1996) zurück. Dabei lernen Kinder am Modell des Bildes, wie in der magischen Welt des Cartoons Dinge möglich sind, die in der Realität unmöglich erscheinen. Viele Kinder haben Lieblingsfiguren, die sie idealisieren und denen sie nacheifern. In ihrer Fantasie können sie sich mit diesen Figuren anfreunden und verbünden. Dies kann so weit gehen, dass sie von ihnen zum Beispiel bei Arztbesuchen als ressourcenvolle, Mut machende Freunde begleitet werden (Olness & Cohen, 2006).

Bild: Anleitung zum Umgang mit Ängsten

Bei der Behandlung von Kinderängsten ist zu berücksichtigen, dass es sich bei der beklagten Beschwerde um eine reale Angst handelt. Dies ist bei Kindern schwerer zu unterscheiden als bei Erwachsenen. Ängstliche Kinder reden ungern über ihre Ängste. Folglich sind Therapeuten oft auf die Angaben der Eltern angewiesen. Zu Beginn einer Therapie ist daher größte Sorgfalt darauf zu verwenden herauszufinden, ob die Klagen als reale Angst zu klassifizieren sind.

Bei einem 8-jährigen Jungen, der in Therapie war, weil er in der 2. Grundschulklasse Angst hatte, allein in die Schule zu gehen, gelang es zum Beispiel erst nach mehreren Sitzungen herauszufinden, dass er im Vorfeld mehrfach älteren Jungen auf dem Schulweg begegnet war, die ihn bedroht hatten. Er hatte es bis dato vermieden, sich jemandem anzuvertrauen.

In Situationen, in denen bedrohliche, gewalttätige oder körperliche und sexuelle Übergriffe eine Rolle spielen, kann eine Klassifikation sehr schwierig sein.

Ziel der Cartoon-Therapie von Ängsten ist es, in angstbesetzten Situationen ein angemessenes Coping-Verhalten aufzubauen. Dazu ist es wichtig, die Kinder über ängstliches Verhalten aufzuklären. Für gewöhnlich wollen sie die Ängste loswerden. Daher sollte ein ausführliches Was-stattdessen-Gespräch geführt werden.

In der Praxis haben sich sechs aufeinander aufbauende Schritte bewährt, die neurophysiologische Erkenntnisse, Kommunikations- und Wahrnehmungsaspekte sowie handlungsorientierte Herangehensweisen integrieren. Je nachdem, ob es sich um Kleinkinder, Vorschulkinder, Schulkinder oder Jugendliche handelt, werden das Setting und die Sprache dem Entwicklungsstand angepasst. Besonders wichtig ist es, dass ein oder beide Elternteile zuhören, damit sie das Kind verstehen und dabei unterstützen können, Vermeidungsverhalten zu umgehen.

Ist eine kindliche Angst identifiziert und als Therapieziel eine erfolgreiche Bewältigung im Sinne des Entwickelns neuen Mutes bzw. des Überwindens bislang vermiedener Situationen benannt, werden den Kindern zu Beginn in Anwesenheit der Eltern die notwendigen Schritte erläutert (Burr, 1999).

- Gut, dass wir Angst haben können.
  »Weißt du, Angst zu verspüren, ist sicher unangenehm. Aber es ist gut, dass wir Angst haben. Wir brauchen sie unbedingt zum Leben. Deshalb wünsche dir lieber nicht, keine Angst mehr haben zu müssen. Dann würdest du vielleicht auf die Idee kommen, vom Dach eines Hochhauses zu springen, um fliegen zu lernen. Gut, dass du davor Angst hast. Oder du würdest vielleicht im Zoo einen Löwen streicheln. Gut, dass du davor Angst hast. Deshalb ist es gut, sich mit der Angst gut zu verstehen. Auch wenn es komisch klingt, vielleicht kannst du ihr deine Freundschaft anbieten. Vielleicht reagiert sie darauf: Wenn du sie nicht mehr weghaben willst und freundlich zu ihr bist, vielleicht wird sie auch freundlicher und lässt dich manchmal in Ruhe.«
- Angst braucht Mut.
  »Du hast natürlich Recht, dass deine Angst wohl manchmal überflüssig ist. Das ist nämlich so: Angst meint es von Natur aus gut mit uns. Manchmal sogar zu gut. Dann übertreibt sie. Sie weiß nicht so genau, wann es wichtig ist aufzupassen und wann nicht. Das kannst du ihr beibringen. Angst ist wie ein kleines Kind. Sie braucht Mut, dir zu vertrauen. Und wie deine Eltern sich um dich kümmern, so kannst du dich um deine Angst kümmern. Das kann niemand einem anderen Menschen abnehmen. Du hast vielleicht schon bemerkt, dass deine Eltern versuchen, dir zu helfen, indem sie dich beschützen. Das ist erst mal angenehm. Aber auf Dauer macht es leider nichts besser. Nur du selbst hast den Mut, deiner Angst deinen Mut zu zeigen. Diese Stärke hast du vielleicht noch gar nicht bemerkt, aber sei dir sicher: Niemand hat mehr Fähigkeiten, deiner Angst zu helfen, als du selbst.«
- Dem Kind etwas zu*mut*en.
  »Du ahnst es vielleicht: Der Angst zu helfen, dass sie seltener kommen muss, ist anstrengend und manchmal ziemlich unangenehm. Du kannst dir etwas zumuten, indem du manchmal Dinge tust, obwohl du weißt, dass du Angst davor hast. Und deine Eltern können dir helfen, indem sie dir auch manchmal etwas zumuten und dich vielleicht bei einer Gelegenheit nicht beschützen, in der sie es bisher getan haben.«
- Sei vorsichtig!
  »Pass auf, dass du dir nicht zu viel zumutest, denn mit der Angst ist es so: Wenn du etwas tust, obwohl du Angst davor hast, und du schaffst es tatsächlich, das zu tun, was du dir vorgenommen hast, wirst du bemerken, dass deine Angst beim nächsten Mal ein klein wenig kleiner geworden ist. Und wenn du es dann noch einmal tust, wird sie noch ein wenig kleiner. Und irgendwann, wahrscheinlich ziemlich bald, wird deine Angst so klein sein, dass du sie gar nicht mehr bemerkst. Es kann aber sein, dass du dir zu viel zumutest. Dann fängst du etwas an und kehrst auf halbem Wege um, läufst weg, versteckst dich, flüchtest dich in die Arme deiner Mutter.

Dann wird deine Angst beim nächsten Mal etwas stärker sein und es wird anstrengender, sie zu handhaben. Deshalb sei vorsichtig! Mute dir nicht zu viel zu. Bevor du etwas beginnst, wovor du Angst hast, überlege genau, ob du es heute schaffen kannst. Wenn du dir einigermaßen sicher bist, dann tu es, aber kehre nicht um. Wenn du dir nicht sicher bist, fang es lieber gar nicht erst an und warte auf einen besseren Tag. Wir Menschen sind nun mal nicht jeden Tag gleich mutig.«

- Beobachte genau, wie die Angst sich wandelt, wenn du anders mit ihr umgehst. »Wenn du etwas tust, wovor du eigentlich Angst hast, achte einmal genau darauf, wie das ist, wenn die Angst sich wandelt. Und achte darauf, was du tust und was noch ist. Merke es dir gut, sodass du beim nächsten Mal davon berichten kannst.«

Mit der Cartoon-Therapie werden diese Aspekte erfolgreich unterstützt (Vogt-Hillmann, 1999; Vogt-Hillmann et al., 2000). Im Vordergrund stehen das Freundschaft-Schließen mit der Angst und deren Verwandlung (White, 1986).

Ein therapeutischer Cartoon wird in sechs Schritten erstellt. Im Vorfeld wird das Kind gefragt, welche Idee es davon hat, wie man Freundschaften schließt und aufrechterhält. Den kindlichen Vorschlägen wird der Gedanke hinzugefügt, dass Freunde sich manchmal gegenseitig etwas schenken, z. B. wenn sie sich zum Geburtstag einladen oder eine Kleinigkeit teilen.

Therapeut: Die großen Leute sagen, dass kleine Geschenke die Freundschaft erhalten. Kennst du das auch?

Bild: Einen Cartoon malen, um mit den Ängsten Freundschaft zu schließen

Für den Cartoon wird ein Blatt in sechs gleich große Abschnitte unterteilt. Dann wird das Kind gebeten, anhand nachfolgender Anregungen in jedes Feld ein Bild zu malen:

(1) »Stell dir vor, deine Angst hat eine Farbe und eine Form. Stell dir vor, wie sie wohl aussieht. Mal sie in das erste Bild oder mal die Situation, in der du ängstlich bist.«

(2) »Nun überlegen wir, wen du kennst, wer jetzt schon mutig genug ist, der Angst gegenüberzutreten und das Freundschaftsangebot zu machen. Denk mal an eine Lieblingsfigur von dir. Aus einer Geschichte, einem Märchen, einem Film. Oder denke an dein Lieblingskuscheltier. Stell dir vor, was diese Figur alles kann. Wie schlau und mutig sie ist. Wenn du eine Figur gefunden hast, die dich beschützen kann und sich traut, der Angst gegenüberzutreten, mal sie in das zweite Bild. Gib der Figur einen Namen.«

(3) »Nun stell dir vor oder träume mit geschlossenen Augen einen kleinen Traum, wie du irgendwo an einem sicheren Ort zusammen mit deiner Lieblingsfigur bist. Zusammen überlegt ihr, was man der Angst für ein Geschenk machen könnte, damit sie freundlicher zu dir ist. So wie ein Freund, der manchmal da ist, wenn man ihn braucht, und dich auch in Ruhe lässt. Sucht gemeinsam ein Geschenk aus, das ihr der Angst geben könnt. Frage deine Figur, was das beste Geschenk wäre, um sich mit der Angst anzufreunden. Male dieses Geschenk in den dritten Abschnitt.«

(4) »Stell dir jetzt für das vierte Bild vor, wie deine Figur das Geschenk der Angst übergibt. Male jetzt, wie sie es überreicht. Male alle drei Sachen (Figur, Geschenk und Angst) in dieses Bild.«
(5) »Stell dir jetzt vor, wie die Angst aussieht, nachdem sie das Geschenk erhalten hat. Und male die Angst, wie sie sich durch das Geschenk in Form, Farbe oder Größe gewandelt hat.«
(6) »Abschließend denk einmal an die Zukunft und stell dir eine Situation vor, in der du vielleicht ähnliche Hilfe brauchst wie jetzt mit der Angst. Stell dir mal vor, wie du dann irgendwo bist und deine Lieblingsfigur rufst, um dir zu helfen. Eine Situation, in der du auch dann einen Traum haben kannst und ihr gemeinsam überlegt, was du am besten machen kannst. Male dich, wie du deine Figur rufst, damit sie dir genauso gut hilft wie jetzt mit deiner Angst.«

Manche Kinder kommentieren das Malen der Bilder. Dies ermöglicht einen therapeutischen Dialog über Ängste, Ressourcen sowie bisherige Lösungsversuche und Erfolge der Kinder. Andere Kinder wiederum malen lieber, ohne darüber zu sprechen. Dann sollte der Therapeut das Kind auch still malen lassen. Am Ende überlegt er gemeinsam mit dem Kind, ob es das Bild mit nach Hause nehmen oder im Therapieraum lassen möchte. Bei guter Vorbereitung auf die Idee, dass Ängste, die hin und wieder in Erscheinung treten können, auch nützlich sind und manchmal auch wieder nicht benötigt werden, nämlich wenn sie wissen, dass die Kinder in bestimmten Situationen auch ohne sie zurechtkommen, kann die Cartoon-Therapie als einmalige Intervention »wahre Wunder« bewirken und den Kindern sehr gut helfen.

Die folgenden Beispiele zeigen, mit welcher Kreativität Kinderängste in Cartoons erfolgreich behandelt werden.

Bild: Ellen

Die 7-jährige Ellen leidet unter Trennungsängsten, seitdem sie in die Schule geht. Da sie die ersten Lebensjahre mit ihrer Mutter allein zu Hause gelebt und keine Kindergarten-Erfahrungen hat, stellt der Schulbesuch eine unerwartete Hürde für sie da. Als sie nach dem ersten Schuljahr den Wohnort wechseln und in eine neue Schule gehen muss, flammen die Trennungsängste wieder auf. Ellen schläft unruhig und träumt von Angstmonstern. Diese Szene malt sie in das erste Bild. Dann malt sie Stitter und Sabinchen, ihre beiden Bettpuppen, sowie drei Geschenke für die Ängste. Nachdem die Angst Geschenke bekommen hat, fliegt sie im fünften Bild davon. Ellen weiß nun, wie sie ihre Lieblingsfiguren immer wieder zu Hilfe rufen kann.

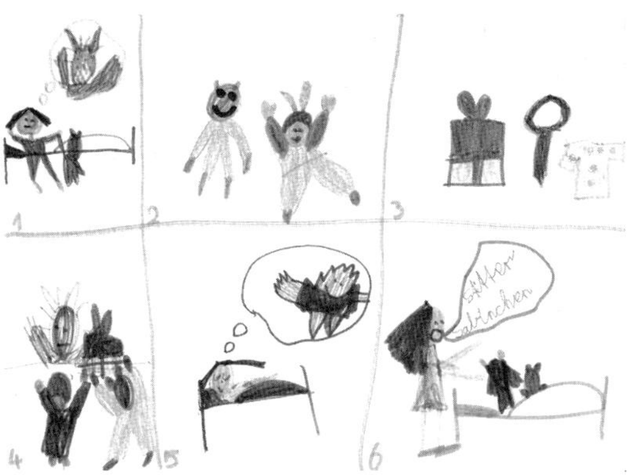

Bild: Tim

Der 9-jährige Tim leidet seit dem Auszug des Vaters und dem Tod der Großeltern unter Ängsten. Er spielt am liebsten zu Hause und nur selten mit seinen wenigen Freunden aus der Nachbarschaft. Ein Monster verkörpert die Angst. Samson ist Tims Held, welcher der Angst ein Eis schenkt und dann wieder davonfliegt. Die Angst wird durch das Eis freundlich gestimmt und Tim ist zuversichtlich und mutig genug, um mehr soziale Kontakte aufzubauen. Im Verlauf der Therapie gelingt es ihm, regelmäßig mit anderen Kindern zu spielen und seine Ängste zu reduzieren.

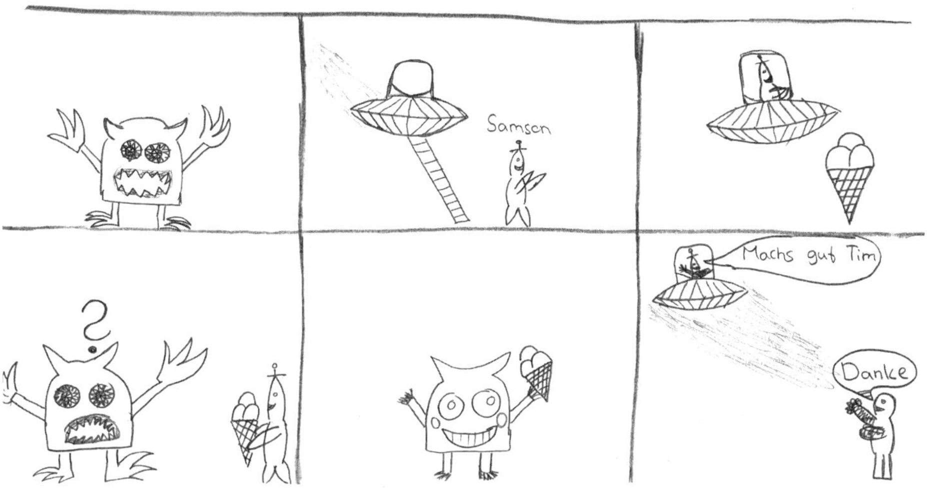

Bild: Ayse

Die 6-jährige Ayse fürchtet sich vor Hunden. Nachts träumt sie, dass ein Hund unter ihrem Bett liegen könnte. Im Cartoon hilft ihr ein Schmusetier, Geschenke zu überreichen und einen Hund freundlich zu stimmen. Im späteren Verlauf der Therapie besucht Ayse mit ihrer Mutter mehrmals ein Tierheim und führt dort schließlich sogar einen Hund aus.

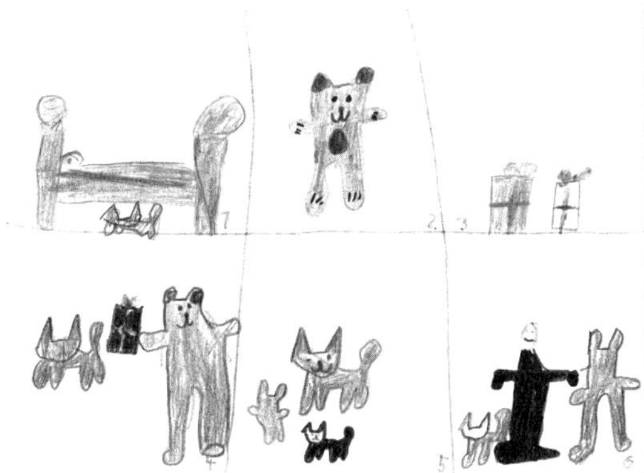

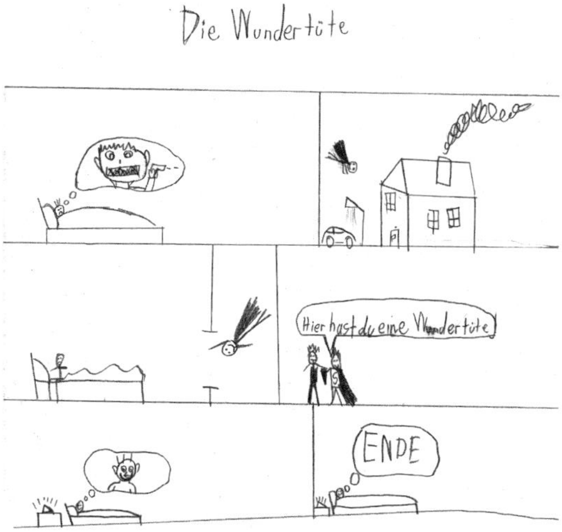

Bild: Kim

Der 9-jährige Kim freundet sich mithilfe einer Wundertüte, die ihm der fliegende Superman bringt, mit seinen nächtlichen Angstträumen an. Schon bald kann Kim wieder besser schlafen. Zunächst im Cartoon und nach weiteren zwei Wochen auch in der Realität schläft er ohne nächtliches Aufwachen durch. Für die Mutter ist das ein »Wunder«, weil es scheinbar so einfach war.

Rahmen: Imageberatung mit Jugendlichen

Während Mal-Interventionen für jüngere Kinder sehr gut geeignet sind, bietet es sich bei Jugendlichen an, Interventionen gezielt auszuwählen. Jugendliche nehmen zu Therapiebeginn oftmals eine besuchende Rolle ein. Sie erleben sich häufig als zu Unrecht zur Therapie geschickt und sind der Ansicht, eigentlich gar keine Schwierigkeiten zu haben. Problematisch sind für sie eher die Erwachsenen, die meinen, sie hätten Schwierigkeiten. Sie fürchten, sich in der Therapie ändern zu sollen, ohne zu wissen, in welche Richtung ihre ohnehin stattfindende pubertäre Entwicklung sie führen wird.

Aus diesem Grund sollten Jugendliche darüber aufgeklärt werden, dass therapeutische Interventionen nicht darauf abzielen, sie zu ändern, sondern dass sie sich bestenfalls weiterentwickeln können. Damit einhergehend sollte darauf hingewiesen werden, dass sie durchaus kein Problem haben, lediglich ein kritisches Image bei den Erwachsenen, die immer etwas auszusetzen haben. Aus diesem Grund wird den Jugendlichen eine »Imageberatung« empfohlen, innerhalb derer sie so bleiben können, wie sie sind.

Imageberatung mit Bildern folgt dem Konzept der Impact-Techniken nach Beaulieu (2005). Unter Anwendung der Mittel der therapeutischen Improvisationskunst wird der Jugendliche gebeten, eine Galerie zu seinem aktuellen Image anzufertigen.

Der 13-jährige Konstantin wird zur Therapie vorgestellt, um sein Sozialverhalten in der Schule zu verbessern. Er selbst ist nicht der Ansicht, dass er das muss. Aber wenn die Lehrerin und seine Eltern das meinen, kommt er eben zur Therapie. Die Idee mit der Imageberatung findet er in Ordnung.

Im ersten Schritt wird er gefragt, ob er weiß, wie oft ein Papier jeweils in der Mitte zusammengefaltet werden kann. Konstantin glaubt, einen normalen Bogen Kopierpapier 20-mal falten zu können. Als er es ausprobiert, ist er beeindruckt, dass es schon nach sechsmaligem Falten nicht weitergeht. Nun wird er gebeten, auf die kleine Fläche des zusammengefalteten Papiers ein Motiv zu malen, das seinen Therapieanlass und die Eröffnungsgalerie symbolisiert. Er kann zeichnen, ohne zu sprechen, oder aber auch etwas erläutern.

Therapeut: Male auf die kleine Fläche ein Bild zu deinem Anlass, hier zu sein.

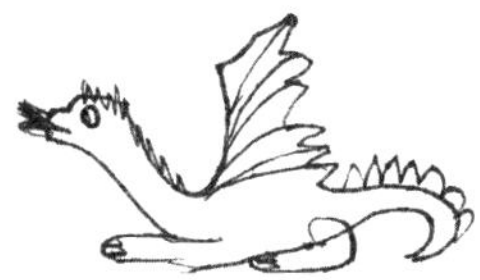

Konstantin malt auf die erste kleine Fläche einen Drachen.

Konstantin: Die Lehrer sagen zu mir, ich falle immer auf. Jedes Mal im Unterricht. Ich kann machen, was ich will, immer bin ich an allem schuld.

Therapeut: Danke. Nun drehe das Blatt auf die Rückseite. Male dort irgendetwas zum Thema: Was mir guttut.

Konstantin: Grusel- und Monstergeschichten. Die machen Spaß.

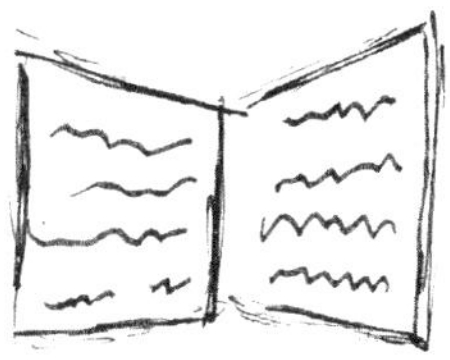

Therapeut: Danke. Nun öffne das Blatt. Auf der einen Seite sind zwei kleine Bilder und die Rückseite ist frei. Male dort irgendetwas zum Thema: Was ich gern tue.

Konstantin: Fußball spielen.

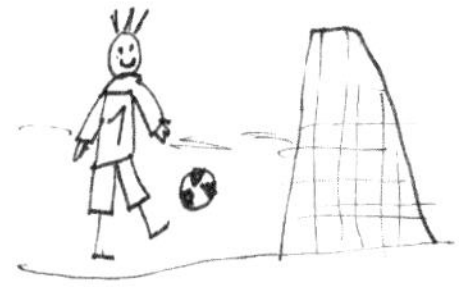

Therapeut: Nun öffne das Blatt. Auf der einen Seite sind drei Bilder und die Rückseite ist wieder frei. Male dort irgendetwas zum Thema: Was mir schon einmal gelungen ist.

Konstantin: Vor zwei Wochen habe ich mein Zimmer aufgeräumt. Mama hat sich gefreut.

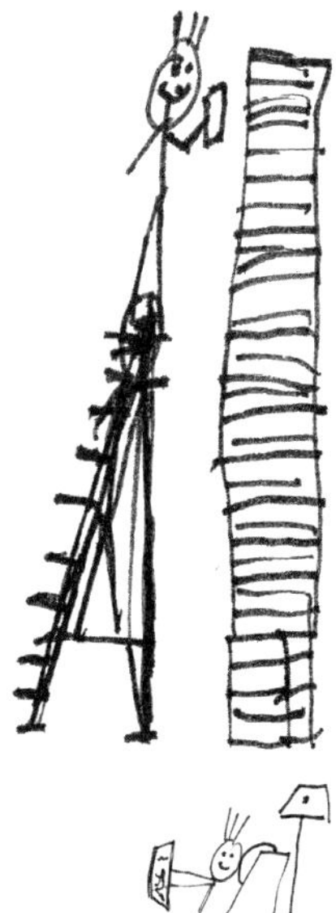

Therapeut: Okay. Öffne das Blatt. Auf der einen Seite sind die Bilder und die Rückseite ist frei. Mal dort irgendetwas zum Thema: Was ich gut kann.

Konstantin: Ich lese gern. Am liebsten Gruselgeschichten, das macht echt Spaß.

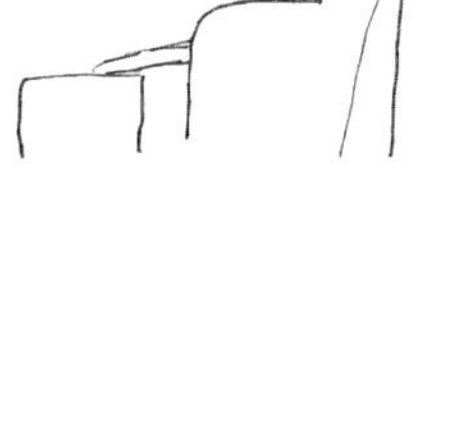

Therapeut: Öffne das Blatt jetzt noch einmal. Auf der einen Seite sind die anderen Bilder und die Rückseite ist frei. Male dort irgendetwas zum Thema: Was ich als nächstes erreichen möchte.

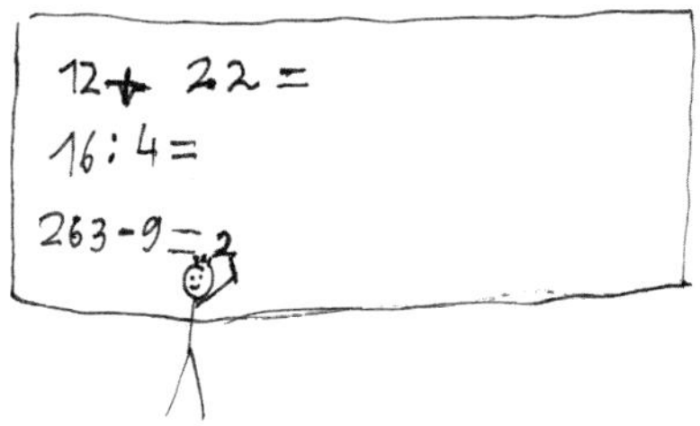

Konstantin: Ich muss Mathe kapieren. Ich muss das irgendwie hinkriegen, damit es besser wird.

Das ganze Blatt sieht auseinandergefaltet aus wie eine Plakatwand.

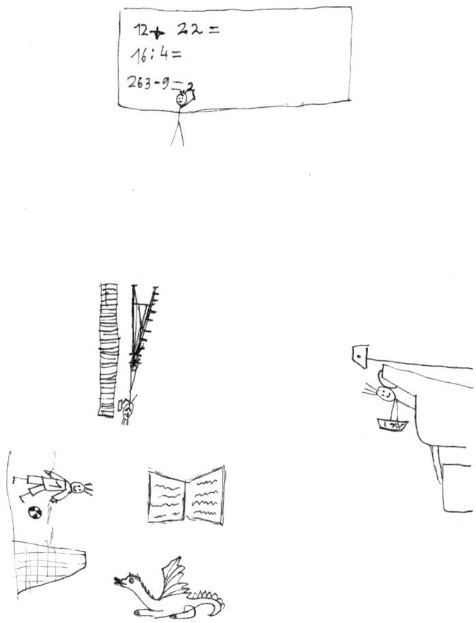

In diesem Prozess der »Persönlichkeitsentfaltung« wird die Vielseitigkeit von Konstantin sichtbar.

Therapeut: Wie sieht das jetzt aus?

Konstantin: Ähm, wie meinen Sie das?

Therapeut: Was siehst du hier?

Konstantin: Ähm, naja, mein Problem ist eigentlich ziemlich klein, oder?

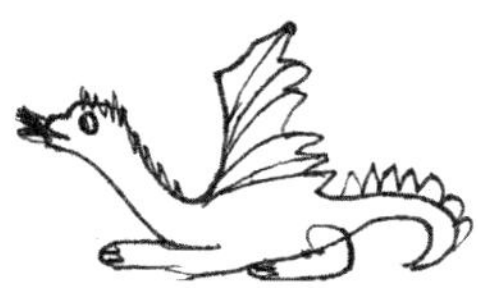

Therapeut: Sieht so aus. Und es sieht so aus, als hättest du noch ganz andere Seiten. Und weißt du, was ich glaube? [*Der Therapeut nimmt das Blatt und faltet es wieder zusammen, sodass nur das Ausgangsbild zu sehen ist.*] Ich glaube, die meisten Erwachsenen sehen immer nur diesen kleinen Ausschnitt von dir. Genau diesen. Egal, was du tust.

Konstantin: Stimmt, die hacken immer auf mir rum. Stimmt.

Therapeut: Und weißt du, was Imageberatung versucht? Imageberatung versucht, dir zu helfen, den Erwachsenen deine anderen Seiten zu zeigen. Sodass sie sehen, was du alles kannst und wie du auch noch bist. Und das können wir hier trainieren: Wie kann ich mich von meinen anderen Seiten zeigen? Und: Woran merke ich das, wenn andere mich mit meiner Vielseitigkeit erkennen? Das kannst du lernen zu beobachten.

Konstantin ist überrascht und froh, dass jemand so über ihn denkt. Er wirkt erleichtert und fasst Mut, neue Verhaltensmöglichkeiten in seinem Alltag auszuprobieren.

Anstelle der Zeichnungen können auch bunte Kollagen geklebt werden.

Rahmen: Ordnende Bilder

Die Vielseitigkeit der personalen Ressourcen in der Imageberatung kann auf der Selbstbildebene durch die »Blume der Identität« nach Baer (1999) erforscht werden. So entstehen Bilder des Frau- oder Mannseins. Drei Blüten symbolisieren mit ihren Blättern Aspekte des Selbstbildes einer Identität:

- Real-Ich: Wie ich mich aktuell sehe.
- Ideal-Ich: Wie ich gern wäre.
- Nicht-Ich: Wie ich nicht sein möchte.

Die 13-jährige Leona wird gebeten, Aspekte ihres Selbstbildes in die verschiedenen Blütenblätter zu schreiben. In der für das Real-Ich stehenden mittleren Blüte beschreibt sich selbst als nett, schlau, leise, lieb und als friag (Freak). In die Blätter der rechten, das Ideal-Ich repräsentierenden Blüte schreibt sie, dass sie gern schlauer, laut, mutig, eine Freundin und stag (stark) wäre. Die linke Blüte steht für das Nicht-Ich. Leona vermerkt hier, dass sie weder dumm, wütend und blöd noch ein Außenseiter oder so wie ihre Schwester sein will.

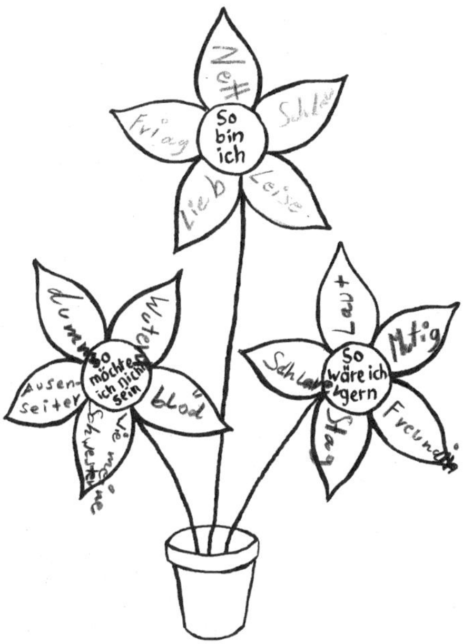

Die Blume hilft ihr, Attribute zu visualisieren. Sie kann ihre Vielseitigkeit erkennen, das Real-Ich vom Ideal-Ich unterscheiden und Aspekte sehen, die sie meiden möchte. Leona ordnet und reflektiert ihr Selbstbild mit sich und im therapeutischen Dialog. Sie prüft, wann sie Aspekte ihres Ideal bereits erlebt hat und wie sie mit Situationen umgegangen ist, als andere Seiten von ihr wahrgenommen haben, die sie nicht zeigen wollte.

Rahmen: Gedankenrad

Das Gedankenrad dient dem Visualisieren und Differenzieren unterschiedlicher Gedanken. Unter den Überschriften »Ich will …«, »Ich kann …«, »Ich darf …«, »Ich soll …« und »Ich muss …« können Jugendliche einzelne Gedanken aufschreiben und ordnen. Dabei lernen sie, verhandelbare und unverhandelbare Realitäten zu unterscheiden.

Der 13-jährige Jamal lebt in einer Pflegefamilie. Dort kommt es zu Streitigkeiten, da es ihm schwerfällt, seinen Alltag zu organisieren. Hinsichtlich zu lernender Alltagspraktiken zeigt er einigen Entwicklungsbedarf. Insbesondere das pünktliche Erscheinen in der Schule ist für die Lehrer und Pflegeeltern ein dringendes Entwicklungsziel.

Seine Gedanken in der neuen Pflegefamilie sortiert er folgendermaßen:

- Ich will … ein Handy, einen Computer, ein eigenes Zimmer.
- Ich kann … nett sein, Comics lesen, lernen, allein sein.
- Ich darf … Schokolade essen, bei Freunden schlafen, lange aufbleiben.
- Ich soll … einkaufen gehen.
- Ich muss … zur Schule, Essen kochen, arbeiten, meine Hausaufgaben machen.

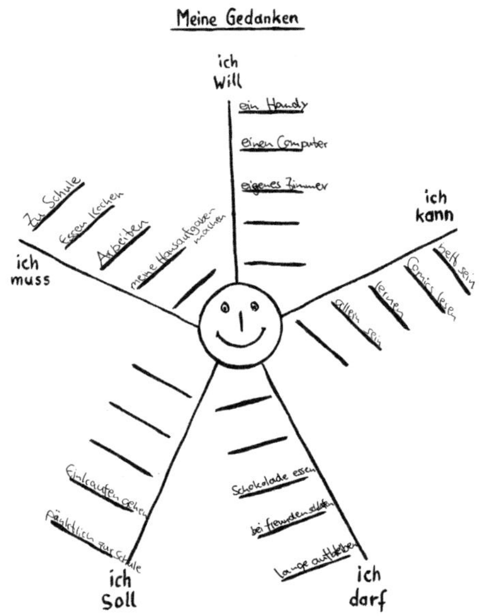

Im weiteren Gespräch werden die verhandelbaren und die unverhandelbaren Gedankengänge reflektiert.

Rahmen: Körperbilder

Das Selbsterleben lässt sich auch in Ganzkörperbildern ausdrücken (Oaklander, 1981; Reinecke, 2000), die auf Tapetenrollen gemeinsam angefertigt werden. Sie fördern das bewusste Erleben von Körperschemata und Selbstkonzepten.

Ältere Kinder malen sich selbst als Körperportrait. Körperbilder eignen sich besonders gut, um Kinder für Gefühle zu sensibilisieren und Gefühle zu externalisieren. Dazu kann ein »Gefühlsröntgenapparat« oder ein »Gefühlsscanner« verwendet werden. Wie in der Kontrolle auf dem Flughafen wird ein Lineal ausreichend entfernt über die Körperoberfläche geführt, ein Gefühl oder ein Gedanke gesucht und anschließend malt das Kind allein oder gemeinsam mit dem Therapeuten ein Körperbild.

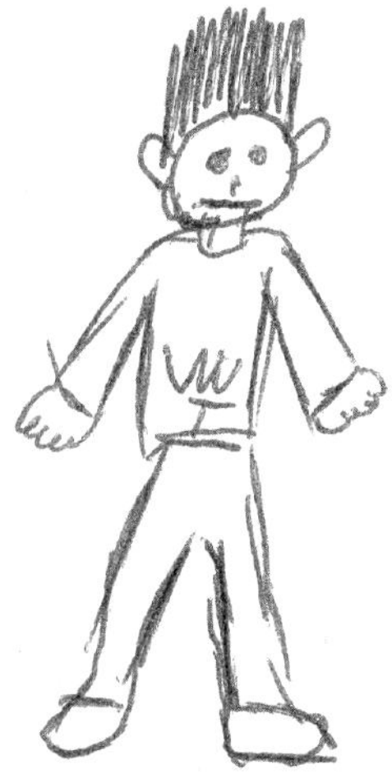

Dem 10-jährigen Fritz stehen die Haare zu Berge und sein Bauch ist voller Wut, nachdem sich seine Eltern getrennt haben. Seine Wut im Bauch, eine Angst im Nacken oder Gedanken im Kopf können somit angeschaut und besprochen werden. Durch den »Röntgenapparat« werden Gefühle als Wutbilder, Schmerzbilder und Traurigkeitsbilder erlebbar und handhabbar.

Ergänzend zum Malen einzelner Papierbilder kann bei jüngeren Kindern mit Fingerfarbe oder mit den Füßen gemalt werden, um die visuellen Ausdrucksmöglichkeiten mit körperlichem Erleben zu verknüpfen.

Auf der Grundlage der oben dargestellten Ideen für Kinderzeichnungen und praktische Interventionen mit Bildern und Bildfolgen soll noch einmal betont werden, dass Malen und Zeichnen eine therapeutische Eigendynamik erlauben. Die entstehenden Bilder sprechen für sich. Der Malprozess der Externalisierung entfaltet eine kreative Wirklichkeit, die den therapeutischen Prozess voranbringt.

8.2 Galerie: Externalisieren mit Handpuppen und Spieltieren

Handpuppen und Spieltiere (z. B. MicroTiere) greifen auf das Konzept der inneren Anteile bzw. Aspekte zurück, um das innere Erleben symbolisch zu personifizieren. Die intraindividuelle Ebene wird auf eine interindividuelle Ebene gehoben, indem auffälliges Verhalten mit Substantiven beschrieben wird. Diese semantische Wahlmöglichkeit kann als Lösungsversuch verstanden werden, inneres Erleben zu externalisieren.

Aussagen wie »Und dann war *die Angst* plötzlich da«, »*Die Zwänge* kommen immer am späten Nachmittag« oder »*Dieses Gefühl* ist so stark, dass ich mich nicht dagegen wehren kann« unterscheiden sich von »Ich fürchte mich«, »Ich werde verrückt« oder »Ich bin ängstlich«.

Die Ich-Perspektive tritt in den Hintergrund und wird durch die Substantivierung des Symptoms ersetzt. Dadurch können sich Subjekt und Symptom auf Augenhöhe gegenübertreten. Das Symptom kann durch eine Handpuppe symbolisiert als Figur in den Vordergrund und die Ich-Perspektive des Kindes in den Hintergrund treten und damit bewusst oder unbewusst auf eine interindividuelle Ebene. Die bisherige intraindividuelle semantische Ordnung wird durch das Polarisieren von Figur und Hintergrund auf eine interindividuelle Ebene gehoben. Die Differenzierung erfolgt durch das Suchen von Ähnlichkeiten und das Unterscheiden in Gut und Böse, Schwarz und Weiß, Innen und Außen, Freund und Feind, einerseits und andererseits sowie dazugehörig und nicht dazugehörig usw.

Als therapeutische Intervention dient das Externalisieren dazu, innere Gedanken, eigene Gefühle oder spezifische Handlungsweisen symbolisch als Ausdruck innerer Anteile wahrzunehmen und sich zu ihnen in Beziehung zu setzen. Dadurch soll inneres Erleben von assoziativem Erleben unterschieden werden. Für die lösungsfokussierte Praxis bedeutet dies, die den Therapieanlass begleitenden Anteile zu symbolisieren oder namentlich zu personifizieren. So werden Symptome vergegenständlicht und erlebte Schwierigkeiten als ein verselbstständigtes, scheinbar außerhalb der Kontrolle des Klienten befindliches »Etwas« gerahmt (Gross, 2007; Holtz & Mrochen, 2005; Natho, 2009; Steiner, 2007; Vogt, 2007; White, 1986, 2007).

Den eigenen Gedanken oder Gefühlen als personifizierten Beziehungspartnern in Form von Handpuppen oder Figuren physisch gegenüberzutreten und sie z. B. als »Herr Heimweh«, »Herr Angsthase« oder »Frau Zwangsdiät« zu bezeichnen, eröffnet eine ganzheitliche Perspektive. Mit einer Handpuppe als symbolischer Repräsentation lassen sich Nähe und Distanz physisch direkt erleben und regulieren. Kinder können auf die Tiere zugehen oder sich von ihnen entfernen und erleben eigene Einflussmöglichkeiten.

Ziele des Externalisierens sind:

- Aufzeigen der eigenen Einflussmöglichkeiten gegenüber einschränkenden Wahlmöglichkeiten
- Fördern der persönlichen Verantwortung und Kontrollüberzeugungen
- Fokussieren von und auf Wahlmöglichkeiten

Rahmen: Handpuppen in der Therapie

Das Spielen mit Handpuppen und Spieltieren wird seit vielen Jahren in der Therapie von Kindern eingesetzt. Ähnlich wie das Malen und Zeichnen handelt es sich um eine kindgerechte erlebnisorientierte Interventionsform, denn die Kinder sind körperlich involviert.

Goetze (2002) unterscheidet fünf Puppentypen:

- Handpuppen (von unten mit Hand und Fingern bedient)
- Marionetten (mit Fäden von oben geführt)
- Stabpuppen (von unten mittels Halterung bedient)
- Fingerpuppen (auf einen Finger gesetzt)
- Schattenfiguren (Schatten real vorhandener Puppen)

Die Handpuppen bieten verschiedene Spielmöglichkeiten (Goetze, 2002):

- Das Kind spielt aktiv mit den Puppen, der Therapeut verbleibt rezeptiv.
- Kind und Therapeut interagieren aktiv mit den Puppen.
- Der Therapeut spielt aktiv mit den Puppen, das Kind verbleibt rezeptiv.
- Kind und Therapeut folgen rezeptiv einem Puppenspiel.

Zusammen mit den Kindern können spezifische Puppen auch selbst gebaut werden (Gauda, 2001).

Für die kindertherapeutische Praxis eignen sich vornehmlich die Handpuppen, da das Spielen damit einfach und den meisten Kindern vertraut ist.

Zum Externalisieren bieten sich insbesondere Tierfiguren an. Im Unterschied zu menschenähnlichen Figuren sind sie frei von sozialen und moralischen Wertvorstellungen. Kinder verbinden mit Tieren für gewöhnlich zwei Attribute: Stärke und Schwäche. Dabei geht es um Naturgesetze, z. B. dass der Stärkere den Schwächeren und der Schnellere den Langsameren frisst (Mrochen & Vogt, 2007).

Bild: Externalisieren mit Handpuppen

Der 10-jährige Jacob wird von seiner Mutter wegen seiner Ängstlichkeit vorgestellt. Er leidet unter starkem Heimweh, seitdem sein Vater drei Jahre zuvor, während Jacob erstmals auf Klassenfahrt war, die elterliche Wohnung unangekündigt verlassen hat. Nach einem Jahr kehrte der Vater wieder in die Familie zurück und sie leben wieder als Familie zusammen. Jacob hat jedoch negative Erinnerungen an die Zeit der Ungewissheit, als er sich fragte, ob der Vater jemals zurückkommen würde. Generell ist der Vater beruflich viel unterwegs und Jacob mit seiner Mutter allein. Jacobs acht Jahre ältere Schwester ist selten zu Hause und plant, in einigen Monaten auszuziehen. Jacob will sein Heimweh überwinden und möchte zur nächsten Sitzung allein kommen. Er ist der Ansicht, das allein schaffen zu müssen, und setzt große Hoffnungen in die Therapie, da er an einer einwöchigen Reise mit seinem Handballverein teilnehmen möchte.

Familienskulptur mit Handpuppen. Als Jacob im Therapieraum die Handpuppen entdeckt, schlägt der Therapeut vor, dass er sich für jedes Familienmitglied und für sich selbst eine Handpuppe auswählt. Jacob nimmt sie erst auf die Hand und legt sie danach vor sich auf dem Boden aus. Dies bringt den Therapeuten auf die Idee, die aktuellen innerfamiliären Beziehungen anhand der Handpuppen auszulegen.

Nach kurzem Zögern wählt Jacob für seinen Vater einen Tiger, für seine Schwester einen Schmetterling und legt sie zusammen auf eine Seite des Raums. Auf die andere Seite legt er eine Giraffe für seine Mutter und ein Schaf für sich selbst.

Nachdem Jacob seine Familie beschrieben hat, fordert ihn der Therapeut auf, sich vorzustellen, wie sich die familiären Beziehungen in der Zukunft entwickeln würden, wenn er die Therapie beendet. Spontan legt er das Schaf in die Nähe des Schmetterlings und die Giraffe einige Zentimeter näher an den Tiger heran.

Jacob: Ich hoffe, dass sich meine Eltern weiter gut verstehen. Hoffentlich bleibt mein Vater bei meiner Mutter.

Therapeut:	Ja, hoffentlich. Was meinst du, wollen wir deine Mutter hereinbitten und sie fragen, was sie dazu denkt? Vielleicht hilft es, etwas von ihr direkt dazu zu hören.
Jacob:	Von mir aus. Ja, ich glaube, das wäre gut.

Als die Mutter den Raum betritt und die Handpuppen auf dem Boden erblickt, lächelt sie und fragt, ob das ihre Familie ist. Jacob bejaht und die Mutter errät richtig, welches Tier wen repräsentiert. Als sie gefragt wird, wie sie die Zukunft der Familie sieht, beteuert sie, dass ihr Mann und sie sich damals ausgesöhnt haben und sich sehr verbunden fühlen. Sie glaubt, dass Jacobs Ängste ausschließlich in seinem Kopf stattfinden, ohne dass es dafür konkrete Ursachen gibt. Ihm fehlen ihrer Meinung nach einfach etwas Mut und Selbstbewusstsein, um ohne Heimweh verreisen zu können. Jacob nickt still und stimmt verhalten zu. Der Therapeut schlägt vor, dass Mutter und Sohn bis zum nächsten Treffen auf kleine Anzeichen achten, die auf mutiges Selbstbewusstsein schließen lassen.

In der zweiten Sitzung berichtet Jacob von verschiedenen guten Tagen zu Hause und dass er das Spiel mit den Tierpuppen beim letzten Mal gut fand. Diesem Hinweis folgend holt der Therapeut die Handpuppen erneut hervor und nutzt sie für eine Intervention, um innere Aspekte von Jacobs Ängsten zu externalisieren.

Um seine aktuellen Ängste zu symbolisieren, wählt Jacob das Schaf. Er weist darauf hin, dass sein Heimweh noch etwas anderes ist, und sucht sich dafür ein Känguru mit einem Baby im Beutel aus. Als der Therapeut ihn bittet, eine gegenteilige Figur zu wählen, sucht sich Jacob die Maus aus und setzt dann die drei Figuren jeweils auf einen Stuhl. Mitten in diesem Stuhlkreis sitzt Jacob und beginnt mit dem Therapeuten, die Vor- und Nachteile der drei Tierfiguren zu beschreiben und gute Gründe für ihre Existenz in Jacobs Leben zu reflektieren.

Die Gefühle von Schaf und Känguru sind ihm weitgehend vertraut. Die Maus als Gegenteil ist für ihn jedoch etwas Neues, woran er im Zusammenhang mit seinem Heimweh noch nicht gedacht hat. Die Maus befand sich bislang außerhalb seiner bisherigen Problemgalerie »Heimweh«. Er kannte sie vielmehr aus seiner »Ressourcen-Galerie« mit den Bildern seiner persönlichen Stärken wie Handballspielen und Longboardfahren. Jacob erzählt, dass er ein guter Skater ist, sicher und kunstvoll fährt und sich dabei unabhängig und frei fühlt. Das sind die besten Momente des Tages.

Der Therapeut bittet ihn, die entsprechende Körperhaltung nachzuahmen und auf seinen Atem und die Schulterhaltung zu achten. Jacob soll diesen physiologischen Zustand von erlebter Freiheit aktiv wahrnehmen. In der Sitzung gelingt es ihm gut, sich körperlich in eine starke Haltung zu begeben.

Des Weiteren lernt Jacob, das Bild der Maus mit dem Longboardfahren zu verbinden und sich an die damit verbundene Körperhaltung zu erinnern. Er soll künftig mithilfe der imaginierten Maus bewusst ressourcenvolle Zustände herbeiführen können, sobald sich die mit dem Schaf und Känguru verbundenen Gefühle zeigen.

Therapeut:	Stell dir vor, du gehst heute nach Hause und machst all die Dinge, die du immer machst, und legst dich schlafen. Und während du schläfst, passiert in deinem Leben ein Wunder. Das Wunder führt dazu, dass die drei Tiere ihr bisheriges Verhältnis neu

	ordnen, sodass das Schaf, das Känguru und die Maus in Zukunft gut miteinander kooperieren und dir Dinge möglich sind, von denen du dir heute wünschst, dass sie dir möglich werden. Wenn du morgens aufwachst, was wären erste kleine Anzeichen dafür, dass in deinem Leben ein Wunder geschehen ist?
Jacob:	Ich würde aufwachen und hätte die Idee, Leonard anzurufen und ihn zu fragen, ob ich am Wochenende zu ihm kommen und übernachten kann. Dann hätte ich so etwas wie Mut. So ähnlich wie beim letzten Handballspiel, als ich unbedingt eingewechselt werden wollte, obwohl ich länger nicht trainiert hatte.
Therapeut:	Mut, aha. Woran würdest du es noch merken?
Jacob:	An meiner guten Laune.

Mithilfe der Handpuppen kann Jacob seine unterschiedlichen Gefühle von Angst um sich und seine Mutter sowie das Heimweh und die Sehnsucht nach seinem Vater benennen und unterscheiden. Er entwickelt eine neue Sichtweise auf seine erhoffte Autonomie zusammen mit seinen Freunden und Sportkollegen.

Anhand einer Imagination werden die Aspekte der Angst und Freiheit zunächst intern und anschließend extern miteinander in Verbindung gebracht. Dazu fordert der Therapeut ihn auf, sich skatende Schafe, Mäuse und Kängurus vorzustellen. Er soll dazu am Computer mit Icons und Bildern einen Comic über skatende Tiere anfertigen. Jacob hat großen Spaß daran, beide Seiten zu integrieren.

Zu nächsten Sitzung kommt Jacob mit einem Schlüsselanhänger in Form eines Skaters, den er in einem Kaufhaus gefunden hat und nun bei sich trägt. Zur seiner Handballreise soll er sich ein orangefarbenes Kleidungsstück mitnehmen. Er bewältigt sie überraschend gut. Entgegen seiner früheren Angewohnheit hat er nicht abends zu Hause angerufen. Dabei half ihm sein Schlüsselanhänger, der ihn daran erinnerte, sich sein Comic der skatenden Tiere vorzustellen.

Mit dieser ermutigenden Erfahrung endet die Therapie nach fünf Sitzungen.

Bild: Aleksander bewältigt einen inneren Schweinhund

Aleksander ist 16 Jahre alt. Seitdem sich seine Eltern vor zwei Jahren getrennt haben und sich nicht mehr für seine Betreuung zuständig fühlen, lebt er in einem Kinderheim. Aleksander begann, die Schule zu vernachlässigen und sich von seinen Freunden zurückzuziehen. Versuche, eine Freundin zu finden, scheiterten, weil seine Unzuverlässigkeit wenig attraktiv war. Er sonderte sich zunehmend ab und verbringt seine Zeit mit »Abhängen«, Fernsehen und Grübeln.

Im Erstgespräch mit dem Therapeuten spricht er von einem »inneren Schweinehund«, dem er sich morgens unterlegen fühlt, wenn er zur Schule gehen soll. Aleksanders Erklärung, Opfer eines inneren Teils zu sein, dem er hilflos ausgeliefert ist, überzeugte seine Erzieher, ihn in Ruhe zu lassen. Im Vorfeld hatten sie begonnen, seinen Rückzug als verspätete Trauerreaktion auf die Trennung der Eltern zu interpretieren, die durch seine Verlusterfahrungen mit zwei Mädchen »aktualisiert« wurde. Aleksander nahm diese verständnisvolle Sichtweise dankend an, ohne sich zu bemühen, sein Verhalten zu ändern. Als der Druck in der Schule schließlich größer wurde, erklärte er sich zu einem therapeutischen Gespräch bereit.

Als Intervention liegt für den Therapeuten das Symbolisieren des inneren Schweinehundes nahe, um möglichen unausgesprochenen Trauergefühlen zum Ausdruck zu verhelfen. Er fordert Aleksander auf, sich aus den vorhandenen Handpuppen ein Tier herauszusuchen, das diesen inneren Schweinehund am besten symbolisiert. Etwas zögerlich wählt Aleksander schließlich ein Schwein, das er ohne weitere Aufforderung auf einen Stuhl neben sich legt.

Im Folgenden kann die Bedeutung des Schweins erfragt werden:

- Welchen Namen trägt der Schweinehund?
- Welche Sprache spricht er? Spricht er direkt oder indirekt?
- Seit wann kennen sie sich? [*Handpuppe und Jugendlicher*]
- Wofür steht der Schweinehund?
- Woran hindert der Schweinehund Aleksander?
- Welche Absichten verfolgt der Schweinehund dabei?
- Welche anderen, möglicherweise positiven Absichten verfolgt der Schweinehund?
- Welche Auswirkungen und Funktionen hat der Schweinehund im Leben von Aleksander?
- Wie beeinflusst er sein weiteres Leben?
- Wodurch kann Aleksander den Schweinehund beeinflussen?
- Wie kontrolliert der Schweinehund Aleksander und wie kann Aleksander den Schweinehund kontrollieren?
- Woran erkennen andere, wenn der Schweinehund seine Aufgaben gut macht?
- An welchem Verhalten von Aleksander zeigt sich das?
- Wodurch können andere erkennen, wenn Aleksander den Schweinehund gut im Griff hat?

Anhand dieser Fragen lassen sich der innere Teil symbolisch charakterisieren und die Verhaltensweisen polarisieren. Des Weiteren werden Bedeutungszusammenhänge sowie die Vor- und Nachteile des Symptoms herausgearbeitet.

So gelingt Aleksander die Auseinandersetzung mit seinen inneren Gedanken, Gefühlen und Motiven, ohne dass er befürchten musste, für sein Verhalten allein verantwortlich gemacht zu werden. Er kann das Gefühl entwickeln, Einfluss auszuüben und Verantwortung für sich übernehmen zu können.

Das Interview des Schweinehundes ergibt, dass er schon lange bei Aleksander bekannt ist, nach der Trennung seiner Eltern jedoch fürsorglich das Zepter in seinem Leben übernommen hat, da Aleksander so ratlos war. Die Idee, dass das mit dem Schweinehund verknüpfte Verhalten vor Überforderung schützt und dem Lebensgenuss durch Faulenzen dient, rückt das bisher symptomatische Verhalten in ein anderes Licht. So hat Aleksander noch nie darüber gesprochen.

Polarisieren und Stärken entdecken. Nach der Würdigung der symptomatischen Seite bittet der Therapeut Aleksander, sich ein Tier aus den Handpuppen auszuwählen, welches das Gegenteil des Schweinehundes symbolisiert. Ohne zu zögern wählt Aleksander einen Dinosaurier und legt ihn ebenfalls unaufgefordert auf den Stuhl auf der anderen Seite, dem Schweinehund direkt gegenüber.

Nun werden die Bedeutungen und Funktionen des Dinosauriers identifiziert und dem Schweinehund gegenübergestellt. Der Dinosaurier steht Aleksanders Ansicht nach für Ehrgeiz und Zielgerichtetheit. Durch ihn war er auf das Gymnasium gelangt und auf dem Weg zum Abitur. Er half ihm, früh aufzustehen, seine Aufgaben zu erledigen und bei seinen Freunden akzeptiert zu sein. Das innere Feuer gab Kraft und Energie, um voranzukommen und Ziele zu erreichen.

Dialog zwischen den Anteilen. Nachdem die Unterschiede und Ähnlichkeiten herausgearbeitet wurden, sollen im dritten Schritt beide Anteile in einen Dialog treten:

- Kennt ihr euch und eure Existenz im Leben von Aleksander?
- Wann und wo seid ihr euch zum ersten Mal begegnet?
- Was hält der eine Teil vom anderen?
- Können sie ihre unterschiedlichen Absichten und Stärken würdigen?
- In welchen Situationen können sie sich vorstellen, hinter den anderen zurückzutreten, damit sie an anderer Stelle zum Zuge kommen?
- In welchen Situationen können sie Aleksander mehr Kontrolle geben? Was müsste Aleksander tun, damit die beiden Teile gut miteinander kooperieren?
- Ist einer der Teile der Meinung, dass es weitere Teile gibt, die Aleksander berücksichtigen sollte, um voranzukommen?

Durch diese Fragen nähern sich die Anteile an und es werden die Facetten und Möglichkeiten der Integration deutlich.

Nachdem Aleksander anhand der Handpuppen wesentliche Aspekte seiner symptomatischen Verhaltensweisen erfahren hat, geht es nun darum, ein Lösungsbild zu entwerfen, auf das Aleksander zusteuern kann. Dazu eignet sich die Wunderfrage de Shazers (1989). Der Therapeut läutet den nächsten Schritt des Interviews folgendermaßen ein: »Stell dir vor, du gehst heute Nachmittag nach Hause, gehst heute Abend zu Bett und während du schläfst, geschieht ein Wunder. Dieses Wunder bewirkt, dass sich der innere Schweinehund, der Dinosaurier und du auf eine neue, gute Art miteinander verstehen, ein gutes Team bilden und künftig gut miteinander auskommen. Was sind die ersten Anzeichen, die du und andere an dir bemerken können, die zeigen, dass in deinem Leben ein Wunder geschehen ist?«

Bei der Vorstellung des Wunders beginnt Aleksander, lauthals zu lachen. Es sprudeln viele Ideen aus ihm heraus. In vielen Bereichen würde er sich unverändert verhalten, beim morgendlichen Aufstehen jedoch würde er den Tag mit einem Ritual beginnen. Er würde seine Lieblings-CD auflegen, sich seinen Dinosaurier, den er noch aus Kindertagen besitzt, auf seinen Schreibtisch stellen und einen weiteren in die Schultasche packen. Er würde in die Schule gehen, um endlich diesen Schulabschluss zu machen, damit er Biologie studieren kann wie sein Onkel, den er sehr dafür bewundert.

Damit enden die Sitzung und die Beratung. Aleksander ist derartig energetisiert, dass er nach fünf Tagen beginnt, wieder in die Schule zu gehen. Fortan bleibt er dabei. Er ist stolz, als er den Folgetermin absagt, weil er ihn nicht braucht. Er berichtet, dass ihm etwas über sich bewusst geworden ist und dass der innere Schweinehund und der Dinosaurier nun liebenswerte Tiere sind, die ihn überallhin begleiten.

Alternativ zu großen Handpuppen können kleine Micro-Spieltiere genutzt werden, um symbolisch andere Personen, psychische Aspekte oder Symptome und Ressourcen zu symbolisieren.

Bild: Spieltiere aufstellen

Die 5-jährige Jasmin will nach einem mehrwöchigen Krankenhausaufenthalt nicht mehr in den Kindergarten gehen. Sie fühlt sich unsicher und will nicht von zu Hause fort. Die Eltern hatten ihr Arbeitspensum reduziert, um Jasmin täglich im Krankenhaus besuchen zu können, und müssen nun wieder voll arbeiten. Sie stehen unter Handlungsdruck und stellen ihre Tochter für eine Kurzzeittherapie vor.

Als Jasmin im Therapieraum die Spieltiere entdeckt, beginnt sie, mit ihnen zu spielen. Der Therapeut schlägt vor, dass sie sich Tiere aussucht, die zu ihrem gegenwärtigen Gefühl passen, zu Hause bleiben zu wollen. Spontan stellt sie ein weißes und ein schwarzes Pferd zusammen auf, die ihre Eltern symbolisieren sollen. Des Weiteren stellt sie eine weiße Katze, einen Elefanten, einen Fisch und einen Pelikan auf, die sie jedoch nicht weiter kommentiert.

Der Therapeut bittet sie nun, ein oder mehrere Tiere zu wählen, die das Gegenteil der bisher aufgestellten Tiere darstellen. Jasmin stellt auf die andere Seite des Tisches einen Drachen, einen Polypen, einen Tiger, einen Panda und einen Dinosaurier. Erstaunt über die Anzahl, fragt der Therapeut, was es mit den einzelnen Tieren auf sich hat. Jasmin verbindet sie mit unterschiedlichen Geschichten zu den Themen Mut und Stärke.

Anschließend werden die Stärken der Tiere mit bisherigen Lebenssituationen assoziiert, in denen Jasmin mutig war. Für den weiteren Transfer leiht der Therapeut Jasmin eines der Mut- und Stärke-Tiere aus, damit sie es mit in den Kindergarten nehmen und sich dort an ihre Stärken erinnern kann. Die Mutter greift die Idee auf und schlägt vor, eine Kette dafür zu basteln. Jasmin entscheidet sich jedoch gegen die Kette, sondern steckt den Panda – das Tier ihrer Wahl – einfach in ihre Tasche, weil sie ihn auf diese Weise gut mit den Händen fühlen kann.

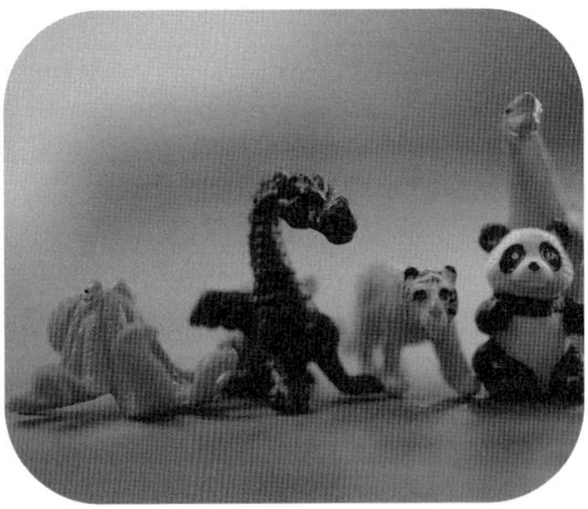

Beim nächsten Therapietermin zwei Wochen später sind Jasmin und ihre Mutter sehr entspannt. Jasmin geht nach anfänglichen punktuellen Versuchen nun seit fünf Tagen täglich in den Kindergarten. Ihre einzige Frage ist, ob sie den Panda behalten darf, was der Therapeut selbstverständlich bejaht.

Die Fallvignetten von Jacob, Aleksander und Jasmin zeigen, wie Tierfiguren und Handpuppen einschränkende und erweiternde innere Aspekte des Denkens, Fühlens und Handelns repräsentieren können. Kinder können sich ausdrücken und inneres Erleben im wörtlichen Sinne begreifen und sinnbildlich erleben.

Rahmen: Handpuppen als reflektierendes Team

In Anlehnung an die Arbeiten von Andersen (1996) zum reflektierenden Team zeigen Trana et al. (2000), wie verschiedene Handpuppen im Sinne eines griechischen Chors einzelne therapeutische Schritte aus unterschiedlichen Perspektiven sehen und reflektieren. Dabei übernimmt der Therapeut die einzelnen Stimmen der Handpuppen und inszeniert eine perspektivische Selbst- und Fremdwahrnehmung im gemeinsamen Dialog der Handpuppen, während das Kind oder der Jugendliche zuhört.

8.3 Galerie: Geschichten vorlesen, erfinden und erzählen

»Kinder brauchen Märchen« (Bettelheim, 1976). Märchen vermitteln Ideen, mit denen Kinder einschränkende Situationen durch die Identifikation mit Helden und Figuren bewältigen können. Themen wie das Leben mit Stiefmutter oder Stiefvater, die Bedeutung der Geschwisterbeziehungen sowie Mutproben regen kindliche Bewältigung- und Lösungsfantasien an. Dabei können sowohl klassische Märchen und Sagen wie die von Bechstein (1990), Grimm und Hauff als auch orientalische Geschichten und Mythen (Peseschkian, 2009) oder moderne Heldengeschichten wie in *Unendliche Weiten. Lösungsorientiert denken mit Captain Kirk, Mr. Spock und Dr. McCoy* (Stölzel, 2012) lösungsfokussiert genutzt werden.

Rahmen: Funktionen und therapeutischer Nutzen

Peseschkian (2009) skizziert vier wichtige Dimensionen von Geschichten für die therapeutische Praxis:

(1) **Spiegelfunktion:** Die Zuhörer assoziieren und identifizieren sich mit den Helden und verfolgen deren Abenteuer aus sicherer Distanz.

(2) **Modellfunktion:** Die Geschichten fördern das Modelllernen und ermöglichen Probehandeln. Ungewohnte Aktions- und Reaktionsmöglichkeiten können vorgestellt werden, z. B. in folgenden Bereichen:
   - Beziehung zum eigenen Körper bei psychosomatischen Beeinträchtigungen
   - Beziehung zum Schul- und Leistungsverhalten
   - Beziehungen zu anderen Menschen oder Gruppen
   - Beziehung zur eigenen Intuition, Fantasie und Zukunft

(3) **Medialfunktion:** Die Geschichten und Metaphern dienen als sprachliches Medium, um direkte Vorschläge in indirekte Ideen zu überführen und somit Konfrontationen vermeiden zu helfen.
(4) **Depotfunktion:** Die Analogien in Geschichten und Metaphern vermitteln Botschaften, die generalisiert und auf andere Kontexte übertragen werden können.

Therapiespezifische Geschichten stammen u. a. von Brett (1993, 1995), Spangenberg (1996) und Homeier und Schrappe (2009). Für jüngere Kinder präsentiert Zehnder Schlapbach (2010) in einer umfangreichen, kommentierten Literaturliste die Vielfalt themenbezogener Bilderbücher. Bei Jugendlichen bietet sich das gemeinsame Anschauen von Filmen, eine neuzeitliche Form des Geschichtenerzählens, an.

Geschichten und Metaphern bieten folgende Vorteile:

- Gestaltung therapeutischer Beziehungen mit den Themen Vertrauen und Kooperation
- Strukturierung therapeutischer Beziehungen und Aufzeigen der Abfolge von Entwicklungsschritten
- Erhalt diagnostischer Hinweise auf wahrgenommene Ressourcen und Wahlmöglichkeiten
- Hinweise auf das innere Erleben des Kindes durch seine Reaktion auf spezifische Inhalte
- Motivation durch Berichte über erfolgreiche Lösungsprozesse
- Eröffnen von Wahlmöglichkeiten, indem Parallelen zum kindlichen Erleben und den sich daraus ergebenden Konsequenzen gezogen werden
- Vermittlung von Botschaften und Metaphern in Form von eingebetteten Zitaten

In der alltäglichen therapeutischen Praxis werden vornehmlich kurze maßgeschneiderte Geschichten oder humorvolle Anekdoten (Salameh, 2007) erzählt. Konstruktionsmodelle zu therapeutischen Geschichten werden u. a. von Lankton und Lankton (1991), Lindemann und Rosenbohm (2012) und Kernstock-Redl (2005) beschrieben. Oehlmann (1995) führt in Erzähltechniken ein, um Geschichten spannungsreich und erlebnisnah zu erzählen.

Rahmen: Konstruktionsprinzipien von therapeutischen Geschichten

Bild: Struktur einer metaphorischen Geschichte

Nach Mills und Crowly (1996) sind metaphorische Geschichten in sechs aufeinanderfolgenden Stufen aufgebaut. Klassische Märchen, mittelalterliche Sagen und neuzeitliche Geschichten wie die Comics von Walt Disney oder Science-Fiction-Abenteuer folgen dieser geradlinigen Erzählstruktur.

Protagonist in seinem Kontext profilieren. Der Protagonist wird mit seinen Fähigkeiten und Eigenheiten und in seinem Kontext herausgearbeitet. Er erlebt ähnliche Themen wie der Zuhörer. Möglicherweise ist er in Konflikte verwickelt, wird ausgegrenzt oder fühlt sich als letztes Geschwisterkind oder aus anderen Gründen benachteiligt. Mit den einleitenden Worten »Es war einmal vor langer, langer Zeit, an einem weit entfernten Ort …« wird die Geschichte aus der Realität des Kindes verschoben. Der Protagonist kann auch ein Tier sein. Dann wird ein neuer Kontext gestaltet, dem sich der Zuhörer offen zuwenden kann, ohne sich von einem Thema bedroht oder konfrontiert zu fühlen.

Weitere Figuren einführen. Mitakteure werden eingeführt und als Freunde oder Vertraute zu sozialen Ressourcen ausgestaltet. Ist das therapeutische Thema konflikthaft, werden auch Gegner oder Konkurrenten dargestellt. Einschränkende Wahlmöglichkeiten können durch feindliche Figuren repräsentiert und überzeichnet werden.

Erfahrungen sammeln und Fähigkeiten entwickeln. Alltagserfahrungen schulen den Protagonisten im Umgang mit herausfordernden Situationen. Er lernt, auf ein breites Repertoire an nützlichen Fertigkeiten und Fähigkeiten zurückzugreifen.

Abenteuer bestehen und Aufgaben bewältigen. Der Protagonist ist neuen kritischen Herausforderungen ausgesetzt, die er aufgrund seiner erworbenen Fähigkeiten meistert. Dabei durchreist er Gebiete, in denen Gefahren und Abenteuer lauern.

Identität und Selbstbewusstsein erhöhen. Nachdem Abenteuer bestanden, Rätsel gelöst und Aufgaben bewältigt wurden, wächst der Protagonist und findet eine neue, erweiterte Identität.

Bestandene Prüfungen feiern. Zum Schluss feiern der Protagonist und seine Helferfiguren ihr neues Selbstbewusstsein mit einem großen Fest.

Bild: Geschichten, die das Denken, Fühlen oder Handeln betonen

In der lösungsfokussierten Praxis hat sich das einfache Konstruktionsmodell von Lankton und Lankton (1991) bewährt. Je nach therapeutischer Absicht können die Geschichten darauf abzielen, die semantischen Wahlmöglichkeiten bei einschränkenden Gedanken, bei destruktiven Einstellungen, Selbst- und Fremdbildern sowie bei polarisierten Wertvorstellungen von Gut und Böse zu erhöhen.

Dazu empfiehlt sich folgende Vorgehensweise:

- Suchen einer Geschichte, in der eine bestimmte Einstellung und / oder Verhaltensweise einer Hauptfigur (Identifikationsfigur) dargestellt ist
- Einführen einer Person mit einer gegenteiligen Einstellung und / oder Verhaltensweise im Verlauf der Geschichte
- Aufzeigen der Konsequenzen der unterschiedlichen Einstellungen und / oder Verhaltensweisen am Ende der Geschichte

Ein gutes Beispiel dafür sind die Donald-Duck-Comics, in denen sich Donald Duck, der ewig Glücklose, und Dagobert, der scheinbar glücklich in seinem Geld Badende, gegenüberstehen: Oft gehen die Geschichten und Abenteuer so aus, dass Donald bescheiden und glücklich lächelt, während Dagobert in seinem Ärger gefangen ist.

Lautet das therapeutische Ziel, das emotionale Erleben und dem Umgang mit Affekten zu erweitern, lässt sich eine Geschichte wie folgt aufbauen:

- Konstruktion einer Geschichte, in welcher der Protagonist in einer Beziehung zu einem anderen Menschen, Ort, Gegenstand steht, durch die emotionale Reaktionen wie z. B. Liebe, Ängste, Sehnsucht, Trauer, Verwirrung hervorgerufen werden
- detailliertes Ausführen, wie durch Bewegungen innerhalb der Beziehungen Änderungen eintreten, dass sich z. B. die Nähe-Distanz-Regulation durch Bindung, Trennung, Verfolgung usw. wandelt
- differenziertes Beschreiben im weiteren Verlauf, wie sich das innere Erleben und beobachtbare Verhalten der Hauptfigur durch die emotionalen Erlebnisse entwickelt hat

Beispielhaft sei Disneys *König der Löwen* genannt. Darin werden der Ablösungsprozess des jungen Löwen vom Vater und das Idealisieren des Onkels beschrieben.

Sollen die pragmatischen Handlungsmöglichkeiten für ein altersgemäßes Sozialverhalten und konstruktives Lösungsverhalten ausgeweitet werden, können die angestrebten Handlungsmöglichkeiten durch eingebettete Zitate innerhalb einer Geschichte betont und wiederholt werden. Dafür eignet sich folgende Struktur:

- Konstruktion einer Geschichte, in welcher eher die Ziele als die zugrunde liegenden Motive von Verhaltensweisen betont werden (die geschilderten Handlungsmöglichkeiten entsprechen dem angestrebten Zielverhalten)
- detailliertes Beschreiben der inneren Wahrnehmungsprozesse und des vom Hörer nicht unmittelbar beobachtbaren Verhaltens, das die Hauptfigur mit seinen einschränkenden Handlungen praktiziert
- Erweitern des Kontextes (Person-, Raum-, Zeitdimension), indem angestrebte Verhaltensweisen in unterschiedlichen Situationen geschildert werden, sodass der Hörer Generalisierungen ableiten kann

Die Geschichte von *Mary Poppins* zeigt anhand der Protagonistin, um wie viel lustvoller und erlebnisreicher das Leben sein kann, wenn man herausfordernden Situationen humorvoll und ungewohnt begegnet. Diese alternative Wahlmöglichkeit zieht sich durch die Geschichte und wird in vielen Situationen dargestellt.

Bild: Individuell passgenaue Geschichten

Zum Anpassen von Schlüsselwörtern und Kontextbedingungen empfiehlt Mrochen (2012), Kindern Fragen zu stellen, um ihre Antworten in die Geschichten einfließen lassen zu können:

- Was ist dein Hobby?
- Welches Land magst du besonders gern?
- Was ist deine Lieblingsfarbe?
- Was ist dein Lieblingsgetränk?
- Was ist dein Lieblingstier?
- Was ist deine Lieblingsspeise?
- Was ist deine Lieblingskleidung?
- Wer ist dein Lieblingsschauspieler / Comic-Held?
- Was ist deine Lieblingsmusik?

Bild: Lösungsfokussierte Elemente therapeutischer Geschichten

Bei Berücksichtigung des konzeptionellen Arbeitsraums werden nicht nur die Dimensionen des bewussten und unbewussten Denkens, Fühlens und Handelns in die erfundenen Geschichten einbezogen, sondern auch die intraindividuellen und die interaktionalen Perspektiven.

Geschichten auf der Grundlage des methodischen Arbeitsraums berücksichtigen die Perspektiven von Vergangenheit, Gegenwart und Zukunft und richten sich an den Hoffnungen und Wünschen der Protagonisten und Antagonisten aus.

In erfundenen Geschichten geschehen Wunder, die zu erkennen zunächst eine Herausforderung darstellt, den Protagonisten und Helferfiguren letztlich jedoch konsequent erscheinen. Ausnahmen von einschränkenden Situationen sind in den Geschichten selbstverständlich: Nichts war schon immer so, wie es ist. Im Mittelpunkt stehen die Stärken und wundersamen Fähigkeiten der Protagonisten.

Lösungsfokussierte Geschichten vermitteln im Kern das Wissen, dass jede Reise mit dem ersten Schritt beginnt, dass sich die Dinge Schritt für Schritt zum Guten entwickeln und dass es zu lernen gilt, die Anzeichen des Besserwerdens zu erkennen.

Dafür wendet der Protagonist aktiv Coping-Strategien an und ergreift flexibel semantische Wahlmöglichkeiten. Schwierigkeiten werden als Herausforderungen betrachtet, Krisen als Chance, Neues zu erfahren und entstehen zu lassen. Zukunft unterscheidet sich signifikant von der Vergangenheit. Das einflussreiche selbstwirksame Handeln des Protagonisten trägt dazu bei, wenn er Aufgaben bewältigt, Gewohnheiten infrage stellt und Neues ausprobiert.

Entwicklungsschritte scheinen sich logisch auf einer Skala von 1 bis 10 festhalten zu lassen, indem sie wie bei einer Skalierung aufgezählt werden. Am Ende verfügt der Protagonist über Wahlmöglichkeiten, von denen er, falls sie bewusst waren, bisher bestenfalls geträumt hat.

Bild: Erzählstile

Je nach Erzählweise werden unterschiedliche Effekte erzielt. So können Erzähltechniken abzielen auf:

- mysteriöse Geheimnisse: wenn Personen in der Geschichte Informationen haben, die dem Zuhörer fehlen
- Ungewissheit: wenn die Zuhörer Informationen haben, die den Protagonisten oder Antagonisten fehlen (Perspektive des Nicht-Wissens)
- Schock und Überraschung: wenn in der Geschichte Dinge geschehen, die sowohl der Held als auch der Zuhörer nicht erwartet haben (unerwartete Wunder)

Den sprachlichen Formulierungen kommt besondere Bedeutung zu:

- Verwendung von Substantiven, denn Substantive begünstigen Vagheit, was wiederum die Identifikationsmöglichkeit des Zuhörers fördert (»Er misstraute der neuen Umgebung« wird zu »Er spürte Misstrauen gegenüber der neuen Umgebung«)
- unspezifische Beschreibungen anstelle detailgenauer Bilder, um das freie Assoziieren zur Geschichte zu erleichtern

- sparsame lebendige Aktionsbeschreibungen, damit die Zuhörer eigene Bilder entwickeln
- Ansprechen vieler Sinne (z. B. visuelle, auditive und kinästhetische Erfahrungen), denn je mehr Sinne des Zuhörers angesprochen werden, desto *sinn*voller wird die Geschichte

Rahmen: Spielerisch Geschichten erzählen

Eine besondere Art des Geschichtenerzählens ist die *Mutual Storytelling Technique* von Gardner (1971): das kreative, wechselseitige Erzählen. Ähnlich wie bei Winnicotts *Squiggle-Technik*, dem gemeinsamen Zeichnen, werden Geschichten ko-kreiert. Dabei wechseln sich Therapeut und Kind satzweise im Erzählen ab. Der Therapeut erklärt zunächst die Regel und einigt sich mit dem Kind, wer die Geschichte beginnt. Anschließend spricht jeder einen Satz oder Halbsatz und der andere vollendet ihn bzw. knüpft mit einem neuen Satz an.

Der 9-jährige Joel erzählt von seiner Hoffnung, dass sein Vater, der vor drei Jahren ausgezogen ist, bald wiederkommt. Der Therapeut schlägt vor, gemeinsam eine Geschichte aus der Zeit zu erzählen, als das Wünschen noch geholfen hat.

Therapeut: Es war einmal vor langer, langer Zeit, als das Wünschen noch geholfen hat …

Joel: Äh … da war es lange dunkel …

Therapeut: … da ging eines Morgens die Sonne auf und alles war irgendwie anders …

Joel: … Es hatte geschneit …

Therapeut: … und Jonathan war ganz allein zu Hause …

Joel: … und rief nach seinen Eltern …

Therapeut: … Die Mutter kam und erzählte, dass sie beide von nun an allein leben würden, weil der Vater gehen musste …

Joel: … und Jonathan verstand gar nichts …

Therapeut: … Er wünschte sich so sehr, dass sein Vater bald zurückkommen würde …

Joel: … aber er kam nicht …

Therapeut: … und kam nicht …

Joel: … und das war blöd …

Therapeut: … und so lebte er allein mit seiner Mutter und fragte sich: Wie wird es weitergehen? …

Joel: … und er schrieb einen Brief an den Vater …

Therapeut: … das war eine sehr gute Idee. Und in dem Brief stand: …

Joel: … ›Lieber Papa, besuch mich doch einmal. Mama ist auch nicht mehr böse auf dich.‹

Therapeut: … Dann schickte er den Brief ab und wartete auf eine Antwort. Die leider nie kam. Der Vater musste wirklich weit weg sein …

Joel: … Und Jonathan wartete …

Therapeut: … bis er lernte, immer besser damit zurechtzukommen. Und als seine Mutter einen neuen Freund hatte, freute er sich ein wenig, wurde aber auch wieder traurig wegen seines Vaters …

Joel: … aber nicht mehr so doll. Es war nicht mehr so schlimm …

Therapeut: … und zusammen gingen sie manchmal zu dritt zum Schwimmen. Und Jonathan wurde langsam wieder etwas fröhlicher …

Joel: … und ging wieder Fußballspielen und ins Stadion …

Therapeut: … und hatte gelernt, anders an seinen Vater zu denken. Irgendwann vielleicht würden sie sich treffen …

Als mediale spielerische Anregung für das Geschichtenerzählen kann das von Gardner entwickelte *Storytelling Card Game* (Gardner, 1980, dtsch.: *Das Geschichten-Erzähl-Spiel*, 2002) dienen. Dabei wählen die Kinder aus 24 Bildmotiven per Zufallsgenerator ein Motiv aus. Mit einem Würfel erspielen sie sich Spielfiguren, die auf dem Brett als Szene dargestellt werden. Dafür erhalten sie einen Gewinnchip. Erzählen sie allein oder gemeinsam mit dem Therapeuten eine Geschichte zu dieser Szene, erhalten sie weitere Gewinnchips. Das Spiel kombiniert die Prinzipien des Regelspiels um Gewinnchips mit den Regeln eines projektiven therapeutischen Verfahrens. Damit vereint das Geschichten-Erzähl-Spiel sowohl diagnostische als auch interventionistische Techniken.

8.4 Galerie: Spiele spielen

Die motivationale Ebene der Kinder zeigt sich in ihrer Antriebsfreude und Lust am Spielen. Beim Entwickeln eigener Spielideen zeigen sie ihre Kreativität, beim Aushandeln und Einhalten von Spielregeln ihre soziale Kompetenz. Das Verhalten beim Gewinnen und Verlieren lässt auf individuelle Coping-Strategien schließen und bestimmte Geschicklichkeitsspiele auf die feinmotorischen Fähigkeiten des Kindes.

Zeichnen, Malen, Spielen mit Handpuppen und spielerisches Geschichtenerzählen sind inzwischen bekannte spielbasierte Befragungstechniken (Sturzbecher, 2001). Insgesamt wurde das Angebot an spieltherapeutischen Interventionen sowie an therapeutischen Spielen und Materialien in den vergangenen Jahren vielseitig weiterentwickelt (Pruckner, 2001; Schaefer & Cangelosi, 1993).

Rahmen: Allgemeine Brettspiele

In Brettspielen kommen Elemente des Kommunikationsspiels, des Regelspiels und auch des Konstruktionsspiels zum Tragen. Das klassische Brettspiel *Mensch ärgere dich nicht* ist aufgrund seiner einfachen klaren Regeln vielen bekannt und gut spielbar. Viele Kinder bevorzugen jedoch Spiele, die weniger verbreitet sind und die sie kennenlernen und ausprobieren können.

Russ (2015) setzt Gesellschaftsspiele ein, um die Kommunikation, das Sozialverhalten und das räumliche Vorstellungsvermögen zu erfassen und um Freude und Spaß an der therapeutischen Praxis zu wecken. Dafür eignen sich die physikalischen Geschicklichkeitsspiele, wie z. B. *Zapp Zerapp*, *Los Mampfos*, *Villa Paletti*, *Dicke Luft in der Gruft* und *Niagara*. Sie kombinieren Merkmale des Konstruktionsspiels, Regelspiels und Kommunikationsspiels auf kreative Art und Weise und machen vielen Kindern und Jugendlichen Spaß.

Bild: Das Reden-Fühlen-Handeln-Spiel

Als Klassiker für diagnostische und interventionistische Befragungstechniken gilt das von Gardner entwickelte *Talking, Feeling & Doing Game* (1973; dtsch.: *Das Reden-Fühlen-Handeln-Spiel*, 1995). Es vereint die Dimensionen des Denkens, Fühlens und Handelns im Sinne des konzeptionellen Arbeitsraums mit der Gewinnstruktur bekannter Brettspiele. Würfelnd werden dabei Spielfiguren auf Spielfelder gesetzt, welche die Mitspieler herausfordern, therapeutische und spielerische Fragekarten aufzunehmen und zu beantworten. Für eine Antwort werden sie mit einem Spielchip belohnt, was den spielerischen Aspekt betont. Ein Zufallsgenerator ermöglicht das Gewinnen und Verlieren von Chips, ohne therapeutische Fragen beantworten zu müssen, wodurch der bekannte spielerische Aspekt von Gewinnen und Verlieren hervorgehoben wird.

Das Spiel enthält 300 Frage- und Handlungskarten, die alters- und themenspezifisch eingesetzt werden. Sie helfen insbesondere schüchternen Kindern, sich themenbezogen zu sensibilisieren, sich auszudrücken und von sich zu erzählen. Während des Spiels sind alle Antworten der Kinder richtig und werden mit einem Chip honoriert. Wenn ein Mitspieler nicht antworten möchte, verzichtet er auf einen Spielchip und der nächste Mitspieler ist an der Reihe.

Rahmen: Weitere themenbezogene therapeutische Brettspiele

Auf der Spielgrundlage der Frage- und Aufforderungskarten und dem Gewinnen von Spielchips gibt es weitere themenspezifische Brettspiele, z. B. das *Helping, Sharing, and Caring Game* (Gardner, 1998; dtsch.: *Das Helfen-Sorgen-Teilen-Spiel*, 2004) zur Förderung sozialer Kompetenz.

Das *Heute-Hier-Morgen-Dort-Spiel* (Vogt, 2006) widmet sich den Themen Trennung, Scheidung und Neubeginn für Kinder und Jugendliche. Das *Trauerland-Spiel* (Alefeld-Gerges et al., 2011) hilft Kindern, sich mit Abschied und Verlust auseinanderzusetzen, wenn Elternteile oder Geschwisterkinder verstorben sind und therapeutische Trauerbegleitung gefragt ist.

Mit dem *Land-der-Gefühle-Spiel* (Vogt-Sitzler & Vogt, 2014) und dem *Mimik-Trio-Spiel* (Vogt, 2012) lernen jüngere Kinder, Gefühle zu erkennen und zu benennen. Das *GefühlsMix-Spiel* (Vogt-Sitzler & Vogt, 2008) vermittelt älteren Kindern und Jugendlichen Wahlmöglichkeiten für Gefühlsreaktionen und ambivalente Gefühlszustände durch eine Vielzahl von Fallvignetten.

Mit dem Mediationsspiel *Sich einigen!* (Marx & Stelzer-Marx, 2015) lernen jüngere Kinder in Kindergarten und Grundschule, eine lösungsfokussierte Streitkultur zu entwickeln. In Rollenspielen werden Streitigkeiten nachgespielt und in einen konstruktiven Mediationsprozess überführt. Das *Das-tut-mir-gut-Spiel* (Opitz & Vogt, 2014) und das Spiel *Die vier Yetis* (Gräßer et al., 2016) behandeln Themen, die Kinder von stark belasteten Eltern sowie selbst emotional belastete Kinder erleben.

Bild: Das Mobben-Stoppen-Spiel
Das *Mobben-Stoppen-Spiel* (Vogt & Vogt-Sitzler, 2010) hilft Kindern und Jugendlichen, über die vielfältigen Aspekte des Mobbings und seiner aktiven Bewältigung ins Gespräch zu kommen. Es ermöglicht ihnen, ihre eigenen Gedanken und Gefühle rund um das Thema Mobben und Mobben-Stoppen wahrzunehmen und zu regulieren sowie ihre sozialen Kompetenzen weiterzuentwickeln.

Es hilft, kritische und bedrohliche Situationen zu erkennen und zu benennen. Darüber hinaus bietet es alternative Wahlmöglichkeiten, um Mobbing-Situationen aktiv zu bewältigen oder zu beenden.

Die 10-jährige Berna verweigert die Schule, weil sie dort gehänselt wird. Während des Spiels zum Thema »Mobben stoppen« zieht sie die Karte: »Was müsste passieren, damit du dich in deiner Klasse beschützt fühlst?«.

Berna: Da müssten die Lehrer zu mir halten. Die sagen oft, dass ich selbst schuld bin, weil ich mich nicht wehre. Aber wieso soll ich mich immer wehren und die anderen machen, was sie wollen? Das ist ungerecht!

Therapeut: Ist das ein Thema, um das wir uns nach dem Spiel einmal genauer kümmern können?

Berna: Ja, vielleicht kannst du mal mit den Lehrern sprechen.

Therapeut: Ich kann das machen. Oder deine Eltern. Das besprechen wir später.

Mit den Fragekarten werden Themen angeregt, die für weitere therapeutische Reflexionen nützlich sind.

Rahmen: Kartenspiele

Kreative kleine Kartenspiele werden im Spielwarenhandel angeboten, z. B. das Kartenspiel UNO und das Pokémon-Sammelkartenspiel. Diese Spiele behandeln zwar keine spezifischen therapeutischen Themen, machen den Kindern aber viel Spaß und fördern damit die therapeutische Atmosphäre.

Therapeutische Kartenspiele werden von KIKT-Thema angeboten, wie z. B. *Sentenza* (Horn) und das Kartenset *Sogenzia* (Horn & Ciesielski). *Trust-Bilder* (Diegelmann & Isermann) und *OH-Karten* (Egetmeyer) bieten Bildassoziationen und das Karten-Set *Was wir wissen – was wir können* (Allemann) Ideen für therapeutische Gesprächsanlässe.

In Anlehnung an das *Ich schaff's*-Programm (Furmann, 2005) laden die ressourcenorientierten *Selbst- und Sozialkompetenz-Karten* von Zehnder Schlapbach (2012) gezielt dazu ein, therapeutische Themen zu reflektieren und soziale Soft Skills zu fördern.

Die bereits in der Galerie zur Ressourcendiagnostik vorgestellten Spielkarten zu *Familie Erdmann* umfassen insgesamt 50 Bildkarten, die Erdmännchen mit unterschiedlicher Mimik und verschiedenen Gesten zu den sechs Grundgefühlen Wut, Angst, Trauer, Freude, Überraschung und Ekel zeigen (nach Ekman, 1982). Sie können individuell als Repräsentanten realer Personen z. B. in einem Familiengenogramm verwendet oder als symbolische Darstellungen innerer Erlebnisinhalte für Skalierungsprozesse und in Lebensflussmodellen in der Biografiearbeit genutzt werden (Vogt et al., 2004). Dabei werden die Auswahl und das Auslegen der Bildkarten, wie im Abschnitt »Figurenbilder« beschrieben, von lösungsfokussierten Fragen begleitet und reflektiert.

Mit Jugendlichen und ganzen Familien können kommunikationsfördernde Bildkarten aus *Etwas von mir!* (Schepper et al., 2014) verwendet werden. Die unterschiedlichen Motive laden dazu ein, Gedanken und Gefühle zu den mit einem kurzen Text versehenen Bildern zu formulieren und ins Gespräch zu kommen.

Rahmen: Memospiele

Das Spiel *Gefühle haben ein Gesicht* (Vogt, 2013) für jüngere Kinder beruht auf dem klassischen Memo-Spiel. Ausgehend von den sechs Grundgefühlen (s. o.) zeigt es verschiedene Gesichtsausdrücke, mit denen das Erkennen, Benennen und Reflektieren eigener Gefühle unterstützt wird.

Die Systematik der Ressourcenmatrix greift das Spiel *Die Ich-Kann-HasenHühner-Hunde* (Vogt & Vogt-Sitzler, 2004) auf. Das Memospiel hilft Kindern, eigene Kompetenzen wahrzunehmen sowie ihre Verfügbarkeit und ihren Nutzen zu reflektieren. Anhand der Bildmotive lassen sich therapeutische Ziele beschreiben. Eltern wählen allein oder zusammen mit dem Kind Bildmotive aus, die zeigen, was das Kind durch die Therapie lernen kann oder sollte, um seine Wahlmöglichkeiten zu erhöhen.

Das *KinderKlinikKarten*-Memospiel (Schepper & Gerster, 2011) zeigt anhand von 52 Bildmotiven verschiedene Situationen, die Kinder während ambulanter und stationärer ärztlicher Behandlungen erleben. Besonders bei Kindern und Jugendlichen mit chronischen oder onkologischen Erkrankungen bietet das Spiel einen Zugang zu schwierigen Themen, die z. B. zu Therapiezwecken besprochen werden müssen.

8.5 Galerie: Bewegungs- und Ballspiele

Sportliche Aktivitäten und psychomotorische Bewegungsübungen fördern die Ausgeglichenheit, die Zufriedenheit und damit die Lebensqualität von Kindern und Jugendlichen. In kindertherapeutischen Settings spielen Bewegungsspiele und psychomotorische Interventionen daher eine große Rolle und sind nützlicher als das therapeutische Sprechen oder Spielen (Burr-Fulda & Ehmsen, 1993).

Kiphard und Pade (1986) schlagen vor, psychomotorische Übungen mit Kindern in »Clownereien« zu integrieren, um sie psychomotorisch humorvoll zu unterstützen. Beudels et al. (1994) stellen umfassend psychomotorische Bewegungsübungen vor, die in kleinen Räumen durchgeführt sowie von den Eltern selbst erlernt und zu Hause mit den Kindern angewendet werden können. Richter (2012) entwickelt für Kinder und Eltern eine systemisch-psychomotorische Familienberatung. Bewegungsübungen für Kinder mit Lernschwierigkeiten stellt Wiesenhaan (2015) und für Kinder mit speziellen Bedürfnissen Newman (2011) vor.

Insbesondere, wenn Kinder längere Zeit konzentriert an einem Gespräch teilnehmen, helfen kleine Übungen, Körperspannungen auf- oder abzubauen, damit sie sich selbst spüren und wahrnehmen können. Wird die Therapie von therapeutischen Entspannungsübungen begleitet (Eberlein, 1984; Müller, 1984, 1985; Vopel, 1995a/b), die dazu dienen, dass die Kinder sich konzentrieren oder auf herausfordernde Aufgaben wie eine Operation im Krankenhaus vorbereiten können, sind kleine Bewegungsübungen wichtig für die Spannungsregulation.

Rahmen: Bewegungsfreudige Kinder bewegen

Für Kinder mit ausgeprägtem Bewegungsdrang sind Bewegungsübungen fester Bestandteil von speziellen Therapieprogrammen wie das *Alert Program* (Williams & Shellenberger, 2001) oder das Programm *Tricky Teens* für Jugendliche (Reveland & Bastian, 2012).

Beliebt ist das »Roboter-Spiel«, bei dem ein Kind sich als Roboter bewegt und durch den Therapeuten oder ein anderes Kind über Berührungen an Rücken, Kopf und Schultern gesteuert wird.

Bei kleinen Kindern eigenen sich Ballspiele mit einfachem Werfen und Fangen als kooperatives Bewegungsspiel. Ältere Kinder spielen bevorzugt am Kicker Tischfußball und messen ihre Geschicklichkeit und Schnelligkeit im direkten Vergleich mit dem Therapeuten. Wenn es der Therapieraum zulässt, kann auch ein Tor oder Fangkorb aufgestellt werden, um Torwandschießen, Fußball oder Korbball zu spielen und motorische Geschicklichkeit üben zu können.

Ballspiele lassen sich mit den *FangFragen-Bällen* (Vogt, 2005) mit therapeutischen Fragen kombinieren. Die Bälle sind mit Fragen bedruckt, welche beim Fangen von den Mitspielern vorgelesen und beantwortet werden. Mithilfe der *FangFragen-Bälle* kann bei bewegungsfreudigen Kindern aktives Spielen mit therapeutischer Exploration verknüpft werden.

8.6 Galerie: Spielen mit Sand

Viele jüngere Kinder spielen gern mit und im Sand. Durch das Mischen mit Wasser entsteht ein neues Spielmedium, mit dem Kindern gestalterisch umgehen. Speziell behandelter Spielsand, der sich wie Knete oder Kuchenteig plastisch gestalten lässt und

Formen beibehält, ermöglicht ein ganzheitliches Erleben, bei dem die Dimensionen des Denkens, Fühlens und Handelns unmittelbar angesprochen werden (Thürk, 2012; Wieland & Keßler, 2008). Für die zielgerichtete Therapie bietet es sich an, mit Miniaturspielzeugen (Figuren, Tiere, Fahrzeuge, Gebäude) und natürlichen Gegenständen (Steine, Äste, symbolische Objekte) im Sand zu spielen, damit die Kinder Gedanken, Gefühle und ihr inneres Erleben szenisch ausdrücken, innere Themen externalisieren oder Wunsch- und Zukunftsbilder bauen können (Goetze, 2002).

Wo es räumlich möglich ist, stellt ein Sandkasten im Therapieraum ein vertrautes und damit sehr attraktives Spielterrain dar. Auch eine große mit Sand gefüllte Plastikschüssel kann jedoch schon ausreichen, damit Kinder beginnen, unbefangen zu bauen und zu spielen.

Rahmen: Freies Sandspiel

Das Sandspiel kann frei erfolgen, sodass das Kind spielt und seine Aktivitäten wertschätzend ressourcenfokussiert durch therapeutische Kommentare begleitet wird. Goetze (2002) beschreibt drei typische Phasen des freien Sandspiels:

(1) eine chaotische Phase zu Beginn, in der möglichst viele Materialien ungeordnet benutzt werden. Gegenstände werden Menschen- und Tierfiguren vorgezogen

(2) eine Kampfphase, in der unterschiedliche Figuren zueinander in Konkurrenz treten und miteinander kämpfen, bis es einen Gewinner und einen Verlierer gibt, der im Sand stirbt

(3) eine Lösungsphase, in der Normalität einkehrt. Menschliche und tierische Figuren werden durch Zäune geschützt und geordnet aufgebaut, Wege und Straßen verbinden einzelne Szenen und es entstehen ganzheitliche Sandbilder

Rahmen: Zielgerichtetes Sandspiel

Wird das Sandspiel von Beginn an zielgerichtet eingesetzt, lädt der Therapeut das Kind ein, eine Welt, ein Zuhause, eine Schule o. ä. ganz nach seinen Wünschen zu bauen. Während des Spiels werden Fragen und Kommentare sparsam formuliert, damit das Kind ungestört bauen und spielen kann. Nach Beendigung des Spiels können Therapeut und Kind das Spiel reflektieren und für den weiteren therapeutischen Prozess verwenden.

8.7 Galerie: Fortschritte wertschätzen und Erfolge dokumentieren

Kinderzeichnungen, Cartoons und Bilderfolgen, Geschichten, das Spielen mit Handpuppen und Tieren und die Vielzahl von therapeutischen Spielen begleiten und fördern einzelne Lernprozesse und Entwicklungsschritte während des Therapieverlaufs.

Der wichtige therapeutische Wirkfaktor, das Erzeugen von Zuversicht, wird während des gesamten Prozesses durch das systematische Betonen und Wertschätzen und das dokumentarische Würdigen realisiert.

Neben den fortwährenden Skalieren und Visualisieren bieten sich Urkunden und Dokumente an, die mit dem Kind entwickelt und gestaltet werden können. Themenspezifische Vorlagen ermöglichen ein zeitnahes Dokumentieren während und insbesondere zum Ende einer Therapie (Vogt, 2004).

Die folgenden Bilder zeigen beispielhafte Erfolgsdokumentationen.

Bild: Melina

Die 7-jährige Melina fürchtete sich vor dem Schulbesuch. Bis zu ihrer Einschulung hatte sie auf dem elterlichen Hof gelebt und wenige soziale Kontakte ausbilden können. Die Einschulung stellte für sie eine große Herausforderung dar. Nach drei Sitzungen hatte sie Kontakt zu anderen Kindern gefunden und erhielt dafür eine erste Urkunde.

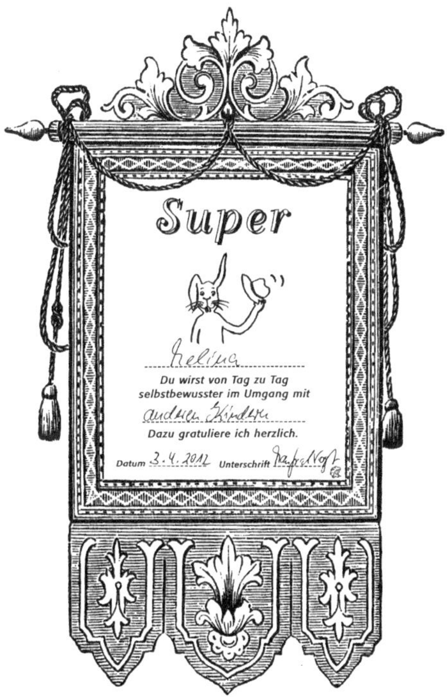

Super
Du wirst von Tag zu Tag selbstbewusster im Umgang mit
Dazu gratuliere ich herzlich.
Datum
Unterschrift

Bild: Olivia

Die 8-jährige Olivia ist wegen ihrer sozialen Ängste in Therapie. Sie zeigt ein ausgeprägtes Vermeidungsverhalten gegenüber neuen sozialen Situationen. Als ersten Schritt einer erfolgreichen Therapie formulierten die Eltern, dass Olivia einmal selbstständig einen Einkauf erledigen sollte. Olivia hatte der Idee ihrer Eltern zugestimmt, wollte jedoch selbst wählen, wo und was sie einkauft. Vor den Ferien, in denen Olivia regelmäßig bei den Großeltern übernachtete, versprach sie ihren Eltern, beim dortigen

Bäcker einkaufen zu gehen. Die Eltern waren skeptisch und Olivia überraschte sie mit einem Einkauf, der von den Großeltern berichtet wurde. In der Therapie erhielt sie dazu ein großes Kompliment.

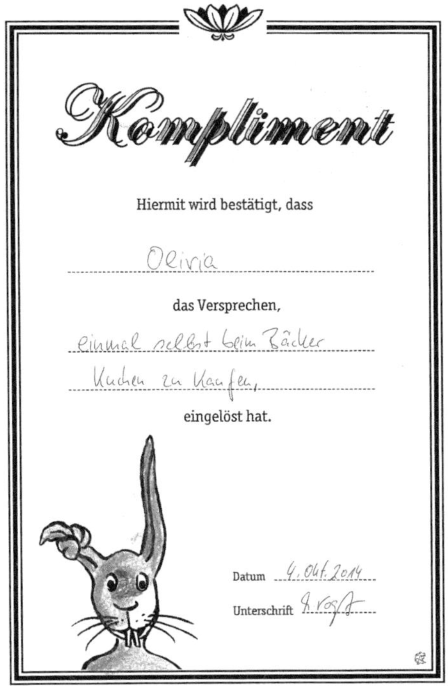

Kompliment

Hiermit wird bestätigt, dass

Olivia

das Versprechen,

einmal selbst beim Bäcker Kuchen zu kaufen,

eingelöst hat.

Datum 4. Okt. 2014

Unterschrift

Welche der kreativen und spielerischen Interventionen in der therapeutischen Improvisationskunst ausprobiert und genutzt werden, obliegt den Präferenzen und Zugängen der Kinder und Jugendlichen und dem praktischen Erfahrungswissen des Therapeuten. Während viele Kinder einen guten Zugang zum Malen und Zeichnen finden, bevorzugen jüngere Kinder oftmals das Handpuppenspiel, das Anschauen von Bilderbüchern, das Vorlesen oder Erzählen von Geschichten oder das Sandspiel. Kinder in therapeutischen Gruppen profitieren von der Vielzahl von interaktiven Bewegungsspielen.

Der konzeptionelle Arbeitsraum zum bewussten und unbewussten Denken, Fühlen und Handeln sowie intraindividuellen und interaktionalen Perspektiven ermöglicht zusammen mit dem methodischen Arbeitsraum, mit seinen Zeitperspektiven handlungsanregende Leitideen, kreative Interventionen und Spielen therapeutisch zu nutzen.

Die bisher dargestellten Interventionen beziehen sich auf die therapeutische Praxis während der Sitzung. Der Überblick im folgenden Flügel über die Vielzahl von therapeutischen Interventionen zum Abschluss einer therapeutischen Sitzung betont, wie therapeutische Interventionen in Form von therapeutischen Handlungsempfehlungen, Aufgaben und Experimenten zwischen den Sitzungen den Therapieverlauf begleiten.

9 Flügel: Aufgaben, Experimente, Vorschläge und Handlungsempfehlungen

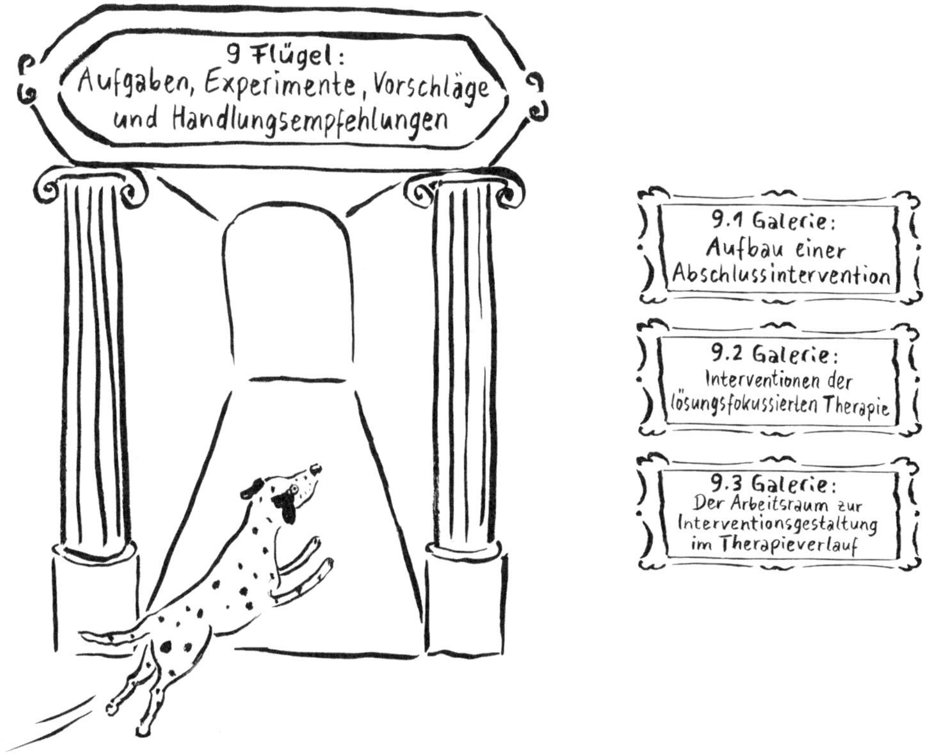

Therapeutisches Wirksamkeitsprinzip der lösungsfokussierten Praxis mit Kindern und Jugendlichen ist das sog. Learning by Doing, das auf erlebnisreiches handlungsbezogenes Lernen innerhalb und außerhalb der therapeutischen Sitzungen setzt. Aus diesem Grund enden die therapeutischen Sitzungen bevorzugt mit einem gesonderten Abschlusskommentar.

In diesem Flügel wird die Struktur einer Abschlussintervention gezeigt, die Vielzahl von klassischen Interventionen vorgestellt und schließlich ein Arbeitsraum zum Gestalten von Interventionen im Therapieverlauf skizziert.

Gemäß dem 5-Phasen-Modell legt der Therapeut also zum Ende der Sitzung eine Denk- oder Reflexionspause ein. Er wählt und formuliert eine abschließende Intervention und präsentiert diese zum Abschluss.

Auch wenn selbstverständlich alle therapeutischen Fragen und Handlungen während der Sitzung interventionistischen Charakter haben, nimmt die Abschlussintervention einen besonderen Stellenwert ein. Die Kinder, Jugendlichen und Eltern erhalten damit konkrete Vorschläge, was sie beobachten oder aktiv ausprobieren können, um ihren erhofften Zielen näherzukommen. Dabei geht es jedoch nicht um inhaltliche Lösungsvorschläge im Sinne gut gemeinter Ratschläge, sondern um prozessbezogene Empfehlungen, Experimente oder Aufgaben.

In Einzelsitzungen mit jüngeren Kindern ist es allerdings unangemessen, das Kind allein im Therapieraum zurückzulassen, um sich mit sich selbst oder anderen Beobachtern zu beraten. Der Therapeut nimmt sich daher eine offizielle Pause, bevor er die Sitzung ganz beendet: »Zum Ende unserer Stunde will ich einmal kurz nachdenken, was ein möglicher nächster Schritt oder eine mögliche Richtung sein kann, was du einmal ausprobieren kannst ...« Das Kind spielt oder liest derweil, bevor sich ihm der Therapeut wieder zuwendet.

Die Denkpause stellt selbst einen Teil der Intervention dar:

- Eine wertschätzende Atmosphäre wird erzeugt, da sich der Therapeut ausführlich Zeit zum Nachdenken nimmt.
- Es steigt die kindliche Neugierde darauf, wie der Therapeut die Sitzung kommentiert.
- Die Aufnahmebereitschaft für neue Ideen und Vorschläge erhöht sich.
- Die kooperative Beziehung bestätigt sich.

Der indirekte non-verbale Aufbau von Neugier und Erwartungen ist nützlich, um den Wert der Interventionen zu unterstreichen.

9.1 Galerie: Aufbau einer Abschlussintervention

Der Therapeut fasst die bisherige Sitzung wertschätzend zusammen. Zudem gibt er einen prognostischen Kommentar und möglicherweise eine Handlungsempfehlung für die Zeit bis zur nächsten Sitzung. Angemessen kurze Sätze und bedeutsame Schlüsselwörter des Klienten erhöhen die Passgenauigkeit und fördern das Sich-verstanden-Fühlen.

Rahmen: Wertschätzende Zusammenfassung

Die Offenheit und Kooperation des Kindes werden gewürdigt. Details, die auf eine konstruktive Entwicklung verweisen, das Engagement, die Eigenaktivität und kleine Fortschritte werden hervorgehoben: »Heute war ich sehr beeindruckt davon, wie offen du über deine Themen in der Schule gesprochen hast. Und wie du dann auf der Skala aufgemalt hast, wo du gerade stehst und was du als Nächstes lernen möchtest. Dass du dich heute auf der Skala bei 7 einschätzt, zeigt mir, dass sich die Dinge gut entwickelt haben. Beispielsweise zeigt die Situation im Schulbus, die du vorhin geschildert hast, dass du dich gegenüber anderen gut behauptet hast. Auch die Geschichte vom Sportunterricht, als Björn dich in seine Mannschaft gewählt hat. All das zeigt mir, dass du auf einem guten Weg bist.«

Rahmen: Prognostischer Kommentar und therapeutische Botschaft

»Darauf kannst du aufbauen und in deinem begonnen Stil weitermachen. Nämlich die Dinge, die dich bewegen, auch anzusprechen. Dadurch erleben dich die anderen und wissen, wie es dir geht. So wirst du wahrgenommen und kannst dich beteiligen, sowohl in den Pausen als auch im Unterricht. Und du wirst sehen, wie es dir leichter fällt, in die Schule zu gehen.«

Rahmen: Vorschlag, Aufgabe oder Experiment

»Beobachte doch bis zum nächsten Mal alle kleinen Anzeichen dafür, dass du bei 7 bist. Oder alles, was vielleicht schon darauf hinweist, dass es mit dir in Richtung 8 geht. Sodass du beim nächsten Mal berichten kannst.«

9.2 Galerie: Interventionen der lösungsfokussierten Therapie

In der lösungsfokussierten Therapie nutzen wir ein Set prozessorientierter Interventionen (vgl. de Shazer, 1992):

- Beobachtungsaufgaben
- handlungsbezogene Experimente
- Aufgaben zur Musterunterbrechung

In der Praxis mit den Klienten sprechen wir bevorzugt von Vorschlägen statt Aufgaben, da sich die Kinder und Jugendlichen sonst schnell an die Schule erinnern, was in der Therapie vermieden werden soll.

Eine Handlungsempfehlung wird als Experiment bezeichnet. Bei »Aufgaben« erleben sich die Klienten in voller Verantwortung. Nehmen sie hingegen an einem »Experiment« teil, wie es der Therapeut vorschlägt, ist für den Ablauf eher das Design des Experiments und weniger die experimentierende Person verantwortlich.

Insbesondere bei Jugendlichen sollte der Therapeut beim Formulieren von handlungsbezogenen Vorschlägen sensibel vorgehen. Schnell fühlen sie sich in ihrem Freiheiten eingeschränkt oder bevormundet, was der weiteren Kooperation abträglich sein kann.

Rahmen: Beobachtungsaufgaben

Zu Therapiebeginn helfen drei Beobachtungsaufgaben den Klienten dabei, ihr Leben aus der Perspektive des Gelingens wahrzunehmen und ihre therapeutischen Hoffnungen zu konkretisieren.

Bild: Erstinterview-Formelaufgabe

Die erste Sitzung wird häufig mit der Erstinterview-Formelaufgabe abgeschlossen. Sie hilft Eltern, Kindern und Jugendlichen, ihren Blick auf lösungsrelevante Ausnahmesituationen zu richten. Zu Therapiebeginn besteht oft eine defizitorientierte Wahrnehmung dessen, was fehlt, welche Verhaltensweisen ungenügend entwickelt sind oder was einfach nicht gut funktioniert. Nun geht es darum zu fokussieren, was schon da ist:

»In der Zeit von jetzt bis zu unserem nächsten Treffen möchte ich, dass Sie genau beobachten. Sodass Sie beim nächsten Mal berichten können, was (in Ihrem Leben, Ihrer Beziehung, Ihrer Familie usw.) passiert, von dem Sie wünschen, dass es weiterhin geschieht.«

Die Erstinterview-Formelaufgabe ist eine Standardintervention zu Therapiebeginn und die Basis für künftige Entwicklungsschritte. Historisch betrachtet gilt die Erstinterview-Formelaufgabe als ein Grundstein lösungsfokussierter Therapie. Sie lenkt die Aufmerksamkeit weg von den beklagten Verhaltensweisen und hin zu dem, was bereits funktioniert und worauf zukünftiges Verhalten aufbauen kann.

Kinder und Jugendliche sind beruhigt, wenn nicht das ganze Leben infrage gestellt wird, sondern vieles bleiben kann, wie es ist. Entsprechend der therapeutischen Handlungsregel »Wenn etwas gut funktioniert, mach mehr davon« sollen also Situationen beobachtet werden, die wünschenswert erscheinen. Dabei geht es nicht ausschließlich um Positives. Beobachtet werden soll alles, was bis zur nächsten Sitzung geschieht. Dazu können auch anstrengende oder zunächst unliebsam erscheinende Situationen gehören, z. B. wichtige Auseinandersetzungen in Form von Streitigkeiten. Auch wenn sie nicht angenehm sind, können Eltern oder Jugendliche sich wünschen, sich auch in Zukunft kritisch miteinander auseinanderzusetzen, wenn sie es als erforderlich erachten.

Fallbeispiel

Familie Z. wird als »hoffnungsloser« Fall von einer sozialpädagogischen Familienhilfe vorgestellt, nachdem die Familie dreimal vergeblich versuchte, ihre Erziehungskompetenz in einer Beratungsstelle unter Beweis zu stellen, um eine Fremdplatzierung der 9-jährigen Tochter und der 5-jährigen Zwillingsbrüder zu vermeiden. Die Eltern fühlen sich abgestempelt als therapieresistent und uneinsichtig. Sie erleben sich auf dem Prüfstand und sehen immer wieder ihre Unzulänglichkeiten.

In der ersten Sitzung klagen die Eltern über ihre Kinder, die nicht darauf hören, was die Eltern sagen. Sie beschweren sich jedoch auch über die Helfer in den Beratungsstellen, welche ihren Eindruck von den Kindern nicht teilen, sondern sie als Eltern für die häuslichen Schwierigkeiten verantwortlich machen. So vergeht die erste Sitzung mit wortreichen Ausführungen, bis der Therapeut in den letzten Minuten das Gespräch unterbricht und fragt, ob es Ausnahmen von den schwierigen Situationen gibt. Zögerlich berichtet der Vater von einer kleinen Episode, in der mit den Zwillingen etwas gut lief und er und seine Frau weniger aufbrausend waren. Die Mutter bestätigt diese Situation kurz und fährt dann mit einer neuerlichen Klage über ihre Tochter fort.

Abschließend bedankt sich der Therapeut für das offene und reflektierte Gespräch und schlägt vor, bis zur nächsten Sitzung Situationen wahrzunehmen, die zuweilen auftreten und von denen die Eltern sich wünschen, dass sie auch in Zukunft passieren.

In der folgenden Sitzung berichteten beide Eltern von einigen Situationen, in denen es ihnen gut gelungen ist, ihren Kindern Grenzen zu setzen, und diese sogar konstruktiv darauf reagierten. Als der Therapeut fragt, ob das Situationen waren, von denen sich die Eltern mehr wünschen, bejahen dies beide.

Die Grundlage einer anderen Zukunft ist also gelegt, wenn sich Klienten darauf besinnen, was sie bereits erleben und was so bleiben kann, wie es ist.

Bild: Ausnahmen fokussierende Aufgabe
»Beobachte, was du tust, wenn das Problem (bzw. beklagte Verhalten) weniger bzw. gar nicht auftritt. Was tust du und wie reagieren die anderen etc.?«

Diese Beobachtungsaufgabe hilft Kindern, Jugendlichen und Eltern, beklagenswerte Situationen, Denk- oder Handlungsgewohnheiten von nicht zu beklagenden Situationen und Verhaltensweisen zu unterscheiden. Gemäß dem Glaubenssatz »Kein Problem besteht ohne Unterlass – es gibt immer Ausnahmen« lernen Klienten, diese Ausnahmen zu identifizieren und daraus Alternativen für beklagte Situationen abzuleiten.

Fallbeispiel

Als Frau M. ihren 7-jährigen Maik vorstellt, zeigt sie sich voller Sorge und klagt über sein impulsives und störendes Verhalten. Egal, was er macht, alles wird als Ausdruck seines übermäßigen Bewegungsdrangs gedeutet. Maik beklagt gegenüber seiner Mutter, dass er machen kann, was er will, er ist immer das schwarze Schaf der Familie.

Ihre Hoffnungen in Bezug auf eine erfolgreiche Therapie sind vage. Sie haben sich zwischenzeitlich so an ihre Auseinandersetzungen gewöhnt, dass es ihnen schwerfällt zu benennen, woran sie den Erfolg einer Behandlung bemerken würden. Sie haben keine konkrete Vorstellung davon, was in ihrem Leben anders wäre, wenn es weniger Schwierigkeiten zwischen ihnen gäbe.

Mutter: Irgendwie wäre es wohl ruhiger.

Therapeut: Und was ist anders, wenn es ruhiger ist? Was machen Sie dann, was Sie jetzt nicht machen?

Mutter: Ich kann das gar nicht sagen.

Zum Ende der Sitzung schlägt der Therapeut vor, dass Mutter und Sohn unabhängig voneinander Situationen beobachten, in denen es aus ihrer Perspektive etwas besser läuft als sonst. Zu Hause sollen sie nicht darüber sprechen, sondern sich schlicht Notizen machen. Die Beobachtungen sollen in der nächsten Sitzung besprochen werden.

Bild: Zielfokussierende Aufgabe
»Achte darauf, was du tust, wenn dich die Versuchung oder der Zwang überkommt (das Symptom zu zeigen, dass mit dem beklagten Verhalten verbunden ist). Was machst du dann? Welche Gedanken oder Gefühle bemerkst du und was tust du dann?«

Die Aufgabe hilft Kindern und Jugendlichen, Auslöser kritischer Verhaltensphasen sensibel wahrzunehmen. Was passiert, bevor es zu einem vermeintlich unbeeinflussbaren kritischen Verhalten kommt? Dies zu erkennen und in einem nächsten Schritt gewohnte Muster zu unterbrechen, wird zum therapeutischen Ziel erklärt.

Langanhaltende schwierige Lebenssituationen wie eine chronifizierte Neurodermitis können zu verzweifeltem Verhalten führen, das Kindern und Eltern zunehmend die Hoffnung nimmt. Sind die Kinder der Ansicht, dass ihre Symptome außerhalb ihres Einflussbereiches liegen, und können sie keine Ausnahmen und Unterschiede formulieren, ist es hilfreich, ihre Hoffnungen auf ein konkretes Ziel der Musterunterbrechung zu konzentrieren.

Fallbeispiel

Die 11-jährige Juliane weiß, dass sie ihrem Juckreiz widerstehen soll, um die entzündete Haut zu schonen. Natürlich hofft sie darauf, im Sommer beschwerdefrei ein kurzärmliges T-Shirt tragen zu können, aber es erscheint ihr unwahrscheinlich. Ihr ist nicht mehr bewusst, dass es ihr in früheren Jahren gelungen ist, sich vom Juckreiz abzulenken, denn die Hautreize sind zu stark geworden.

Aus therapeutischer Sicht wäre es ein bedeutsames Ziel, dass Juliane dem Juckreiz widersteht. Sie hat jedoch keine Vorstellung davon, wie das gehen soll.

Zum Abschluss der ersten Sitzung macht der Therapeut Juliane Komplimente für ihr Durchhaltevermögen und ihre Tapferkeit. Außerdem unterbreitet er ihr folgenden Vorschlag: »Achte darauf, was du tust, wenn dich der Zwang überkommt und du dich wieder kratzen musst. Was denkst du dann und was machen dann deine Hände?«

In der Folgesitzung berichtet die Mutter, dass Juliane nun manchmal ans Fenster geht, ihre Hände auf das Fensterbrett legt und laut zählt. Juliane erzählt, dass sie begonnen hat, ihre Hände zu beobachten. Dabei ist ihr aufgefallen, dass die Hände sehr schnell anfangen zu jucken. Sie hat sich vorgenommen, ihre Hände zu »zähmen« und ihre Haut mit den Fingerkuppen zu streicheln, anstatt sie mit den Fingernägeln zu kratzen. So erlebt sie seit Langem etwas Selbstkontrolle, die zum weiteren Therapieziel erklärt wird.

Bild: Beobachtungstagebücher

Beobachtungsaufgaben können in Kombination mit der Skalierungstechnik in differenzierten Beobachtungstagebüchern festgehalten werden.

Fallbeispiel

Nachdem der 12-jährige Roman zum zweiten Mal seine Pflegefamilie gewechselt hat, leidet er unter starken Stimmungsschwankungen, ist in sich gekehrt und lebt mit unbegründeten Selbstvorwürfen. Immer wieder sucht er die Schuld für seine Lebenssituation bei sich selbst. In vorherigen Pflegefamilien waren jeweils Elternteile stark erkrankt, sodass Roman nicht ausreichend versorgt werden konnte. Nach einem kurzen psychiatrischen Aufenthalt wird er zur Therapie vorgestellt. Er und seine neuen Pflegeeltern hoffen, dass er bei ihnen bleiben kann und dass sich seine Stimmung und Launenhaftigkeit verbessern.

In der zweiten Sitzung empfiehlt der Therapeut, ein »Tagebuch der guten Laune« zu führen, um Ausnahmen und Unterschiede festzuhalten. Roman greift die Idee auf kreative Weise auf, indem er sie mit einer Skala verknüpft, die vorher in der Sitzung genutzt wurde, und daraus ein Balkendiagramm entwickelt.

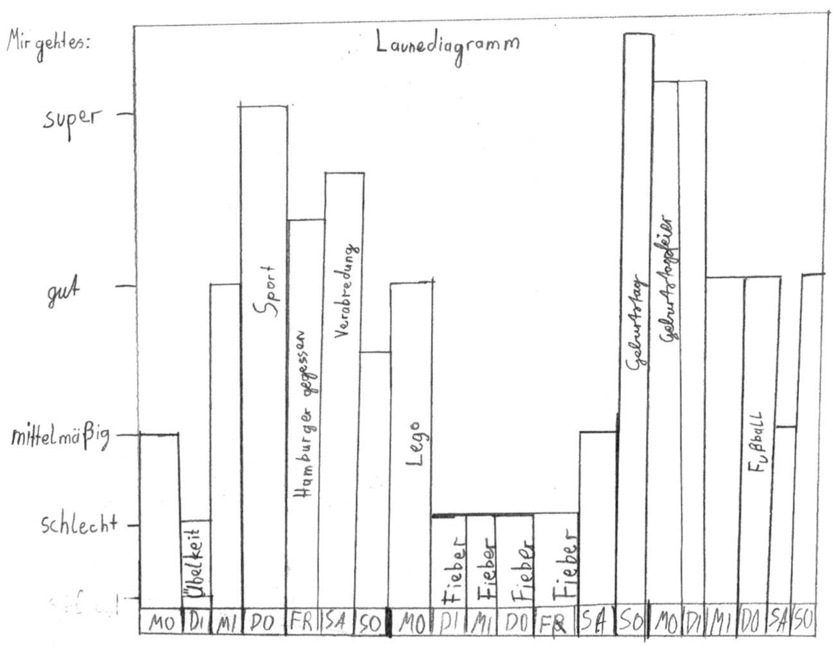

Die Pflegeeltern und der Therapeut sind in der dritten Sitzung überrascht über sein differenziertes Diagramm, das er ohne Anleitung selbst entworfen hat. Die häufigen hohen Werte stimmen nicht immer mit den Beobachtungen der Eltern überein, bilden jedoch die Grundlage für die weitere Therapie.

Bild: Glücksmomente beobachten

Kindern und Jugendlichen, die weder eine deutliche Klage noch eine konkrete Zukunftshoffnung formulieren können, kann ohne Bezugnahme auf eine bestimmte Situation die Frage gestellt werden, ob sie froh sind, wenn sie etwas mehr Glück im Leben empfinden. Insbesondere Jugendliche, die unfreiwillig zur verordneten Therapie erscheinen, können im Allgemeinen einer vagen Idee von »mehr Glück« im eigenen Leben leichter zustimmen, als ein konkretes Behandlungsziel zu formulieren.

Isebaert (2005) schlägt Klienten vor, sich zwischen den Sitzungen mit drei Fragen zu einem »glücklichen Leben« zu beschäftigen:

- Was ist heute passiert, womit ich zufrieden bin? [*Für ältere Jugendliche: Und wie habe ich das hilfreich verwendet?*]
- Was habe ich heute getan, weshalb ich mit mir zufrieden bin?
- Was hat jemand anderes getan, womit ich zufrieden bin, und wie habe ich darauf reagiert, sodass die Chance steigt, dass diese Person das wiederholt?

Die erste Frage fokussiert das passive Geschehen von etwas, die zweite Frage die Eigenaktivität und die dritte Frage die Selbst- und Fremdwahrnehmung sowie die Qualität zwischenmenschlicher Beziehungen.

Jugendliche können ein Tagebuch anlegen und jeden Abend einen kurzen Eintrag zu einer oder mehreren Fragen notieren und in der nächsten Sitzung darüber berichten. Nach dem Motto »Weniger ist mehr« genügt es, sich mit nur einer der drei Fragen zu beschäftigen und später eine der Fragen in den Mittelpunkt zu rücken. Durch Variation der Tagebuchnotizen von Sitzung zu Sitzung bleiben die jungen Klienten neugierig und motiviert und fühlen sich nicht davon überfordert, drei Fragen auf einmal zu verfolgen.

Rahmen: Handlungsbezogene Experimente und Aufgaben

Das Anstellen von Beobachtungen, das Anfertigen von Notizen und das Erstellen von Tabellen und Tagebucheinträgen sind eigenständige Handlungen. Folglich können Beobachten und Handeln nicht streng voneinander getrennt werden.

Das Protokollieren von Beobachtungen alternativer Alltagshandlungen nimmt die Funktion von Tagebuchaufzeichnungen ein und impliziert selbst schon eine neue zusätzliche Handlung.

Bild: Vorhersage Aufgabe

»Schätze jeden Abend die Wahrscheinlichkeit ein, ob der nächste Tag eher Ausnahmen hat oder nicht/ob du dich anders verhalten wirst oder alles in gewohnten Bahnen verlaufen wird/ob du deinem Ziel näherkommst oder auf der Stelle trittst usw.

Vergleiche am nächsten Abend deine Vorhersage vom Vortag mit deinen Beobachtungen. Schätze dann den darauffolgenden Tag ein. Notiere deine Beobachtungen und mögliche Gründe für die Übereinstimmung bzw. Nicht-Übereinstimmung zwischen Vorhersage und Beobachtung.«

Erleben Klienten symptomatisches Verhalten außerhalb der eigenen Kontrolle, fühlen sie sich unsicher und hilflos. Dieser Mechanismus wird durch die Vorhersage-Strategie aufgelöst. Das Vorhersagen und der nachträgliche Abgleich vermitteln Sicherheit. Wird ein niedriger Skalenwert vorhergesagt und am nächsten Tag bestätigt, stimmen immerhin die Vorhersage bzw. Selbsteinschätzung.

Sehr gute Erfahrungen werden damit bei der Therapie von Jungen mit Enuresis nocturna, dem nächtlichen Einnässen, beobachtet. Betroffen sind insbesondere Jungen ab dem Grundschulalter aufwärts. Sie verzweifeln, wenn sie nicht wissen, was in ihrem Körper los ist und was sie tun können. Zuweilen wollen Eltern das Thema durch kontrolliertes Trinken lösen und meinen, das Blasenvolumen über Nacht minimieren zu können. Allerdings ist diese gut gemeinte und überdies erfolglose Idee kontraindiziert, da sie ein nächtliches Blasentraining eher verhindert als unterstützt. Sinnvoll erscheint, vor dem Schlafengehen gut zu trinken, damit sich die Blase vor der Tiefschlafphase füllt und die Kinder rechtzeitig aufzuwachen lernen. Eine abendlich leere Blase füllt sich am frühen Morgen, während der Tiefschlafphase wachen die Jungen dann seltener auf.

Fallbeispiel

Der 14-jährige Kai spielt für sein Leben gern Fußball und wird schließlich von einem Fußballscout entdeckt. Als er eingeladen wird, zu einem zweiwöchigen Beobachtungstraining in ein Fußballinternat zu kommen, gerät Kai in arge Bedrängnis. Er weiß nicht, wie er sein nächtliches Einnässen dort organisieren kann. Seine Eltern unterstützen ihn und melden ihn zu einer Therapie an.

Kai ist hochmotiviert und will alles ausprobieren, was hilft, »trocken zu werden«. Das Erstgespräch ist von einem klaren Ziel geprägt. Er erinnert einzelne Ausnahmen wie »trocken aufwachen am Wochenende« und »trocken aufwachen in den Ferien«.

Zuhause während der Schulzeit kommt es vereinzelt zu trockenen Nächten, die als zufällig beschrieben werden. Längere Zeit trocken war Kai nie.

Er ist hoch motiviert und sein sportlicher Ehrgeiz eine gute Voraussetzung für eine Vorhersage-Aufgabe nach folgendem Muster:

Wochentag	Vorhersage	Tatsächliche Beobachtung	Notizen & Anmerkungen
Montag			
Dienstag			
Mittwoch			
Donnerstag			
Freitag			
Samstag			
Sonntag			

Wochentag	Vorhersage	Tatsächliche Beobachtung	Notizen & Anmerkungen
Montag			
Dienstag			
Mittwoch			
Donnerstag			
Freitag			
Samstag			
Sonntag			

Kai soll in den jeweiligen Spalten vermerken, ob er eine »trockene« oder »nasse« Nacht erwartet und was tatsächlich geschehen ist. Dabei steht T für »trockene Nächte« und N für »nasse Nächte«. In der Folgesitzung werden die Vorhersagen und tatsächlichen Erfahrungen anhand der Tabelle besprochen.

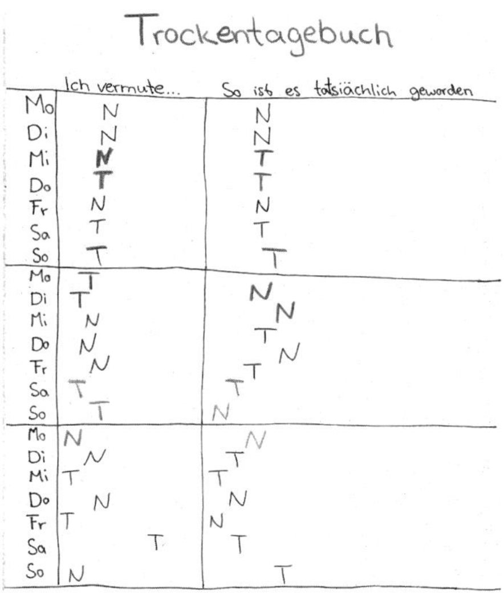

Die Tabelle zeigt einige Übereinstimmungen zwischen Vorhersage und Realität, sowohl in Bezug auf nächtliches Einnässen (N) als auch auf die erlebte Blasenkontrolle (T).

Hat Kai an manchen Abenden geahnt, dass er einnässen würde, und dann tatsächlich eingenässt, äußert sich der Therapeut bewundernd zu Kais Einschätzungsfähigkeit. Er erhält jedes Mal ein Kompliment für seine richtige Selbsteinschätzung.

Anhand von Tagen, an denen Kai vorhergesagt hat, eine trockene Nacht zu erleben, kann der Therapeut mit ihm darüber sprechen, wie er zu dieser Voranname kam und woher seine Zuversicht kam, auch wenn er doch eingenässt hat. Anhand von Tagen, an denen Kai wiederum vorhersagt einzunässen, aber dann doch eine trockene Nacht hat, können nachträglich Erklärungen für die trockene Nacht gesucht werden.

Mit der Vorhersage-Aufgabe wird ein Sprachraum eröffnet, in dem das Gelingen und nicht das Versagen thematisiert wird. Der Fokus liegt nicht auf dem Einnässen, sondern auf der guten Selbsteinschätzung, auf Vorannahmen und nachträglichen Erklärungen.

Für ältere Jungen ist diese Aufgabe eine elegante Möglichkeit, an einem schambesetzten Thema zu arbeiten und sich dabei als Gewinner zu fühlen, auch wenn es manchmal langsam vorangeht.

In den Folgesitzungen beschäftigt sich der Therapeut ausschließlich mit Kais Tabelle. Nach zehn Wochen berichtet Kai von 75 Prozent trockenen Nächten. Die Sitzungsintervalle werden auf acht Wochen ausgedehnt. Nach sieben Monaten hat Kai 92 Prozent trockene Nächte. Das Trainingsinternat absolviert er erfolgreich.

Die Vorhersage-Aufgabe bietet sich bei vielen klinischen Themen an. Unkontrollierter Alkoholkonsum, Zwangshandlungen oder impulsive Wutausbrüche können zunächst beobachtet und später vorhergesagt sowie mit den tatsächlichen Ergebnissen verglichen werden. Der Fokus verschiebt sich weg von beklagten Gewohnheiten und hin zu erlebter Selbstkontrolle und zum erwünschten Verhalten.

Bild: So-tun-als-ob-ein-Wunder-geschehen-ist-Aufgabe

»Tu bis zur nächsten Sitzung an bestimmten Tagen der Woche so, als ob das (besprochene) Wunder bereits passiert wäre. Beobachte, wie andere darauf reagieren, ohne dass du vorher ankündigst oder auf Nachfragen verrätst, an welchen Tagen du so tust.«

In der Galerie zum lösungsfokussierten Interviewen wird die Intervention anhand des Beispiels von Raphael genutzt. Wenn sich Klienten in sensu konkret vorstellen können, wie sich ein Wunder in ihrem Leben auswirken würde und was sie dann anders machen als bisher, bietet sich die So-tun-als-ob-ein-Wunder-geschehen-ist-Aufgabe als In-vivo-Intervention an.

Bild: Den Zufall implizierende Aufgabe

»Beim nächsten Mal, wenn du dich für oder gegen etwas entscheiden willst oder musst und dich nicht entscheiden willst oder kannst, wirf einfach eine Münze. Kopf bedeutet, dass du dich dann so verhältst wie immer, und Zahl bedeutet, dass du entgegen deinen Gewohnheiten etwas ganz anderes tust als bisher.«

Eine Münze zu werfen und den Zufall entscheiden zu lassen, erfordert reflektierte Disziplin und eignet sich für ältere Jugendliche, die ein bisher als unkontrollierbar erlebtes Verhalten wie Tabakrauchen aufgeben möchten, sich jedoch als zu willensschwach erleben, um sich zu entscheiden. Eltern hingegen können eine Münze werfen, wenn sie sich uneinig sind, nach welchem Erziehungsstil sie mit kritischen Verhaltensweisen ihrer Kinder umgehen sollen. Und Kinder, die lernen sollen, die Abfolge von Hausaufgaben und Hobbys am Nachmittag sinnvoll zu strukturieren, können mithilfe des Münzenwerfens herausfinden, ob sie zuerst 30 Minuten Schulaufgaben erledigen und dann 30 Minuten am PC spielen oder umgekehrt.

Rahmen: Stabile Gewohnheiten erweitern

Haben sich bei jungen Klienten zwanghafte, wiederholende Verhaltensrituale oder Stimmungsschwankungen bereits zu nachhaltig einschränkenden Gewohnheiten entwickelt, können Aufgaben gewählt werden, um stabile Muster zu durchbrechen. Gemäß der Handlungsregel »Wenn etwas nicht funktioniert, mach etwas ganz anderes« kann es nützlich sein, hartnäckige Gewohnheiten zu *de-stabilisieren*, bevor neue Wahlmöglichkeiten wahrgenommen und erprobt werden.

Dafür werden die folgenden Aufgaben empfohlen:

Bild: Handlungs- und zielbezogene Aufgabe
»Mach etwas ganz anderes.«

Glauben junge Klienten und ihre Bezugspersonen, ihr Verhaltensrepertoire erschöpfend und erfolglos erprobt zu haben, und können sie Ausnahmen nicht mit ihren Hoffnungen verknüpfen, kann der Therapeut empfehlen, in künftigen kritischen Situationen schlicht etwas anders zu machen als bisher.

Fallbeispiel

Die Eltern der 17-jährigen Sophie sorgen sich, dass ihrer Tochter etwas zugestoßen sein könnte, wenn sie entgegen der Abmachung zu spät nach Hause kommt. Bisherige Versuche, konkrete Absprachen zu treffen, blieben erfolglos. Die Eltern bleiben wach und warten auf Sophie, die weit nach Mitternacht nach Hause kommt. An den Wochenenden eskalieren die Streitereien regelmäßig. Die Eltern sind hilflos und spüren, wie sich ihre Tochter mehr und mehr distanziert. Mit ihrem fürsorglichen Lösungsversuch, abends auf die Tochter zu warten, erreichen sie nur das Gegenteil, denn Sophie opponiert zunehmend. Als die Eltern die Ahnung haben, dass Sophie Cannabis konsumiert, fühlen sie sich in ihren Sorgen bestätigt und suchen ein Beratungsgespräch.

Ihre beschützende Gewohnheit ihrer Tochter gegenüber wurde zu einem einschränkenden Verhalten. Im Gespräch stößt der Gedanke, künftig etwas anderes auszuprobieren, auf Neugier und Ratlosigkeit zugleich. Der Therapeut entlässt die Eltern mit dem Hinweis, ausführlich darüber nachzudenken, was etwas anderes sein kann, und auch mit Freunden und Bekannten darüber zu sprechen.

In der nächsten Sitzung berichten die Eltern, dass Sophie zweimal auf sie zugekommen ist, um sich zu erkundigen, wann die Eltern nach Hause kommen. Auf Empfehlung einer Freundin sind diese an zwei Wochenenden unangekündigt ausgegangen und absichtlich erst am frühen Morgen heimgekehrt. Einmal wartete Sophie auf ihre Eltern und als sie kamen, mussten alle miteinander lachen. Ein Muster von Vorwürfen und Vermeidungsverhalten wurde humorvoll unterbrochen. Die Eltern lassen Sophie nun mehr Freiheit. Monate später berichten die Eltern, dass Sophie Cannabis offenbar nur ausprobiert hatte und keinerlei Drogen konsumiert.

Bild: Perspektivenerweiternde Aufgabe

»Viele Menschen in deiner Situation hätten vielleicht Folgendes gemacht ...«

Diese Intervention ist nützlich, wenn die Kinder, Jugendlichen oder Eltern glauben, dass ihre bisherigen Reaktionen auf belastende Situationen die einzig logischen sind, die es gibt. Indem zusätzliche Wahrnehmungs- und Handlungsperspektiven eröffnet werden, können direkte praktische Lösungsideen eingeführt werden, ohne den Klienten zu vermitteln, dass sie sich künftig nach den Vorschlägen des Therapeuten richten sollten, wenn sich ihre Situation bessern soll. Durch die Intervention können sich die Klienten mit anderen vergleichen und von den Erfahrungen anderer profitieren.

Kindern können auf diese Weise Ideen angeboten werden, auf die sie mit ihrer bisherigen Lebenserfahrung nicht kommen können. So erfährt die 8-jährige Konstanze, dass andere Kinder in ihrer Situation vielleicht zu den Nachbarn gehen, wenn die Eltern beide betrunken vor dem Fernsehgerät einschlafen. Andere Kinder bitten am Telefon um Hilfe, wenn sie nicht weiterwissen.

Die Intervention »Mach etwas ganz anderes« kann auch mit inhaltlichen Ideen aus der Intervention »Viele Menschen in deiner Situation hätten vielleicht Folgendes gemacht ...« angereichert werden. Der Hinweis, was andere Menschen machen, regt die Fantasie an.

Haley (1989) und Madanes (1989) beschreiben in ihrer *Ordeal Therapy* kreative Interventionen, die Denk- und Handlungsmöglichkeiten unerwartet erweitern können und die sich gut eignen, um ungewöhnliche Ideen einzuführen.

Fallbeispiel

Die junge alleinerziehende Mutter Frau K. hat Probleme mit ihrem unbändigen 7-jährigen Sohn Daniel. Therapieanlass ist sein aggressives Verhalten in der Schule. Mithilfe von Rollenspielen und Selbstbeobachtungsaufgaben lernt Daniel, sich in der Schule zunehmend angemessen zu verhalten. Doch zu Hause versucht er immer wieder, seine Mutter zu dominieren, ist aggressiv und es kommt zu handgreiflichen Auseinandersetzungen. Frau K. fühlt sich Daniels aggressivem Verhalten schutzlos ausgeliefert. Sie möchte wieder eine funktionierende Generationsgrenze zu Daniel aufbauen und sich ihm gegenüber neu positionieren, weiß jedoch nicht mehr, was sie machen soll. Der Vorschlag, einmal etwas ganz anderes zu machen, überfordert sie. Ihr fehlt eine Idee.

Der Therapeut berichtet von Erfahrungen anderer junger Eltern. Ihnen wurde empfohlen, sich mit einer Wasserpistole auszustatten und jedes Mal, wenn sie von ihrem Kind aggressiv angegriffen werden und die Situation eskaliert, die Wasserpistole zu ziehen und dem Kind ins Gesicht zu spritzen. Überrascht lässt das Kind dann von ihnen ab und die Eltern haben die Situation wieder unter Kontrolle. Mit der Wasserpistole war sowohl ihre Souveränität als auch der Humor wieder in der Familie eingekehrt.

Frau K. schmunzelt, als sie die Idee hört, und will es ausprobieren. Beim nächsten Gespräch berichtet sie, dass sich die Situation seit dem letzten Mal deutlich entspannt hat. Der Therapeut erkundigt sich, was nun anders ist und ob sie sich mit einer Wasserpistole ausgestattet hat. Frau K. berichtet, dass sie sich keine Pistole angeschafft hat, denn sie findet, dass das doch etwas zu weit geht. Aber allein die Tatsache, dass sie es tun könnte, und die Erlaubnis des Therapeuten, solche Gedanken gegenüber ihrem Sohn zu haben, waren für sie hilfreich. Seither fühlt sie sich gestärkt durch die Idee, im Zweifelsfall immer noch etwas anderes machen zu können, womit Daniel nicht rechnet. Das hilft ihr, Konflikte zwischen ihnen erfolgreicher zu beenden. Sie weiß jetzt, wie sie Daniel begrenzt, und mit welchem Blick und Ton sie sich Respekt verschafft.

Bild: »Pink-Elefant«-Aufgabe zur Musterunterbrechung
»Stell dir beim nächsten Mal, wenn du mit anderen streitest, einen rosaroten Elefanten neben dir vor, der den anderen gehörig auf die Füße tritt, bevor du ihm oder ihr deine Meinung sagst.«

Als Heldenfigur, »Ressourcosaurus« oder als Krafttier imaginiert sich ein Kind einen Helfer und Beschützer für konkrete Lebenssituationen. In den kreativen Interventionen der Cartoon-Therapie und beim Externalisieren mit Figuren und Handpuppen wurde diese Intervention bereits als erlebnisorientiertes Verfahren vorgestellt.

Bild: Mach-mehr-desselben-Aufgabe zum Stabilisieren von Fortschritten
»Mach mehr von dem, was du bisher als erfolgreich und hilfreich erlebt hast.«

Wenn die therapeutischen Ziele und die berichteten Ausnahmen im Therapieverlauf aufeinander bezogen sind und die Kinder, Jugendlichen und Eltern erfahren haben, dass sie erwünschte Ausnahmen durch bewusstes Verhalten selbstwirksam hervorrufen können, wird die Handlungsregel »Mach mehr von dem, was gut funktioniert« als Alltagsregel formuliert.

Ist diese Phase im Therapieverlauf erreicht, steht das Therapieende bevor. Die Klienten können nun Unterschiede identifizieren und wissen, wie sie ihr Leben beeinflussen und aktiv gestalten können, sodass sie sich wohl und sicher fühlen.

9.3 Galerie: Der Arbeitsraum zur Interventionsgestaltung im Therapieverlauf

Rahmen: Die aktuelle Bereitschaft zum Ausprobieren erfragen

Mit welchen Interventionen bei welchen Klienten und in welcher Therapiephase improvisiert wird, hängt von dem Wunsch und der Bereitschaft der Klienten ab, etwas auszuprobieren. Die Kooperation steigt, wenn sie vor der Denk- und Reflexionsphase Gelegenheit erhalten, sich mithilfe einer Skala ihrer Bereitschaft bewusst zu werden:

»10 heißt, du bist bereit, bis zur nächsten Sitzung alles auszuprobieren, das helfen kann. 1 heißt das Gegenteil. Wo bist du heute mit deiner Bereitschaft, etwas zu probieren?«

Bewerten Klienten ihre Bereitschaft mit mehr als 5, empfiehlt sich eine handlungsbezogene Aufgabe. Bei einem Wert unter 5 wird eine Beobachtungsaufgabe angeraten.

Rahmen: Zentrale Schritte zur Improvisationskunst in der lösungsfokussierte Therapie

Unabhängig vom Skalenwert der Klienten orientieren sich die Interventionen an zentralen Fragen. Sie stellen wesentliche Elemente einer lösungsfokussierten Therapie dar und bauen aufeinander auf. Die Antworten darauf führen zu einem Entscheidungsbaum, anhand dessen Experimente und Aufgaben formuliert werden können (de Shazer, 1989, 1992). Abbildung 9.1 auf Seite 229 zeigt den Ablauf.

Folgende Fragen sind möglich, um Improvisationsschritte zu entscheiden (s. Abb. 9.1):

Gibt es ein gemeinsames Arbeitsprojekt? Die Frage nach einem gemeinsamen Arbeitsprojekt definiert den Kontext. Handelt es sich um eine Interventionen im Rahmen einer ambulanten oder stationären Therapie, einer pädagogischen Maßnahme oder einem anderen professionellen Handlungsfeld im Umgang mit Kindern, Jugendlichen und ihren Eltern?

Gibt es ein Ziel? Ist das Ziel konkret benannt oder eine vage Hoffnung? Formulieren Klienten ihre Ziele aus der Perspektive einer kundigen, einer suchenden oder einer besuchenden Beziehung zum Therapeuten? Wollen die Klienten selbst aktiv sein, um voranzukommen, oder hoffen sie, dass andere etwas tun, damit es ihnen besser geht? Oder haben sie weder eine Klage noch eine Zielvorstellung?

Gibt es Ausnahmen oder »Ein-bisschen-Wunder«-Erfahrungen? Werden ressourcenvolle Erfahrungen benannt, die sich von den beklagten Situationen ausnehmen oder gar »wie ein bisschen Wunder« eingestuft werden?

Sind die Ausnahmen mit den Zielen verknüpft? Hofft der Klient auf mehr Ausnahmen als Teil seiner therapeutischen Ziele? Sind erlebte Ausnahmen und Hinweise auf ein »Wunder« als projektive Zukunftserwartungen mit erlebten Referenzerfahrungen in Ausnahmesituationen miteinander verknüpft?

Können Denk- und Handlungsweisen aus Ausnahmen oder »Ein bisschen Wunder«-Situationen absichtlich initiiert und über die Zeit aufrechterhalten werden, sodass die Ausnahmen zur Regel werden? Wenn erwünschte Zustände absichtlich hergestellt werden können, kann die Therapie nach einer Stabilisierungsphase beendet werden.

Rahmen: Improvisation und Interventionsplan

Die Interventionsplanung im fortlaufenden Therapieprozess erfolgt auf der Grundlage der jeweiligen Therapiephase und der zentralen Fragen lösungsfokussierter Therapie.

Jede zentrale Frage kann mit Ja oder Nein beantwortet werden. Jede Antwort führt zur Anwendung spezifischer Experimente und Aufgaben, um den Therapieprozess lösungsfokussiert zu gestalten.

Therapiestart. Der therapeutische Prozess beginnt mit der Kontaktaufnahme und der ersten Sitzung. Das reflektierte Klären von Zielen und einem Auftrag begründet ein professionelles gemeinsames Arbeitsprojekt.

Wie ist die Beziehung? Lässt sich die Frage nach dem Bestehen eines Arbeitsprojekts nur mit Nein beantworten, ist davon auszugehen, dass es sich um eine besuchende Beziehung handelt. In dieser Phase ist es angemessen, dem Klienten keine Vorschläge zu unterbreiten, da weder eine Klage noch ein Zielbild den Klienten dazu bringt, etwas zu tun.

Gibt es eine Zielformulierung? Wird die Frage hingegen mit Ja beantwortet, schließt sich die Frage an, ob es bereits eine Zielformulierung gibt.

Wird dies verneint, ist erneut das Arbeitsprojekt zu hinterfragen. Wenn sich das Arbeitsprojekt bestätigt, aber noch keine konkreten Zielvorstellungen vorliegen, bietet sich in jedem Fall die Erstinterview-Formelaufgabe an.

Besteht ein Arbeitsprojekt und die Klienten verbinden Hoffnungen mit der Therapie, bietet sich gleichwohl die *Erstinterview-Formelaufgabe* an, um Hoffnungen und Ziele zu konkretisieren.

Gibt es Ausnahmen? Sind die Ziele bereits konkret beschrieben, stellt sich eine nächste zentrale Frage nach den Ausnahmen, bevor ein Experiment oder eine Aufgabe empfohlen werden kann:

Lautet die Antwort Nein und es können keine Ausnahmen identifiziert werden, kann der Therapeut in dieser Phase eine *Ausnahmen fokussierende Aufgabe* vorschlagen, um gezielt Abweichungen im Alltag zu beobachten. Alternativ kann auch eine *zielfokussierende Aufgabe* genutzt werden, wenn das therapeutische Ziel im Unterbrechen unbewusster oder eingeschliffener Gewohnheiten besteht.

Wird die Frage mit Ja beantwortet und es können Ausnahmen oder »Ein bisschen Wunder«-Erfahrungen berichtet werden, die zeigen, dass sich der Klient bereits auf dem Weg zum Ziel befindet, stellt sich die Frage:

Sind Ausnahmen und Ziele miteinander verknüpft? Wird dies verneint, bieten sich in dieser Phase zwei Interventionen an:

- eine *perspektivenerweiternde Intervention* mit der Einleitung »Viele Menschen in deiner Situation hätten vielleicht Folgendes gemacht …«, wodurch konkrete Ideen angeboten und ressourcenvolle Erfahrungen als Zielvorstellungen herausgearbeitet werden

- eine *Mach-etwas-ganz-anderes-Aufgabe*, mit der ein Denk- oder Verhaltensmuster unterbrochen wird, um aus dieser Erfahrung heraus ein therapeutisches Ziel mit erlebten Ausnahmen zu verknüpfen

Wird die Frage mit Ja beantwortet, stellt sich die nächste Frage:
Können die Ausnahmen absichtlich initiiert werden? Werden die Ausnahmen als zufällig erlebt und können noch nicht absichtlich initiiert und aufrechterhalten werden, sind handlungsbezogene Interventionen wie die *Vorhersage-Aufgabe* und die *So-tun-als-ob-ein-Wunder-geschehen-ist-Aufgabe* wichtig, damit die Klienten ihr selbstwirksames Verhalten erleben.

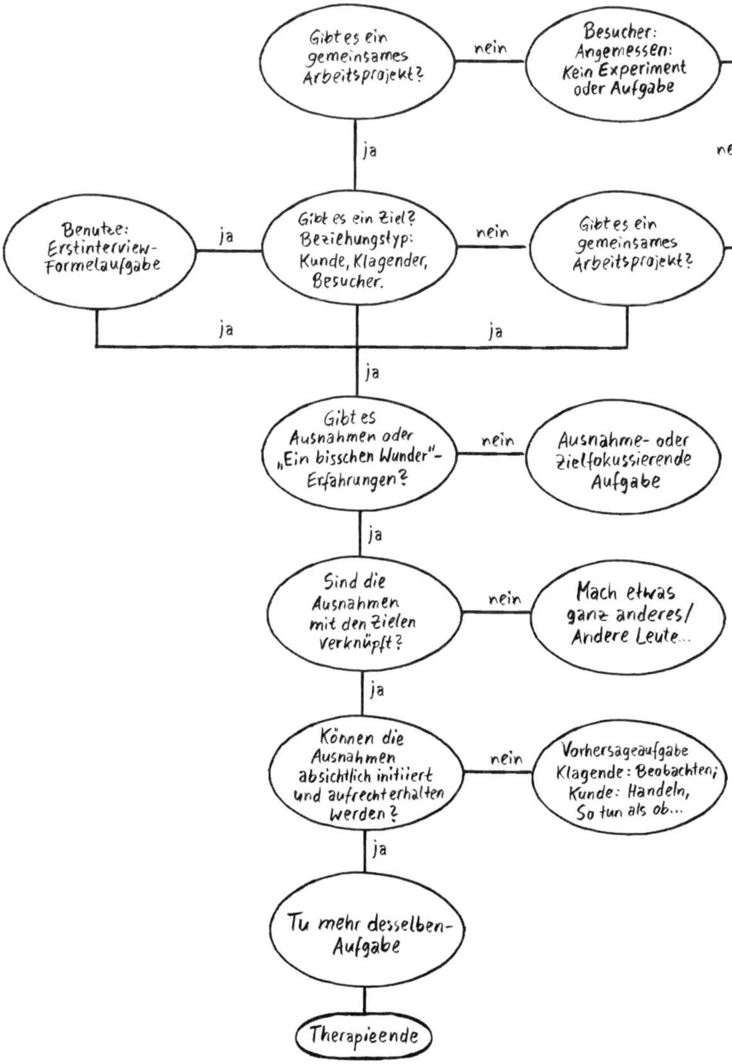

Abbildung 9.1 Ablauf einer lösungsfokussierten Therapie

Führen die genannten Interventionen zum Ende der Therapie dazu, dass die Klienten erleben, dass sie selbst etwas tun können, um Ausnahmen von beklagten Situationen zu ermöglichen, und können sie diese Ausnahmen ausweiten und stabilisieren, endet eine Therapie mit der abschließenden *Mach-mehr-desselben-Aufgabe*, mit der unterfüttert werden kann, was bereits gut funktioniert.

Rahmen: Kooperationsformen bei Experimenten und Aufgaben

Kinder, Jugendliche und Eltern reagieren unterschiedlich auf angebotene Empfehlungen, Vorschläge oder Aufgaben im Therapieverlauf.

- Kooperieren sie in dem Sinne, dass sie den Empfehlungen genau folgen, bietet es sich an, mehr Aufgaben vorzuschlagen, von denen die Klienten profitieren.
- Verändern die Klienten einen Vorschlag oder eine Aufgabe, indem sie z. B. ihre Beobachtungen nicht täglich oder schriftlich festhalten oder indem sie die Ausführung der vorgeschlagenen Handlungen variieren, sollten sie künftig Vorschläge mit dem ausdrücklichen Hinweis erhalten, dass sie die Ideen des Therapeuten ihren Gegebenheiten anpassen können.
- Machen Klienten das Gegenteil von dem, was der Therapeut vorgeschlagen hat, z. B indem sie Paroli bieten, anstatt kritische Situationen zu entschärfen und zu harmonisieren, kann der Therapeut Vorschläge machen, die das Gegenteil von dem beinhalten, was mit der Intervention beabsichtigt ist.
- Folgen Klienten einem Vorschlag sehr vage und unkonkret, wird auch die nächste Intervention vage formuliert, indem sie z. B. etwas tun sollen, ohne genau festzulegen, was dieses Etwas ist.
- Setzen die Klienten handlungsbezogene Vorschläge nicht um, was bei Kindern und Jugendlichen aus unterschiedlichen Gründen der Fall sein kann, empfiehlt es sich, vage Beobachtungsaufgaben zu formulieren, um keinen Druck auszuüben.

10 Flügel: Evaluation und Wirksamkeit lösungsfokussierter Kurzzeittherapie

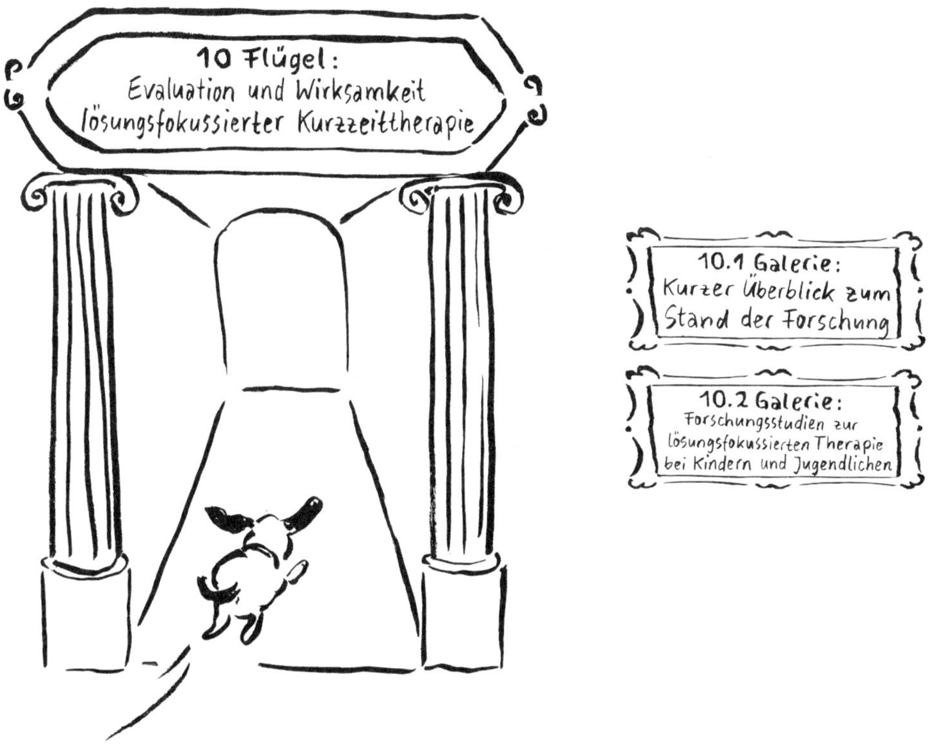

Lösungsfokussierte Kurzzeittherapie stieß in den vergangenen Jahren international auf breite Resonanz. Aktuell wird sie in verschiedenen Bundesstaaten der USA sowie in Finnland, Kanada, Korea und Singapur im Rahmen von Akkreditierungsprogrammen gelehrt und praktiziert. Nach Macdonald (2011) ist der lösungsfokussierte Ansatz in europäischen Ländern wie Schweden, Polen, Deutschland und Österreich innerhalb der Qualifikation in Systemischer Therapie anerkannt.

Die Wirksamkeit lösungsfokussierter Kurzzeittherapie wird seit vielen Jahren durch Forschungsprogramme evaluiert.

10.1 Galerie: Kurzer Überblick zum Stand der Forschung

In einer sehr frühen Studie aus dem Jahr 1986 stellte das Team des Brief Family Therapy Center (BFTC) anhand eines telefonischen Follow-ups bei 400 von insgesamt 1.600 behandelten Klienten, die über einen Zeitraum von fünf Jahren hinweg durchschnittlich sechs Therapiesitzungen absolviert hatten, in 72 Prozent der Fälle Besserungen fest.

In einer Publikationsübersicht zeigt Macdonald (Stand 2014), dass neben zahlreichen Beobachtungs- und Kontrollstudien zur lösungsfokussierten Kurzzeittherapie zwei Metaanalysen von Kim (2008) und Stams et al. (2006) sowie fünf systematische Übersichtsarbeiten (vgl. Lovelock et al., 2010) vorliegen.

In seinem Überblick zeigt Macdonald, dass gegenwärtig 168 Evaluationsstudien (*outcome studies*), einschließlich 50 randomisierter kontrollierter Studien, die nützlichen Effekte des lösungsfokussierten Ansatzes belegen. 28 Studien weisen positive Effekte gegenüber anderen Behandlungsmethoden aus. 45 von 56 Vergleichsstudien dokumentieren die Effizienz lösungsfokussierter Kurzzeittherapie. Insgesamt belegen Daten aus mehr als 6.000 Fällen eine Erfolgsrate von über 60 Prozent bei durchschnittlich 3 bis 6,5 Therapiesitzungen (vgl. Franklin et al., 2011; McKeel, 1996).

Die meisten Studien evaluieren die Therapie von erwachsenen Klienten, darunter die bekannte 7-Jahres-Follow-up-Studie von Knekt et al. (2012). Darin wird anhand von 328 Fällen ambulant behandelter psychiatrischer Patienten mit Stimmungs- oder Angststörungen die lösungsfokussierte Kurzzeittherapie mit der psychodynamischen Langzeittherapie verglichen. Es zeigt sich, dass beide Verfahren erfolgreich sind und in beiden Therapiegruppen Ergänzungsbehandlungen wahrgenommen wurden, wobei die Kurzzeittherapie erheblich ökonomischer abschneidet.

10.2 Galerie: Forschungsstudien zur lösungsfokussierten Therapie von Kindern und Jugendlichen

Zur Therapie von Kindern und Jugendlichen liegen unterschiedliche Studien vor (vgl. Bond et al., 2013). Zum einen werden in Kontrollgruppenstudien behandelte Klienten mit unbehandelten Klienten verglichen, zum anderen werden in Vergleichsstudien unterschiedliche Behandlungsansätze miteinander verglichen. Hinzu kommen Beobachtungsstudien, die zumeist als Follow-up-Studien therapeutische Effekte über die Zeit beschreiben, sowie alltagsbezogene Einzelfallberichte. Viele Untersuchungen beziehen sich auf die Arbeit mit therapeutischen Gruppen, besonders im Schulbereich, wo sich lösungsfokussierte Therapie in den letzten Jahren über den WOWW-Ansatz etabliert hat (Berg & Shields, 2005; Vogt, 2014).

Rahmen: Zunahme der Compliance bzw. Bereitschaft zum aktiven Mitwirken

Die genannten Vergleichsstudien belegen eine erhöhte Compliance und signifikante Verhaltensänderungen durch lösungsfokussierte Therapie. Die qualitativ konsequente Anwendung des Modells führt zu geringeren Rückfallquoten und weniger Behandlungsabbrüchen.

In einer Studie mit 239 Kindern, von denen 83 mit lösungsfokussierten Interventionen und 156 wie gewohnt problemorientiert (*treatment as usual*) behandelt wurden, zeigten die lösungsfokussiert behandelten Kinder eine höhere Kooperation und Bereitschaft zur therapeutischen Mitarbeit (Corcoran, 2006).

Die Studie von Koob und Love (2010) legt dar, wie sich Kooperation und Bereitschaft zur Mitarbeit mit lösungsfokussierten Interventionen entwickeln: 31 Kinder aus Pflegefamilien erhielten zunächst über ein Jahr lang eine Kognitive Therapie. Im zweiten Behandlungsjahr hingegen wurde eine lösungsfokussierte Therapie angewendet. Die Compliance nahm hierbei während der lösungsfokussierten Intervention zu und die Zahl von Behandlungsunterbrechungen ging signifikant zurück.

Cepukiene und Pakrosnis (2011) untersuchten 46 Jugendliche im Alter von durchschnittlich 14,6 Jahren, die in Pflegefamilien lebten und wegen Verhaltensauffälligkeiten vorgestellt wurden. Sie wurden in eine Behandlungsgruppe und eine Kontrollgruppe (ohne Therapie) eingeteilt. Nach fünf Sitzungen zeigten sich bei 31 Prozent der behandelten Klienten signifikante Änderungen hinsichtlich des Verhaltens und kognitiver Einstellungen; bei 29 Prozent reduzierten sich die somatischen Beschwerden.

Eine weitere Studie mit Kindern und Jugendlichen aus Pflegefamilien in der Kinder- und Jugendhilfe belegt Verhaltensänderungen durch lösungsfokussierte Interventionen. 44 Kinder aus Pflegefamilien und 37 im Rahmen der allgemeinen Gesundheitsversorgung ausgewählte Kinder wurden in durchschnittlich 3,4 Sitzungen mit lösungsfokussierter Therapie behandelt und zeigten signifikante Besserungen gegenüber 52 Kindern einer Kontrollgruppe (Gostautas et al., 2005).

Die Zunahme der Compliance durch lösungsfokussierte Therapie von Kindern stellen Antle et al. (2008, 2009, 2012) in drei unterschiedlichen Studien vor. Die Autoren untersuchten insgesamt 4.559 Fälle im Bereich der Kindeswohlgefährdung daraufhin, welche Behandlungseffekte lösungsfokussiert geschulte Therapeuten und Berater im Vergleich zu weniger geschultem Personal erzielen.

In einer ersten Studie zeigten Antle et al. (2008), dass in 27 Fällen, in denen trainiertes Personal die Behandlung durchführte, eine höhere Compliance, weniger Gerichtsverfahren und weniger Behandlungsabbrüche verzeichnet wurden als in 21 Fällen, die von weniger geschulten Beratern betreut wurden. Auch eine zweite Studie belegte eine erhöhte Compliance und das erfolgreiche Erreichen der Ziele in 51 Fällen gegenüber 49 Fällen mit minimal ausgebildeten Beratern.

In einer 6-Monate-Follow-up-Studie (Antle et al., 2009), die anhand von 421 Fällen durchgeführt wurde, zeigte sich in der Gruppe, die von den 39 lösungsfokussiert ausgebildeten Mitarbeitern betreut wurde, eine erheblich geringere Rückfallquote als bei der der 38 wenig geschulten Mitarbeiter.

In der jüngsten Studie wiesen Antle et al. (2012) an 4.559 Fällen im Kontext der Kindeswohlgefährdung nach, dass in Bezug auf die erlebte Sicherheit und die Beständigkeit des Kindeswohls ein signifikanter Anstieg zu verzeichnen ist, wenn die im lösungsfokussierten Arbeiten ausgebildeten Mitarbeiter sich stark am Behandlungsmodell orientieren. Konsequente lösungsfokussierte Fallarbeit gilt als wichtiger Prädiktor für erfolgreiche Ergebnisse bei Kindeswohlgefährdung.

Rahmen: Effizienz weniger therapeutischer Sitzungen

Eine Besonderheit der lösungsfokussierten Kurzzeittherapie besteht in der geringen Anzahl der Sitzungen, die zu ähnlichen Ergebnissen (hohe Zufriedenheit, höhere Coping-Kompetenz, Verhaltensänderungen) führen wie problemfokussierte Langzeittherapien und dabei erhebliche ökonomische Vorteilen bieten.

Bereits eine einzige lösungsfokussierte Therapiesitzung im Rahmen der *Single Session Therapy* (Talmon, 1996) führte zu signifikanten Besserungen bei Kindern mit psychischen Schwierigkeiten. Von den 166 untersuchten Kindern erhielten 78 Kinder eine lösungsfokussierte Therapiesitzung und 88 Kinder blieben unbehandelt. Ein 4-Wochen-Follow-up ergab, dass sich die Belastungen bei den behandelten Kindern um 74,3 Prozent und die Häufigkeit auftretender Symptome um 71,4 Prozent reduziert hatten. In der unbehandelten Kontrollgruppe hingegen hatten sich die Belastungen lediglich um 42,5 Prozent und die Häufigkeit der Symptome um 48,3 Prozent reduziert (Perkins, 2006).

In einer weiteren Studie mit 152 Kindern und Jugendlichen wiesen Perkins und Scarlett (2008) die Wirksamkeit einer lösungsfokussierten *Single Session Therapy* nach. 60,5 Prozent der behandelten Kinder zeigten bereits beobachtbare Verhaltensänderungen nach einer Sitzung und weitere 9,7 Prozent nach weiteren fünf oder mehr Sitzungen. 18 Monate nach Behandlungsabschluss waren die erfolgreich behandelten Kinder und Jugendlichen symptomfrei.

Die Effekte einer einzigen Stunde lösungsfokussierter Beratung wurden auch in Bezug auf schulisches Leistungsverhalten dargelegt. Verglichen wurden 22 Schüler, die ein lösungsfokussiertes Interview mit einer handlungsbezogenen therapeutischen Aufgabe absolviert haben, und 39 Schüler, die problemorientiert beraten wurden. Bei einem 6-Wochen-Follow-up zeigte sich bei 69 Prozent aller behandelten Schüler eine Besserung, wobei in der lösungsfokussiert beratenen Gruppe lediglich eine Sitzung notwendig war (Littrell et al., 1995).

Eine mehr als sechs Monate anhaltende Verbesserung des Verhaltens nach drei lösungsfokussierten Therapiesitzungen im Rahmen einer Klinikambulanz wiesen McGarry et al. (2008) bei 30 Kindern nach. Als Kontrollgruppe dienten 30 Kinder, die nach dem traditionellen Beratungskonzept der Klinikambulanz therapiert wurden. Die Zufriedenheit mit kurzen Wartezeiten bei den lösungsfokussiert behandelten Klienten lag deutlich über der der Kontrollgruppe.

Burr (1993) evaluierte die lösungsfokussierte Kurztherapie in 55 Fällen in einer kinder- und jugendpsychiatrischen Praxis. Die durchschnittliche Behandlungsdauer betrug vier Sitzungen. Ein Follow-up nach neun Monaten, das von 34 Familien beantwortet wurde, ergab, dass in 77 Prozent der Anliegen zu Behandlungsbeginn eine anhaltende Besserung erzielt wurde.

Wheeler (1995) beobachtete in einer 3-Monate-Follow-up-Studie zu psychischen Auffälligkeiten jüngerer Kinder, dass die 34 behandelten Eltern mit ihren Kindern, die aus einer vorangegangenen lösungsfokussierten Behandlung zugewiesen wurden, in 68 Prozent zufrieden mit der Behandlung waren, wohingegen der Anteil unter den

39 Fällen aus Routineüberweisungen lediglich bei 44 Prozent lag. Nur 12 Prozent der aus dem lösungsfokussierten Behandlungssetting zugewiesenen Klienten benötigten zusätzliche klinische Behandlungen. Bei den Routinezuweisungen mussten 31 Prozent weitere klinische Angebote in Anspruch nehmen.

Javanmini et al. (2013) verglichen lösungsfokussierte Gruppentherapie mit klassisch behavioralem Kompetenztraining und einer Kontrollgruppe. Behandelt wurden 20 als depressiv eingestufte junge Mädchen in mehr als acht Sitzungen. Die Klientinnen der lösungsfokussierten Gruppentherapie zeigten signifikante Besserungen gegenüber denen, die das Kompetenztraining absolviert hatten, und der unbehandelten Kontrollgruppe.

Rahmen: Studien mit delinquenten Jugendlichen

In einer sechs Sitzungen umfassenden Gruppentherapie wurden 30 delinquente Jugendliche zwischen 15 und 18 Jahren, die auf Bewährung waren, lösungsfokussiert behandelt. Gegenüber den 30 Jugendlichen einer unbehandelten Kontrollgruppe zeigten sie im Anschluss signifikante positive Verhaltensänderungen (Ko et al., 2003).

Eine Besserung des aggressiven Verhaltens delinquenter Jugendlicher beschreibt die Studie von Shin (2009). 20 Jugendliche, die auf Bewährung aus dem Gefängnis kamen, nahmen an sechs lösungsfokussierten Gruppentherapiesitzungen teil und zeigten im Vergleich zu 20 Jugendlichen einer Kontrollgruppe anschließend ein verbessertes Sozialverhalten und waren weniger aggressiv.

Positive Effekte im Umgang mit Drogen zeigte ein 16 Sitzungen umfassendes Gruppentherapieprogramm für jugendliche Mädchen. 32 Mädchen, die an Gruppentherapie teilnahmen, änderten dadurch ihre Einstellung zu ihrem Drogenkonsum. Ihr Konsumverhalten und das häusliche Sozialverhalten änderten sich signifikant. Bei den 33 unbehandelten Mädchen einer Kontrollgruppe konnten keine bedeutsamen Änderungen nachgewiesen werden.

Rahmen: Sozialverhalten, Mobbing und Schulvermeidung

Nachfolgend aufgeführte Studien dokumentieren die Wirksamkeit lösungsfokussierter Interventionen in den Bereichen Sozialverhalten und Mobbing in der Schule sowie Schulvermeidung.

Bakhshipour et al. (2011) belegten mit einer Vor- und Nachuntersuchung von 16 Grund- und 16 Sekundarschülern, die zufällig einer Therapiegruppe und einer Kontrollgruppe zugewiesen wurden, dass lösungsfokussierte Interventionen zu deutlichen Änderungen des schulischen Sozialverhaltens führen.

Den Einfluss lösungsfokussierter Interventionen auf das Sozialverhalten wiesen Franklin et al. (2008) nach, indem sie das Verhalten von 30 Kindern einer Versuchsgruppe mit dem von 29 Kindern aus einer Kontrollgruppe verglichen. In einem

Follow-up nach einem Monat berichteten die Lehrer signifikante Verhaltensänderungen in der Behandlungsgruppe.

Eine weitere Studie zeigte, dass lösungsfokussierte Interventionen bei Sekundarschülern mit schwierigen Verhaltensweisen nach fünf von acht angebotenen Gruppentherapiesitzungen wirksam wurden. Bei 26 behandelten Kindern zeigten sich signifikante Verbesserungen im Sozialverhalten und beim Erledigen von Hausaufgaben (Newsome, 2005).

Young (1998) wendete lösungsfokussierte Interventionen zur Mobbing-Bekämpfung an Schulen an. Dabei wurde ein ressourcenorientiertes Unterstützungsprogramm für gemobbte Schüler etabliert. Untersucht wurden 50 Einzelfälle von Mobbing. In 80 Prozent der Fälle endete die Mobbingsituation sofort nach der Einführung der sozialen Unterstützergruppe. Bei den übrigen 20 Prozent endeten die Mobbingsituationen nach fünf Wochen. Verschlechterungen wurden nicht festgestellt. In einer späteren Studie bestätigten sich die Ergebnisse. Young und Holdorf (2003) zeigen anhand von 92 Fällen von Mobbing an Grundschulen, dass 92 Prozent aller Fälle erfolgreich in durchschnittlich 3,4 Sitzungen behandelt werden konnten.

Ähnliche Ergebnisse zeigte eine Studie von Karami et al. (2012). Dabei wurden 180 Schüler in Behandlungs- und Kontrollgruppen unterteilt und acht Gruppentherapiesitzungen durchgeführt. Bei den behandelten Schülern ging das aggressive häusliche Verhalten im Anschluss an die lösungsfokussierte Gruppentherapie signifikant zurück.

Franklin et al. (2007) wiesen die Effizienz lösungsfokussierter Interventionen bei Schulverweigerung nach. 46 behandelte Jugendliche wurden dabei mit 39 Jugendlichen einer Kontrollgruppe verglichen. Die behandelten Schüler zeigten ein signifikant höheres Leistungsverhalten und waren deutlich häufiger in der Schule anwesend. 81 Prozent der behandelten Schüler erzielten einen Schulabschluss.

Die Studie von Enea und Dafinoiu (2009) belegte die Wirkung von acht lösungsfokussierten Gruppentherapiesitzungen mit 16- bis 17-jährigen Schulverweigerern. Bei 19 Schülern der behandelten Versuchsgruppe reduzierte sich das Verweigerungsverhalten um 61 Prozent gegenüber den 19 Schülern einer unbehandelten Kontrollgruppe.

Rahmen: Lern- und Leistungsverhalten in der Schule

Eine Besserung des Lern- und Leistungsverhaltens beobachteten Franklin et al. (2001), als sie 19 Schüler mit Lernschwierigkeiten untersuchten. Bei sechs von sieben lösungsfokussiert behandelten Schülern zeigten sich signifikante Besserungen nach durchschnittlich sieben Sitzungen.

In einem lösungsfokussierten Gruppenprogramm zur Steigerung von Selbstbewusstsein und Selbstwirksamkeit mit 55 Mädchen und 36 Jungen zeigte sich in einer 3-Monate-Follow-up-Studie, dass die Leistungsfähigkeit bei den behandelten Kindern deutlich angestiegen war. In der Kontrollgruppe mit 44 Mädchen und

20 Jungen hingegen war nach drei Monaten lediglich ein leichter Anstieg feststellbar (Kvarme et al., 2010).

Thompson und Littrell (2000) untersuchten zwölf Schüler mit Lernschwierigkeiten. Alle Schüler nahmen an zwei lösungsfokussierten Therapiesitzungen teil. Nach zwei Wochen erreichten zehn der zwölf Schüler 100 Prozent der gesteckten Lernziele.

Die Studie von Newsome (2005) weist nach, dass lösungsfokussierte Gruppentherapie mit Sekundarschülern ihr Leistungsverhalten fördert. 26 behandelte Schüler und 26 Schüler einer Kontrollgruppe wiesen nach der Therapie deutliche Unterschiede in ihrem Leistungsverhalten auf, wobei die Schüler der Behandlungsgruppe nach der Teilnahme am Gruppenprogramm eine erhöhte Leistungsbereitschaft aufwiesen. Ein weiterer interessanter Effekt war, dass sich die Abwesenheitsrate der Schüler bereits mit Beginn der Studie verbesserte, im Verlauf der Behandlung jedoch nicht weiter anstieg.

Rahmen: Studien im Bereich Psychosomatik und Familiendynamik

Untersucht wurde der Einfluss lösungsfokussierter Behandlung bei Adipositas, Beziehungskonflikten sowie in familientherapeutischen Settings.

Eine signifikante Gewichtsreduktion bei moderater Adipositas beobachteten Nowicka et al. (2008) bei 49 behandelten Jugendlichen, die im Rahmen einer lösungsfokussierten Gruppentherapie behandelt wurden, gegenüber 23 Jugendlichen einer Kontrollgruppe ohne Behandlung über den Zeitraum von einem Jahr.

In einer groß angelegten Studie mit 559 adipösen Kindern, die an einer 12-monatigen Beobachtungstudie teilnahmen und von denen wiederum 324 Kinder zusätzlich weitere zwölf Monate lang beobachtet wurden, untersuchten Kreier et al. (2013) die Wirksamkeit lösungsfokussierter Intervention. 291 Kinder beendeten die erste 12-monatige Behandlung, 22 Kinder wurden aufgrund guter Ansprache früher entlassen. Nach 12 Monaten zeigten die Kinder einen signifikant geringeren BMI-Z-Wert. Nach 24 Monaten wiesen 103 Kinder einen signifikant geringeren BMI-Z-Wert von 0,15. 50 Kinder wurden aufgrund von signifikantem Gewichtsverlust vor Ablauf der 24 Monate entlassen.

Signifikante Veränderung des BMI bei adipösen Kindern bestätigten auch Reinehr et al. (2010). Sie untersuchten die Veränderung des BMI von 663 adipösen Kindern über einen Zeitraum von fünf Jahren hinweg. Die Kinder nahmen an einem einjährigen Lifestyle-Programm mit sechs lösungsfokussierten Sitzungen und einen Ernährungs- und Bewegungsprogramm teil. Die besten Effekte wurden bei jüngeren Kindern erzielt.

In drei Einzelfallbeobachtungen von lösungsfokussierter Familientherapie mit aggressiven Kindern beobachten Conoley et al. (2003) in einem 3-Monate-Follow-up eine Verbesserung der beklagten Verhaltensweisen nach durchschnittlich 4,6 Sitzungen in allen Familien.

Effekte wies auch eine Studie von 24 Schülerinnen nach, bei denen Beziehungskonflikte mit ihren Müttern während der lösungsorientierten Gruppentherapie signifikant abnahmen. Bei zwölf Schülerinnen einer unbehandelten Kontrollgruppe konnten keine Änderungen festgestellt werden (Gitipasand et al., 2008).

Die Verbesserung des Coping-Verhaltens durch lösungsfokussierte Familientherapie beschreibt Shennan (2003). Insgesamt wurden 415 Familien behandelt. Durchschnittlich fanden 2,7 Sitzungen statt. Nach sechs bis neun Monaten wurden 72 Eltern erneut befragt. Davon gaben 40 Eltern (55,6 %) an, dass sich ihre Lebenssituation gebessert hat. Bei 75 Prozent der Eltern hatte sich die Coping-Kompetenz in Bezug auf Alltagsthemen gebessert.

In einem lösungsfokussiert ausgerichtetem Selbstsicherheitstraining für Eltern mit auffälligen Kindern, an dem zwölf Familien teilnahmen, zeigten sich in fünf Fällen signifikante und in fünf weiteren Fällen geringfügig beobachtbare Verhaltensänderungen (Brown & Dillenburger, 2004).

Ziffer et al. (2007) stellten fest, dass lösungsfokussierte Interventionen die Grundlage für einen Multifamilienansatz bilden können, nach dem Eltern und Kinder nach Trennung bzw. Scheidung der Eltern behandelt werden. Beobachtet wurden fünf Familien über acht Sitzungen hinweg. In allen Familien wurden sowohl bei den Eltern als auch bei den Kindern signifikante Verbesserungen beobachtet.

Rahmen: Zuversicht

Die Ergebnisse der oben skizzierten Studien belegen die Effektivität und Effizienz der lösungsfokussierten Therapie. Die Prämissen, Handlungsregeln, Methoden und Techniken lösungsfokussierter Therapie erzeugen Zuversicht bei Kindern, Jugendlichen, Eltern und Therapeuten, was als einer der Wirkfaktoren in der Psychotherapieforschung angesehen wird (Stiehl-Werschak & Pfundt, 1991).

So wird sich die lösungsfokussierte Therapie bei Kindern und Jugendlichen zuversichtlich weiter bewähren.

11 Flügel: Zum guten Schluss

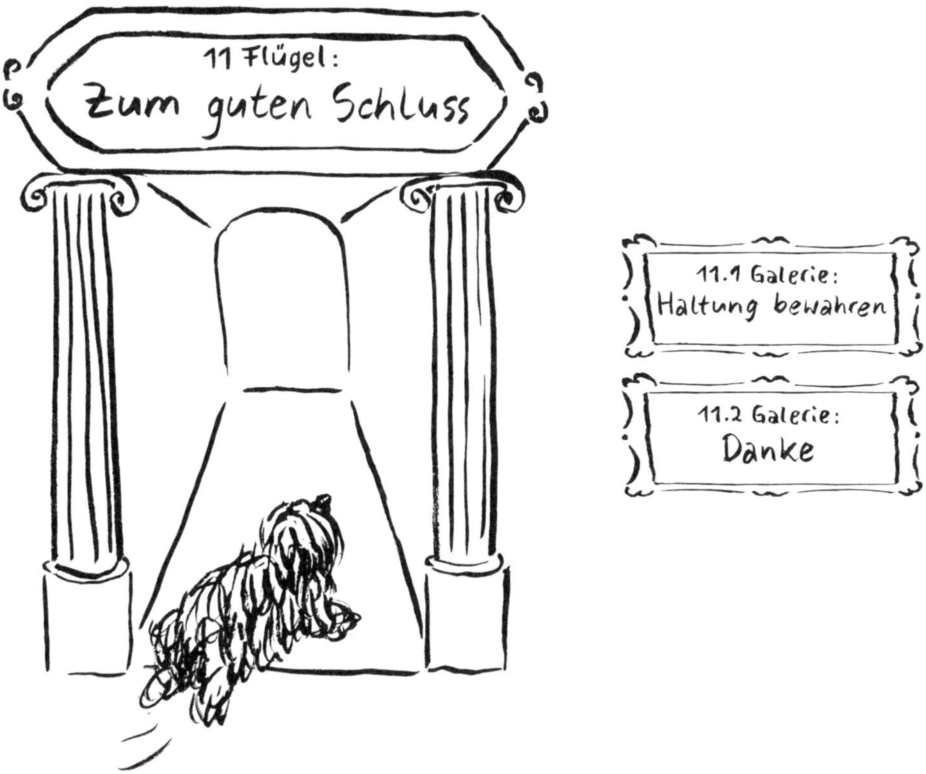

Nachdem wir mit Anmerkungen zu »Intuition«, »Scharfsicht«, »gesunder Menschenverstand«, »Kunstfertigkeit« und »Glaube von mir« als wesentliche Bestandteile therapeutischer Improvisationskunst begannen, zeigten wir mit dem konzeptionellen Arbeitsraum, dass therapeutische Improvisationen nicht beliebig sind. Über die Flügel zur Geschichte des Modells, zu den Prämissen und Handlungsregeln und zur Bedeutung der kindlichen Entwicklung und des Spielens entwickelten wir den methodischen Arbeitsraum lösungsfokussierten Interviewens. In den weiteren Flügeln zu kreativen und spielerischen Interventionen im Therapieverlauf und dem Arbeitsraum zur Gestaltungen therapeutischen Abschlussinterventionen wurde gezeigt, dass die lösungsfokussierte Therapie in der Praxis mit Kindern und Jugendlichen das aktuelle Vorgehen der Wahl zu sein scheint. Auch die dargelegten Forschungsstudien belegen ihre Wirksamkeit.

11.1 Galerie: Haltung bewahren

Wie auch immer es mit dem lösungsfokussierten Therapieansatz weitergehen mag, welche Techniken auch immer entwickelt, erprobt und kombiniert werden mögen – wichtig ist die damit verbundene therapeutische Haltung. Dazu werden abschließend fünf Rahmen einer lösungsfokussierten therapeutischen Grundhaltung aufgezeigt.

Rahmen: Was geschieht, geschieht – bedingungsloses Wertschätzen

- Wertschätzen des Kindes und der Eltern in ihrem Sein, ihrer Geschichte, ihren Bedürfnissen, Wünschen und Zielen
- Wertschätzen der erlebten Stärken des Kindes, seiner motorischen, kognitiven und kreativen Fähigkeiten
- Wertschätzen des Muts eines Kindes, sich in der Therapie wichtigen Themen seines Erlebens und Verhaltens zu stellen
- Wertschätzen der Zuversicht und der Hoffnung auf die Zukunft
- Wertschätzen bisheriger Lösungsversuche

Rahmen: Therapeutisches Nicht-Wissen und Nicht-zu-schnell-Verstehen

- Würdigen von Fragwürdigem durch Nachfragen
- Empathie
- Interesse
- Neugier und eine fragende Grundhaltung
- Belassen von Wahlmöglichkeiten
- Reflektieren von Deutungshoheiten
- Zulassen, dass die Initiative übernommen wird
- Unterstützen von Selbstheilungsprozessen

Rahmen: Neutralität und Allparteilichkeit

- Neutralität gegenüber den Themen der Klienten, ausgenommen in übergriffigen, von Gewalt geprägten Lebenssituationen
- Vorsicht mit vorschnellen Deutungen und Bewertungen
- gleich verteilte Aufmerksamkeit gegen über Kindern *und* Eltern
- Loyalität gegenüber Kindern *und* Erwachsenen
- Parteinahme für kindliche Bedürfnisse nach Schutz und Unversehrtheit
- elterliche Schutzfunktionen nicht länger als notwendig übernehmen, um Loyalitätskonflikte zwischen Kindern und Eltern bezogen auf die Person des Therapeuten zu vermeiden

Rahmen: Respekt

- Respekt gegenüber den Klienten zur Bildung grundlegenden Vertrauens
- Akzeptieren von Hoffnungen und Zielen
- Bestätigen von Gedanken und Äußerungen
- Widersprechen von Gedanken und Äußerungen, um andere Perspektiven durch Neudeutungen und wohlwollende Provokationen aufzuzeigen
- Ermöglichen von korrigierenden Erfahrungen durch Perspektivwechsel

Rahmen: Lösungsfokussiert bleiben

- Verbreiten von Zuversicht und Hoffnung
- Offenlegen verhandelbarer und unverhandelbarer Ziele
- Stärken der Stärken
- Berücksichtigen des Guten im Schlechten
- offen sein für »Wunder«
- Konzentration auf Zukünftiges
- Identifizieren und Aktivieren von vielschichtigen Ressourcen
- gelassen und locker bleiben
- fortlaufendes Reflektieren und Hinterfragen des eigenen Handelns

11.2 Galerie: Danke

Vielen Dank dafür, dass Sie dieses Buch gelesen haben. Möge es hier und da nützlich gewesen sein. Ich habe mein Bestes versucht. Aber es gab keine Garantie.

Mein Dank gilt Franziska, Paula, Klara und Simon, die mich seit Jahren unterstützen, von denen ich so viel lerne und die es mir ermöglicht haben, viele Ideen und auch das vorliegende Buch zu realisieren.

Danke auch an Steve de Shazer und Insoo Kim Berg, die mich über viele Jahre außerordentlich inspiriert haben.

Ich bedanke mich weiter bei Heinrich Dreesen, meinem langjährigen Wegbegleiter, sowie bei Wolfgang Eberling, Peter Kruse, Jürgen Leistikow und Wolfgang Burr aus den frühen Tagen des Norddeutschen Instituts für Kurzzeittherapie (NIK).

Danke an das gesamte NIK-Team mit Gudrun Sickinger, Laura Fernandez, Christiane Hubert-Schnelle, Herbert Foerster, Christian Roedl, Ines Kehlbeck, Angela Duhr, Esther-Maria Keil, Rainer Orban, Frank Otto Pirschel, Florian Schepper, Katrin Trappe, Martin Winter, Melanie Beron und Dörthe Dahle.

Mein großer Dank gilt auch Bettina Bexte für die Illustrationen in diesem Buch sowie Isa Fischer. Beide gestalten wunderbare therapeutische Spiele.

Danke an Kathy Prochaska für die wertvolle Hilfe beim Lektorieren.

Ich bin dankbar für die kollegialen Begegnungen in der European Brief Therapy Association (EBTA, Paris) und der International Alliance of Solution Focused Teaching Institutes (IASTI, Oostende).

Zu Dank verpflichtet bin ich meinen vertrauensvollen kleinen und großen Klienten.

Karin Ohms und dem Team vom Beltz-Verlag möchte ich Danke dafür sagen, dass wir dieses Buch gemeinsam verwirklichen konnten.

Literatur

Adler, A. (1930). The education of children. New York: Greenberg.

Ahnert, L. (Hrsg.). (2004). Frühe Bindung. Entstehung und Entwicklung. München: Ernst Reinhardt.

Aissen-Crewett, M. (1987). Kunst und Therapie mit Gruppen. Aktivitäten, Themen und Anregungen für die Praxis. Dortmund: modernes lernen.

Alefeld-Gerges, B., Schäferjohann, I. & Trauerland-Team (2011). Das Trauerland-Spiel. Trauern – Erinnern – Leben. Bremen: Manfred Vogt Spieleverlag.

Andersen, T. (1996). Das reflektierende Team. Dialoge und Dialoge über Dialoge. Dortmund: modernes lernen.

Antle, B. F., Barbee, A. P., Christensen, D. N. & Martin, M. H. (2008). Solution-based casework in child welfare: preliminary evaluation research. Journal of Public Health Child Welfare, 2 (2), 197–227.

Antle, B. F., Barbee, A. P., Christensen, D. N. & Sullivan, D.J. (2009). The prevention of child maltreatment recidivism through the solution-based casework model of child welfare practice. Children and Youth Services Review, 31 (12), 1346–1351.

Antle, B. F., Christensen, D. N., van Zyl, M. A. & Barbee, A. P. (2012). The impact of the Solution Based Casework (SBC) practice model on federal outcomes in public child welfare. Child Abuse & Neglect: The International Journal, 36, 342–353.

Axline, N. M. (1947). Play Therapy: The Inner Dynamics of Childhood. Cambridge: Riverside Press.

Baer, U. (1999). Gefühlssterne, Angstfresser, Verwandlungsbilder … Kunst- und gestaltungstherapeutische Methoden und Modelle. Neukirchen-Vlyun: Affenkönig.

Bakhshipour, B., Aryan, S. K., Karami, A. & Farrokhi, N. (2011). The effectiveness of solution-focused therapy on reducing behavioral problems of the elementary and brief therapy and high school students at Sari. Counseling Research and Development, 10 (37), 7–24.

Barker, P. (1990). Clinical interviews with children and adolescents. New York: Norton.

Bateson, G. (1985). Ökologie des Geistes. Frankfurt / Main: Suhrkamp.

Bateson, G. (1987). Geist und Natur. Frankfurt / Main: Suhrkamp.

Bavelas, J. B., Coates, L. & Johnson, T. (2002). Listeners as co-narrators. Journal of Personality and Social Psychology, 79, 941–952.

Beaulieu, D. (2005). Impact-Techniken für die Psychotherapie. Heidelberg: Carl-Auer.

Bechstein, L. (1990). Deutsche Märchen und Sagen. München: Droemersche Verlagsanstalt.

Beins, H. J. & Klee, T. (2014). Bauen ist lustvolles Lernen! Wie Kinder spielerisch Balance finden. Dortmund: Borgmann.

Berg, I. K. & Kelly, S. (2001). Kinderschutz und Lösungsorientierung. Erfahrungen aus der Praxis – Training für den Alltag. Dortmund: modernes lernen.

Berg, I. K. & de Shazer, S. (1993). Wie man Zahlen zum Sprechen bringt: Die Sprache in der Therapie. Familiendynamik, 18, 146–162.

Berg, I. K. & Shields, L. (2005). Classroom Solutions. WOWW Coaching. Milwaukee: BFTC. [deutsch: Berg, I. K. & Shields, L. (2009). Einfach KLASSE. Das WOWW-Coaching in der Schule. Dortmund: Borgmann.]

Bettelheim, B. (1976). Kinder brauchen Märchen. München: dtv.

Beudels, W., Lensing-Conrady, R. & Beins, H. J. (1994). … das ist für mich ein Kinderspiel. Handbuch zur psychomotorischen Praxis. Dortmund: modernes lernen.

Bond, C., Woods, K., Humphrey, N., Symes, W. & Green, L. (2013). Practitioner Review: The effectiveness of solution focused brief therapy with children and families: a systematic and critical evaluation of the literature from 1990–2010. Journal of Child Psychology and Psychiatry, 54 (7), 707–723.

Botved, A., Gräßer, M. & Hovermann, E. (2016). Gefühle benennen mit Kindern und Jugendlichen. Kartenset mit 120 Bildkarten. Weinheim: Beltz.

Bowlby, J. (2010). Frühe Bindung und kindliche Entwicklung. Basel: Reinhardt.

Brett, D. (1993). Anna zähmt die Monster. Therapeutische Geschichten für Kinder. Hamburg: iskopress.

Brett, D. (1995). Ein Zauberring für Anna. Therapeutische Geschichten für Kinder. Hamburg: iskopress.

Brock, I. (2010). Geschwister und die Entwicklung von sozialer und emotionaler Kompetenz. Familiendynamik, 35 (4), 310–317.

Brooks, R. & Goldstein, S. (2001). Das Resilienz-Buch. Stuttgart: Klett-Cotta.

Brown, E. A. & Dillenburger, K. (2004). An evaluation of the effectiveness of intervention in families with children with behavioural problems within the context of a Sure Start programme. Child Care in Practice, 10, 63–67.

Burr, W. (1993). Evaluation der Anwendung lösungsorientierter Kurztherapie in einer kinder- und jugendpsychiatrischen Praxis. Familiendynamik, 18 (1), 11–21.

Burr, W. (1999). Schau mal, was schon da ist! Ressourcenfokussierende Diagnostik. In M. Vogt-Hillmann & W. Burr (Hrsg.), Kinderleichte Lösungen – Lösungsorientierte Kreative Kindertherapie (S. 31–46). Dortmund: Borgmann.

Burr-Fulda, H. & Ehmsen, M. (1993). Von Mehlsäcken und Baumstämmen – Kinder mit muskulärer Hypotonie in der Psychomotorik. Praxis für Psychomotorik, 18 (4), 228–235.

Campana, R. (2010). Das Familienwappen: Eine Methode zum besseren Verständnis der emotionalen Situation und dem familiären Umfeld von Kindern und Jugendlichen. Kontext, 41 (2), 101–116.

Cepukiene, V. & Pakrosnis, R. (2011). The outcome of Solution-Focused Brief Therapy among foster care: The changes of behavior and perceived somatic and cognitive difficulties. Children and Youth Services Review, 33 (6), 791–797.

Conoley, C. W., Graham, J. M., Neu, T., Craig, M. C., O'Pry, A., Cardin, S. A., Brossart, D. F. & Parker, R. I. (2003). Solution-focused family therapy with three aggressive and oppositional-acting children: an N = 1 empirical study. Family Process, 42, 361–374.

Corcoran, J. A. (2006). A comparison group study of solution-focused therapy versus »treatment-as-usual« for behavior problems in children. Journal of Social Service Research, 33 (1), 69–81.

Cox, M. J. (2010). Family systems and sibling relationships. Child Development Perspectives, 4 (2), 95–96.

Damann, G. & Meng, T. (2010). Spiegelprozesse und Kunsttherapie. Göttingen: Vandenhoeck & Ruprecht.

de Jong, P. & Berg, I. K. (1998). Lösungen (er-)finden: Das Werkstattbuch der lösungsorientierten Kurztherapie. Dortmund: modernes lernen.

de Shazer, S. (1989) Der Dreh. Überraschende Wendungen und Lösungen in der Kurzzeittherapie. Heidelberg: Carl-Auer.

de Shazer, S. (1989). Wege der erfolgreichen Kurztherapie. Stuttgart: Klett-Cotta.

de Shazer, S. (1992). Muster familientherapeutischer Kurzzeit-Therapie. Paderborn: Junfermann.

de Shazer, S. (1992) Das Spiel mit Unterschieden. Heidelberg: Carl-Auer.

de Shazer, S. (1996) … Worte waren ursprünglich Zauber. Dortmund: verlag modernes lernen.

de Shazer, S. & Dolan, Y. (2008). Mehr als ein Wunder. Lösungsfokussierte Kurztherapie heute. Heidelberg: Carl-Auer.

de Shazer, S., Berg, I. K., Lipchik, L., Nunnally, E., Molnar, A., Gingerich, W. & Weiner-Davis, M. (1986). Brief therapy: focused solution development. Family Process, 25, 207–222.

Di Leo, J. (1973). Children's Drawing as Diagnostic Aids. New York: Brunner / Mazel.

Dilts, R., Hallbom, T. & Smith, S. (1995). Identität, Glaubenssysteme und Gesundheit. Hö-

here Ebenen der NLP-Veränderungsarbeit. Paderborn: Junfermann.
Dolan, Y. (2005). Über gesunden Menschverstand. Bremen: Mündliche Mitteilung zum Thema »Intuition und therapeutische Haltung«, Workshop am NIK in Bremen.
Dreesen, H. & Eberling, W. (1996). Success Recording – Komplimente und Dokumente in der Lösungsorientierten Kurzzeittherapie. In W. Eberling & J. Hargens (Hrsg.), Einfach kurz und gut. Zur Praxis lösungsorientierter Kurztherapie (S. 19–56). Dortmund: modernes lernen.
Dreesen, H. & Eberling, W. (1998). Das Spiel mit Ressourcen – Vier Wege zur Lösungsfindung. In W. Eberling & J. Hargens (Hrsg.), Einfach kurz und gut. Zur Praxis lösungsorientierter Kurztherapie (S. 50–74). Dortmund: modernes lernen.
Dreesen, H. & Vogt, M. (2010). Das Figurenbilder-Malbuch. Bremen: Manfred Vogt Spieleverlag.
Durrant, M. (1996). Auf die Stärken kannst du bauen. Dortmund: verlag modernes lernen.

Eberlein, G. (1984). Autogenes Training mit Kindern. Düsseldorf: Econ.
Egger, B. & Merz, J. (2013). Lösungsorientierte Maltherapie. Wie Bilder Emotionen steuern. Bern: Huber.
Ekman, P. (1982). Emotion in the Human Face. New York: Cambridge University Press.
Elkonin, D. (1980). Psycholgie des Spiels. Schriftenreihe International Cultural-historical Human Sciences. Berlin: Lehmann media-LOB
Enea, V. & Dafinoiu, I. (2009). Motivational/solution-focused intervention for reducing school truancy among adolescents. Journal of Cognitive & Behavioural Therapies, 9 (2), S. 185–198.
Erickson, M.H. (1954). Pseudo-orientation in time as a hypnotherapeutic procedure. Journal of Clinical and Experimental Hypnosis, 2 (4), 261–283.
Erickson, M.H. (1954). Special techniques of brief hypnotherapy. Journal of Clinical and Experimental Hypnosis, 2 (2), 109–129.
Erikson, E.H. (1966). Identität und Lebenszyklus. Frankfurt a. M.: Suhrkamp.
Ernst, C. & Angst, J. (1983). Birth Order. Berlin: Springer.

Franklin, C., Biever, J. L., Moore, K. C., Clemons, D. & Scamardo, M. (2001). The effectiveness of solution-focused therapy with children in a school setting. Research on Social Work Practice, 11, 411–434.
Franklin, C., Streeter, C. L., Kim, J. S. & Tripodi, S. J. (2007). The effectiveness of a solution-focused, public alternative school for dropout prevention and retrieval. Children and Schools, 29 (3), 133–144.
Franklin, C., Moore, K. & Hopson, L. (2008). The effectiveness of solution-focused brief therapy in a school setting. Children & Schools, 30 (1), 15–26.
Franklin, C., Trepper, T., Gingerich, W. J. & McCollum, E. (Eds.). (2011). Solution-focused Brief Therapy. A Handbook of Evidence-Based Practice. New York: Oxford University Press.
Furman, B. (1999). Es ist nie zu spät, eine glückliche Kindheit zu haben. Dortmund: Borgmann.
Furman, B. (2005). Ich schaffs! Spielerisch und praktisch Lösungen mit Kindern finden – Das 15-Schritte-Programm für Eltern, Erzieher und Therapeuten. Heidelberg: Carl-Auer.

Gardner, R. (1971). Therapeutic Communication with Children. The Mutual Storytelling Technique. New York: Aronson.
Gardner, R. (1973). The Talking, Feeling & Doing Game. New Jersey: Creative Therapeutics. [deutsch: Gardner, R. (1995). Das Reden-Fühlen-Handeln-Spiel. Bremen: Manfred Vogt Spieleverlag.]
Gardner, R. (1980). The Storytelling Card Game. New Jersey: Creative Therapeutics. [deutsch: Gardner, R. (2002). Das Geschichten-Erzähl-Spiel. Bremen: Manfred Vogt Spieleverlag.]
Gardner, R. (1998). The Helping, Sharing, and Caring Game. New Jersey: Creative Therapeutics. [deutsch: Gardner, R. (2004). Das Helfen-Sorgen-Teilen-Spiel. Bremen: Manfred Vogt Spieleverlag.]
Garvey, C. (1978). Spielen. Stuttgart: Klett-Cotta.

Gauda, G. (2001). Theorie und Praxis des therapeutischen Puppenspiels. Dortmund: modernes lernen.
Gitipasand, Z., Arain, K. & Karami, A. A. (2008). The effect of group counseling using solution-focused therapy procedure on reduction of mother-daughter conflicts. Counseling Research and Development, 7 (27), 63–80.
Goetze, H. (2002). Handbuch der personenzentrierten Spieltherapie. Göttingen: Hogrefe.
Goldammer, E. v. (1999). Eine polykontexturale Systemtheorie und deren Konsequenzen. Vortrag bei: »Kybernetische Visionen – (Re)Vision der Kybernetik«, veranstaltet vom Institut für Kybernetik e. V. und der Gesellschaft für Kommunikationskybernetik, Berlin, 26.–28.11.99
Gostautas, A., Cepukiene, V., Pakrosnis, R. & Fleming, J. S. (2005). The outcome of solution-focused brief therapy for in foster care and health institutions. Baltic Journal of Psychology, 6, 5–14.
Gräßer, M., Hovermann, E. & Rehberg, R. (2016). Die vier Yetis. Ein Spiel für kreative Psychotherapie zum Überwinden von depressiver Verstimmung bei Kindern und Jugendlichen. Bremen: Manfred Vogt Spieleverlag.
Grawe, K. (1998). Psychologische Therapie. Göttingen: Hogrefe.
Grawe, K. (2004). Neuropsychotherapie. Göttingen: Hogrefe.
Gross, M. (2007). Wenn Symptome auf den Tisch kommen. In M. Vogt (Hrsg.), Wenn Lösungen Gestalt annehmen. Externalisieren in der kreativen Kindertherapie (S. 179–184). Dortmund: Borgmann.
Günter, M. (2010). Das Squiggle-Spiel in der therapeutischen Arbeit – Dialog und problemlösendes Denken. In G. Damman & T. Meng (Hrsg.), Spiegelprozesse in Psychotherapie und Kunsttherapie (S. 89–102). Göttingen: Vandenhoeck & Ruprecht.

Haken H. & Schiepek, G. (2006). Synergetik in der Psychologie. Göttingen: Hogrefe.
Haley, J. (1978). Die Psychotherapie Milton H. Ericksons. München: Pfeiffer
Haley, J. (1989). Ordeal-Therapie. Ungewöhnliche Wege der Verhaltensänderung. Hamburg: iskopress.
Hargens, J. (2012). Kundige Menschen sind HeldInnen. Lösungs- und ressourcenorientierte Arbeit. Einblicke – Orientierungen – Möglichkeiten. Dortmund: Borgmann.
Hargens, J. (2014). Meine Geschichte: Ich glaub' an dich! Zeitschrift für Systemische Therapie und Beratung, 2 (32), 82–84.
Heinrichs, N. & Lohaus, A. (2011). Klinische Entwicklungspsychologie kompakt. Psychische Störungen im Kindes- und Jugendalter. Weinheim: Beltz.
Hoffmann, C. (1989). Spielen und Theaterspielen. Berlin: Kinderbuchverlag.
Holtz, K. L. (2000). Hypnotherapie mit Kindern und Jugendlichen. Entwicklungspsychologische Grundlagen praktischer Arbeit. In K. L. Holtz, S. Mrochen, P. Nemetschek & B. Trenkle (Hrsg.), Neugierig aufs Großwerden (S. 19–33). Heidelberg: Carl-Auer.
Holtz, K. L. & Mrochen, S. (2005). Einführung in die Hypnotherapie mit Kindern und Jugendlichen. Heidelberg: Carl-Auer.
Holtz, K. L., Mrochen, S., Nemetschek, P. & Trenkle, B. (Hrsg.). (2000). Neugierig aufs Großwerden. Heidelberg: Carl-Auer.
Homeier, S. & Schrappe, A. (2009). Flaschenpost nach irgendwo. Ein Kinderfachbuch für Kinder suchtkranker Eltern. Frankfurt/Main: Mabuse.
Huizinga, J. (2004). Homo Ludens (19. Aufl.). Reinbeck: Rowohlt.

Imber-Black, E., Roberts, J. & Whiting, R. A. (1993). Rituale. Heidelberg: Carl-Auer.
Isebaert, L. (2005). Kurzzeittherapie – ein praktisches Handbuch. Stuttgart: Thieme.

James, T. & Woodsmall, W. (1991). Time Line. NLP-Konzepte. Paderborn: Junfermann.
Javanmini, L., Kimiaee, S. A. & Abadi, B. (2013). The study of solution-focused group counseling in decreasing depression among teenage girls. International Journal of Psychological Studies, 5 (1), 105–111.

Karami, K., Nazari, A. N. & Zahrakar, K. (2012). The effects of group solution-focused coun-

seling on reducing parent-child conflict. Biannual Journal of Applied Counselling, 3 (1), 77–92.
Keeney, B. (1991). Improvisational Therapy. Ein Leitfaden zur Entwicklung kreativer klinischer Strategien. Paderborn: Junfermann.
Keil, E. M. (2009). Malen im Quadrat. Aufmerksamkeit, Konzentrationsfähigkeit und Handlungsplanung. Bremen: Manfred Vogt Spieleverlag.
Kernstock-Redl, H. (2005). Heilsame Kindergeschichten. Wien: öbv & hpt.
Kim, J. S. (2008). Examining the effectiveness of solution-focused brief therapy: A meta-analysis. Research on Social Work Practice, 18, 107–116.
Kim, J. S. & Franklin, C. (2009). Solution-focused brief therapy in schools: A review of the outcome literature. Children and Youth Services Review, 31, 464–470.
Kiphard, E. J. & Pade, H. J. (1986). Der Clown in dir. Hannover: Fackelträger.
Klein, (1973). Die Psychoanalyse des Kindes. München: Kindler.
Klemenz, B. (2003). Ressourcenorientierte Diagnostik und Interventionen bei Kindern und Jugendlichen. Tübingen: DGVT-Verlag.
Knekt, P., Lindfors, O., Virtala, E., Härkänen, T., Sares-Jäske, L. & Laaksonen, M. A. (2012). The effectiveness of short- and long-term psychotherapy during a 7-year follow-up. European Psychiatry, 27 (Supplement 1), 1 ff.
Ko, M.-J., Yu, S.-J. & Kim, Y.-G. (2003). The effects of solution-focused group counseling on the stress response and coping strategies in the delinquent juveniles. Taehan Kanho Hakhoe Chi – Journal of Korean Academy of Nursing, 33 (3), 440–450.
Koob, J. J. & Love, S. M. (2010). The implementation of solution-focused therapy to increase foster care placement stability. Children and Youth Services Review, 32 (10), 1346–1350.
Kreier, F., Genco, S. M., Boreel, M., Langkemper, M. P., Nugteren, I. C., Rijnveld, V., Thissen, V., Deden, S. & Keessen, M. (2013). An individual, community-based treatment for obese children and their families: The solution-focused approach. Obesity Facts, 6, 424–432.
Kuba, M. (2009). Warum Kraken Klötze lieben. Geist & Gehirn, 7-8, 48-50.
Kvarme, L. G., Helseth, S., Sørum, R., Luth-Hansen, V., Haugland, S. & Natvig, G. K. (2010). The effect of a solution-focused approach to improve self-efficacy in socially withdrawn school children: A non-randomized controlled trial. International Journal of Nursing Studies, 47 (11), 1389–1396.

Lankton, S. & Lankton, C. (1991). Geschichten mit Zauberkraft. Die Arbeit mit Metaphern in der Psychotherapie. München: Pfeiffer.
Largo, R. H. & Czernin, M. (2003). Glückliche Scheidungskinder. München: Piper.
Lewin, K. (1936). Principles of topological psychology. New York: Mc Graw-Hill.
Lindemann, H. & Rosenbohm, C. (2012). Die Metaphern-Schatzkiste. Göttingen: Vandenhoeck & Ruprecht.
Lipchik, E. (2011). Von der Notwendigkeit, zwei Hüte zu tragen. Die Balance von Technik und Emotionen in der lösungsfokussierten Therapie. Heidelberg: Carl-Auer.
Littrell, J. M., Malia, J. A. & Vanderwood, M. (1995). Single-session brief counseling in a high school. Journal of Counseling and Development, 73 (4), 451–458.
Lovelock, H., Matthews, R. & Murphy, K. (2010). Evidence-based psychological interventions in the treatment of mental disorders: A literature review. Melbourne: Australian Psychological Association. http://www.psychology.org.au/Assets/Files/Evidence-Based-Psychological-Interventions.pdf (24.08.2015).

Maaß, S. (1997). Mit Kindern Bilder zaubern. Dortmund: modernes lernen.
Macdonald, A. J. (2011). Studies of outcome in solution-focused research since 2007. Context – The magazine for family therapy and systemic practice, 118, 31–35.
Macdonald, A. J. (2014). A personal view: solution focused therapy: the research and the literature. Where do we go from here? Journal of Solution-Focused Brief Therapy, 1 (1), 79–88 (auf Grundlage des Vortrags auf der SFCT Conference, University of Herfordshire, 19./20. September 2013).

Madanes, C. (1989). Hinter dem Einwegspiegel. Hamburg: iskopress.

Marx, A. & Stelzer-Marx, G. (2015). Sich einigen! Das Mediationsspiel für Kinder. Bremen: Manfred Vogt Spieleverlag.

McGarry, J., McNicholas, F., Buckley, H., Kelly, B. D., Atkin, L. & Ross, N. (2008). The clinical effectiveness of a brief consultation and advisory approach compared to treatment as usual in child and Adolescent Mental Health Services. Clinical Child Psychology and Psychiatry, 13 (3), 365–376.

McGee, D., Del Vento, A. & Bavelas, J. B. (2005). An interactional model of questions as therapeutic interventions. Journal of Marital and Family Therapy, 31 (4), 371–384.

McKeel, A. J. (1996). A clinician's guide to research on solution-focused therapy. S. D. Miller, M. A. Hubble & B. L. Duncan (Eds.), Handbook of Solution-Focused Brief Therapy (pp. 251–271). San Francisco: Jossey-Bass.

Mebes, M. (2014). Der Gefühleflip. Köln: mebes & noack.

Mentha, D. (2013). Zur Neurobiologie der Ressourcenorientierung. In H. Schemmel & J. Schaller (Hrsg.), Ressourcen … Ein Hand- und Lesebuch zur therapeutischen Arbeit (S. 87–130). Tübingen: DGVT.

Mercier, P. (1997). Perlmanns Schweigen. München: btb Verlag.

Miller, S. D. & Berg, I. K. (1997). Die Wundermethode. Dortmund: Borgmann.

Miller, G. & de Shazer, S. (1991). Jenseits von Beschwerden. Ein Entwurf der Kurztherapie. In L. Reiter & C. Ahlers (Hrsg.), Systemisches Denken und therapeutischer Prozeß (S. 117–135). Berlin: Springer.

Miller, S. D., Duncan, B. L. & Hubble, M. A. (2000). Jenseits von Babel. Stuttgart: Klett-Cotta.

Mills, J. C. & Crowley, R. J. (1996). Therapeutische Metaphern für Kinder und das Kind in uns. Heidelberg: Carl-Auer.

Minuchin, S. (1977). Familie und Familientherapie. Freiburg: Lambertus.

Mogel, H. (2008) Psychologie des Kinderspiels (3. Aufl.). Berlin: Springer.

Mrochen, S. (2012). Unveröffentl. Manuskript. Bremen: Workshop: Kreative Kindertherapie am Norddeutschen Institut für Kurzzeittherapie.

Mrochen, S. & Vogt, M. (2007). Betrachtungen zum therapeutischen Kontakt mit Jugendlichen. In M. Vogt (Hrsg.), Wenn Lösungen Gestalt annehmen. Externalisieren in der kreativen Kindertherapie (S.139–152). Dortmund: Borgmann.

Mrochen, S., Holtz, K. L. & Trenkle, B. (1993). Die Pupille des Bettnässers. Heidelberg: Carl-Auer.

Müller, E. (1984). Du spürst unter deinen Füßen das Gras. Frankfurt / Main: Fischer.

Müller, E. (1985). Auf der Silberstraße des Mondes. Frankfurt / Main: Fischer.

Natho, F. (2009). Gespräche mit dem inneren Schweinehund: Arbeit mit Tierfiguren in systemischer Beratung und Therapie. Göttingen: Vandenhoeck & Ruprecht.

Nemetschek, P. (2006). Systemische Familientherapie mit Kindern, Jugendlichen und Eltern. Lebensfluss-Modelle und analoge Methoden. Stuttgart: Klett-Cotta.

Nestmann, F. (1996). Psychosoziale Beratung – ein ressourcentheoretischer Entwurf. Verhaltenstherapie & Psychosoziale Praxis, 28 (3), 139–325.

Newman, S. (2011). Kleine Schritte vorwärts. Spiele und Aktivitäten für Kinder mit Behinderungen. Tübingen: DGVT.

Newsome, S. W. (2005). The impact of solution-focused brief therapy with at-risk junior high school students. Children & Schools, 27, 83–90.

Norton, C. C. & Norton, B. E. (1998). Reaching Children Through Play Therapy. An Experiential Approach. Denver: The Publishing Cooperative.

Nowicka, P., Haglund, P., Pietrobelli, A., Lissau, I. & Flodmark, C.-E. (2008). Family weight school treatment: 1-year results in obese adolescents. International Journal of Pediatric Obesity, 3 (3), 141–147.

Oaklander, V. (1981). Gestalttherapie mit Kindern und Jugendlichen. Stuttgart: Klett-Cotta.

Oehlmann, C. (1995). Garantiert erzählen lernen. Reinbek: Rowohlt.

Oerter, R. (1999). Psychologie des Spiels. Weinheim: Beltz.
Olness, K. & Kohen, D. P. (2001). Lehrbuch der Kinderhypnose und -hypnotherapie. Heidelberg: Carl-Auer.
Opitz, S. & Vogt, M. (2014). Das Das-tut-mir-gut-Spiel. Resilienz stärken bei Kindern und Jugendlichen mit belasteten Eltern. Bremen: Manfred Vogt Spieleverlag.

Palmowski, W. (2007). Nichts ist ohne Kontext. Systemische Pädagogik bei »Verhaltensauffälligkeiten«. Dortmund: modernes lernen.
Perkins, R. (2006). The effectiveness of one session of therapy using a single-session therapy approach for children and with mental health problems. Psychology and Psychotherapy: Theory, Research and Practice, 79 (2), 215–227.
Perkins, R. & Scarlett, G. (2008). The effectiveness of single session therapy in child and adolescent mental health. Part 2: an 18-month follow-up study. Psychology and Psychotherapy: Theory, Research and Practice, 81 (2), 143–156.
Peseschkian, N. (2009). Der Kaufmann und der Papagei. Orientalische Geschichten in der Positiven Psychotherapie. Frankfurt / Main: Fischer.
Petzold, H. (1997). Das Ressourcenkonzept in der sozialinterventiven Praxeologie und Systemberatung. Integrative Therapie, 4, 435-471.
Petzold, H. & Ramin, G. (1991). Schulen der Kinderpsychotherapie. Paderborn: Junfermann.
Piaget, J. (1950). Der Aufbau der Wirklichkeit beim Kinde. Stuttgart: Klett-Cotta.
Pleyer, K.-H. (2001): Systemische Spieltherapie – Kooperationswerkstatt für Eltern und Kinder. In W. Rotthaus (Hrsg.), Systemische Kinder- und Jugendlichenpsychotherapie (S.125–159). Heidelberg: Carl-Auer.
Prior, M. (2015). MiniMax-Interventionen. 15minimale Interventionen mit maximaler Wirkung. Heidelberg: Carl-Auer.
Pruckner, H. (2001). Das Spiel ist der Königsweg der Kinder. Psychodrama, Soziometrie und Rollenspiel mit Kindern. München: InScenario.

Ratner, H., George, E. & Iveson, C. (2012). Solution Focused Brief Therapy. London: MPG Books Group.
Reinecke, M. (2000). Körperbilder von Kindern und Jugendlichen. Körperbezogene Diagnostik in der klinischen Psychologie. Bern: Peter Lang.
Reinehr, T., Kleber, M., Lass, N. & Toschke, A. M. (2010). Body mass index patterns over 5y in obese children motivated to participate in a 1-y lifestyle intervention: age as a predictor of long-term success. American Journal of Clinical Nutrition, 91, 1165–1171.
Remschmidt, H. (Hrsg.). (2011). Kinder- und Jugendpsychiatrie. Eine praktische Einführung. Stuttgart: Thieme.
Retzlaff, R. (2008). Spielräume. Lehrbuch der systemischen Therapie mit Kindern und Jugendlichen. Stuttgart: Klett-Cotta.
Retzlaff, R. (2010). Familien stärken. Behinderung, Resilienz und systemische Therapie. Stuttgart: Klett-Cotta.
Retzlaff, R. (2013). Einführung in die systemische Therapie mit Kindern und Jugendlichen. Heidelberg: Carl-Auer.
Reveland, D. & Bastian, J. (2012). Tricky Teens. Ressourcenorientiertes Gruppentraining für Jugendliche mit ADHS. Dortmund: Borgmann.
Richter, J. (2012). Spielend gelöst. Systemisch-psychomotorische Familienberatung: Theorie und Praxis. Göttingen: Vandenhoeck & Ruprecht.
Roth, G. & Strüber, N. (2014). Wie das Gehirn die Seele macht. Stuttgart: Klett-Cotta.
Rotthaus, W. (Hrsg.). (2001). Systemische Kinder- und Jugendlichenpsychotherapie. Heidelberg: Carl-Auer.
Rubinstein, S. L. (1977). Grundlagen der Allgemeinen Psychologie. Berlin: Volk und Wissen.
Russ, K. (2015). Zehn Spiele zum Einsatz in der verhaltenstherapeutischen Praxis. Verhaltenstherapie mit Kindern & Jugendlichen, 11 (1 / 2), 5–13.
Ryan, T. & Walker, R. (1997). Wo gehöre ich hin? Biographiearbeit mit Kindern und Jugendlichen. Weinheim: Beltz.

Salameh, W. A. (2007). Humor in der integrativen Kurzzeittherapie. Stuttgart: Klett-Cotta.
Schaefer, C. & Cangelosi, D. (Eds.) (1993). Play Therapy Techniques. Northvale: Jason Aronson.
Schemmel, H., Selig, D. & Janschek-Schlesinger, R. (2008). Kunst als Ressource in der Therapie. Tübingen: DGVT.
Schemmel, H., Schaller, J. & Schössow, F. (2013). Ressourcen und »common factors« – Ein Blick in die Psychotherapieforschung. In H. Schemmel & J. Schaller (Hrsg.), Ressourcen … Ein Hand- und Lesebuch zur therapeutischen Arbeit (S.131–164). Tübingen: DGVT.
Schepper, F. & Gerster, A. (2011). Das Kinder-KlinikKarten-Memospiel. Ressourcen stärken in der Psychotherapie, Pädiatrie und Onkologie. Bremen: Manfred Vogt Spieleverlag.
Schepper, F., Schepper, J. & Vogt-Sitzler, F. (2014). Etwas von mir! 60 Kommunikationskarten. Bremen: Manfred Vogt Spieleverlag.
Scheuerl, H. (1990). Das Spiel (11. Aufl.). Weinheim: Beltz.
Schlippe, A. v. & Matthaei, C. (1991). Das Kind in der strukturellen und entwicklungsorientierten Familientherapie. In H. Petzhold & G. Ramin (Hrsg.), Schulen der Kinderpsychotherapie (S. 323–358). Paderborn: Junfermann.
Schmidtchen, S. (1974). Klientenzentrierte Spieltherapie. Weinheim: Beltz.
Schmidtchen, S. (1999). Klientenzentrierte Spiel- und Familientherapie. Weinheim: Beltz.
Schneider, W. & Lindenberger, U. (2012). Entwicklungspsychologie. Weinheim: Beltz.
Selekman, M. (1997). Solution Focused Therapy with Children: Harnessing Family Strengths for Systemic Change. New York: Guilford Press.
Selekman, M. & Beyebach, M. (2013). Changing Self-Destructive Habits: Pathways to Solutions with Couples and Families. New York: Taylor & Francis.
Selvini-Palazzoli, M., Boscole, L., Cecchin, G. & Prata, G. (1978). Paradoxon und Gegenparadoxon. Stuttgart: Klett-Cotta.
Shennan, G. (2003). The early response project: a voluntary sector contribution to CAMHS. Child And Adolescent Mental Health In Primary Care, 1, 46–50.
Shin, S.-K. (2009). Effects of a solution-focused program on the reduction of aggressiveness and the improvement of social readjustment for Korean youth probationers. Journal of Social Service Research, 35 (3), 274–284.
Signer-Fischer, S., Gysin, T. & Stein, U. (2009). Der kleine Lederbeutel mit allem drin. Hypnose mit Kindern und Jugendlichen. Heidelberg: Carl-Auer.
Spangenberg, B. (1996). Märchen für Scheidungskinder. Wien: Orac.
Spitz, R. (2004). Vom Säugling zum Kleinkind (12. Aufl.). Stuttgart: Klett-Cotta.
Stams, G. J. J., Dekovic, M., Buist, K. & de Vries, L. (2006). Effectiviteit van oplossingsgerichte korte therapie: Een meta-analyse. Gedragstherapie, 39 (2), 81–95.
Steiner, T. (2007). Externalisieren mit Kindern. In M. Vogt (Hrsg.), Wenn Lösungen Gestalt annehmen. Externalisieren in der kreativen Kindertherapie (S.37–51). Dortmund: Borgmann.
Steiner, T. (2011). Jetzt mal angenommen … Anregungen für die lösungsfokussierte Arbeit mit Kindern und Jugendlichen. Heidelberg: Carl-Auer.
Steiner, T. & Berg, I. K. (2005). Handbuch lösungsorientiertes Arbeiten mit Kindern und Jugendlichen. Heidelberg: Carl-Auer.
Steinhausen, H. C. & von Aster, M. (1993). Handbuch Verhaltenstherapie und Verhaltensmedizin bei Kindern und Jugendlichen. Weinheim: Beltz.
Stiehl-Werschak, J. P. & Pfundt, C. (1991). Was wirkt in der Therapie? System Familie, 4, 211–222.
Stierlin, H. (1982). Delegation und Familie. Beiträge zum Heidelberger familiendynamischen Konzept. Frankfurt: Suhrkamp.
Stierlin, H. (1983). Familientherapie: Wissenschaft oder Kunst? Familiendynamik, 8 (4), 364-377.
Stierlin, H., Rücker-Embden, I., Wetzel, N. & Wirsching, M. (1977). Das erste Familiengespräch. Stuttgart: Klett-Cotta.
Stölzel, S. (2012). Unendliche Weiten. Lösungsorientiert denken mit Captain Kirk, Mr. Spock und Dr. McCoy. Göttingen: Vandenhoeck & Ruprecht.

Strauß, B. (Hrsg.). (2008). Bindung und Psychopathologie. Stuttgart: Klett-Cotta.
Sturzbecher, D. (Hrsg.). (2001). Spielbasierte Befragungstechniken. Göttingen: Hogrefe.
Szabó, P. & Berg, I. K. (2006). Kurz(zeit)coaching mit Langzeitwirkung. Dortmund: Borgmann.

Talmon, M. (1996). Schluss mit den endlosen Sitzungen. München: Knaur.
Thoma, C. (2007). Zutrauen, zumuten, zulassen. Systemische Kurztherapie mit Kindern, Jugendlichen & Eltern, ericksonlike. Amstetten: IKSAM.
Thompson, R. & Littrell, J. M. (2000). Brief counseling for students with learning disabilities. The School Counselor, 2, 60–72.
Thürk, T. (2012). Handwerkliche und gestalterische Techniken. Dortmund: modernes lernen.
Toman, W. (2005). Familienkonstellationen. Ihr Einfluß auf den Menschen. München: C.H.Beck.
Trana, H., Langseth-Johannesen, T. & Rieber, H. (2000). Die reflektierenden Handpuppen. Ein neuer Weg der Kommunikation mit Kindern in der Familientherapie. Zeitschrift für systemische Therapie und Beratung, 18 (2), 68–80.
Trautner, H. M. (1992). Lehrbuch der Entwicklungspsychologie. Grundlagen und Methoden Bd. 1, Göttingen: Hogrefe.
Trautner, H. M. (1997). Lehrbuch der Entwicklungspsychologie. Theorien und Befunde. Bd. 2, Göttingen: Hogrefe.

Varga von Kibed, M. (2008). Vorwort. In S. de Shazer & Y. Dolan (Hrsg.), Mehr als ein Wunder. Lösungsfokussierte Kurztherapie heute (S. 9–18). Heidelberg: Carl-Auer.
Vogt, M. (1990). Hypnosetherapie mit Kindern und Jugendlichen nach Milton H. Erickson ohne klassische Tranceinduktion. Experimentelle und Klinische Hypnose, 6 (1), 7–20.
Vogt, M. (1992). Hypnotherapie bei Kindern und Jugendlichen. TW Pädiatrie, 5, 317–328.
Vogt, M. (1993). Entwurf einer konstruktivistischen Hypnosetherapie für die Behandlung von Kindern und Jugendlichen. In S. Mrochen, K. L. Holtz & B. Trenkle (Hrsg.), Die Pupille des Bettnässers (S. 30–47). Heidelberg: Carl-Auer.
Vogt, M. (2004). Gedanken und Gefühle in der systemisch-lösungsorientierten Arbeit mit Jugendlichen – Teile-Arbeit und die Methode des Externalisierens. Zeitschrift für systemische Therapie und Beratung, 22 (4), 247–254.
Vogt, M. (2005). Die FangFragenBälle. Bremen: Manfred Vogt Spieleverlag.
Vogt, M. (2006). Das HeuteHier-MorgenDort-Spiel. Bremen: Manfred Vogt Spieleverlag.
Vogt, M. (Hrsg.). (2007). Wenn Lösungen Gestalt annehmen – Externalisieren in der kreativen lösungsorientierten Kindertherapie. Dortmund: Borgmann.
Vogt, M. (2009). Familie Erdmann. Bremen: Manfred Vogt Spieleverlag.
Vogt, M. (2012). Das Mimik-Trio-Spiel. Bremen: Manfred Vogt Spieleverlag.
Vogt, M. (2013). Gefühle haben ein Gesicht. Bremen: Manfred Vogt Spieleverlag.
Vogt, M., (2013). Spielen als Ressource in der Therapie – die Ressourcen des Spielens. In H. Schemmel & J. Schaller (Hrsg.), Ressourcen … Ein Hand- und Lesebuch zur therapeutischen Arbeit (S.369–390). Tübingen: DGVT.
Vogt, M. (2014). Geschwisterbeziehungen und Geschwisterkonstellationen. In T. Levold & M. Wirsching (Hrsg.), Systemische Therapie und Beratung – das große Lehrbuch (S. 349–354). Heidelberg: Carl-Auer.
Vogt, M. & Caby, F. (Hrsg.). (2009). Ressourcenorientierte Gruppentherapie mit Kindern und Jugendlichen. Dortmund: Borgmann.
Vogt, M. & Dreesen, H. (2010). Gefühlte Identität – Eine pragmatische Auswahl kurzzeittherapeutischer Interventionen und Rituale. Familiendynamik, 36 (2), 120–126.
Vogt, M. & Vogt-Sitzler, F. (2004). Die Ichkann-HasenHühnerHunde. Das Ressourcenmemospiel. Bremen: Manfred Vogt Spieleverlag.
Vogt, M. & Vogt-Sitzler, F. (2010). Das Mobben-Stoppen-Spiel. Mobben erkennen, verstehen und Handeln. Bremen: Manfred Vogt Spieleverlag.
Vogt, M., Loschky, A. & Spratte, S. (2004). »Was war, als es mich noch nicht gab?« Ressourcenorientierte Biographiearbeit mit Kindern

aus psychisch belasteten Familien. SpielRäume, 11 (28), 40–45.
Vogt, M., Hubert-Schnelle, C. & Clavée, S. (2010). Brüderchen und Schwesterchen – Geschwisterbeziehungen als Kraftquellen nutzen. Familiendynamik, 36 (4), 318–326.
Vogt-Hillmann, M. (1992). Imaginative Verfahren und Visualisierungsstrategien in der Hypnotherapie mit Kindern und Jugendlichen. In H. Hennig, E. Fikentscher & W. Rosendahl (Hrsg.), Tiefenpsychologisch fundierte Psychotherapie mit dem katathymen Bilderleben (S.165–188). Halle/Saale: Martin-Luther-Universität Halle-Wittenberg.
Vogt-Hillmann, M. (1999). Vom Ressourcosaurus und anderen fabelhaften Wesen – Malen und Zeichnen in der kreativen Kindertherapie. In M. Vogt-Hillmann & W. Burr (Hrsg.), Kinderleichte Lösungen – Lösungsorientierte Kreative Kindertherapie (S. 15–34). Dortmund: modernes lernen.
Vogt-Hillmann, M. (2000). Literarische Mittel in der Hypnotherapie – Wachstum und Identitätsbildung bei einem 16-jährigen Mädchen. In K. H. Holtz, S. Mrochen, P. Nemetschek & B. Trenkle (Hrsg.), Neugierig aufs Großwerden. Praxis der Hypnotherapie mit Kindern und Jugendlichen (S.173–192). Heidelberg: Carl-Auer.
Vogt-Hillmann, M. (2002). Ressourcen- und Kompetenzsterne in der Diagnostik von Kindern und Jugendlichen. In M. Vogt-Hillmann & W. Burr (Hrsg.), Kinderleichte Lösungen – Lösungsorientierte Kreative Kindertherapie (S.123–150). Dortmund: Borgmann.
Vogt-Hillmann, M. & Burr, W. (1996). Kreative Kindertherapie. In W. Eberling & J. Hargens (Hrsg.), Einfach kurz und gut. Zur Praxis lösungsorientierter Kurztherapie (S. 57–92). Dortmund: Borgmann.
Vogt-Hillmann, M. & Burr, W. (Hrsg.). (1999). Kinderleichte Lösungen – Lösungsorientierte Kreative Kindertherapie. Dortmund: Borgmann.
Vogt-Hillmann, M., Dreesen, H. & Eberling, W. (1998). Zwischen Tiefpunkt und Höhepunkt: Skalieren von Unterschieden, die Unterschiede machen. Zeitschrift für systemische Therapie und Beratung, 16 (1), 20–30.
Vogt-Hillmann, M., Burr, W. & Illhardt, A. (2000). Kurzzeittherapie bei Kinderängsten – Coping mit Cartoons in der kreativen Kindertherapie. In J. Hargens & W. Eberling (Hrsg.), Einfach, kurz und gut – Teil 2 – Ressourcen erkennen und nutzen (S. 117–130). Dortmund: Borgmann.
Vogt-Sitzler, F. & Vogt, M. (2008). Das GefühlsMix-Spiel. Bremen: Manfred Vogt Spieleverlag.
Vogt-Sitzler, F. & Vogt, M. (2014). Das Land-der-Gefühle-Spiel. Gefühle erkennen und benennen. Bremen: Manfred Vogt Spieleverlag.
Vopel, K. (1995a). Der fliegende Teppich. Leichter lernen durch Entspannung. Teil 1. Übungen für Kinder von 6 bis 12 Jahren. Hamburg: iskopress.
Vopel, K. (1995b). Der fliegende Teppich. Leichter lernen durch Entspannung. Teil 2. Übungen für Jugendliche ab 13 Jahren. Hamburg: iskopress.
Vygotskij, L. S. (2002, Original 1934). Denken und Sprechen. Herausgegeben und aus dem Russischen übersetzt von Joachim Lompscher und Georg Rückriem. Weinheim: Beltz.

Watzlawik, P., Beavin, J. & Jackson, D. (1969). Menschliche Kommunikation. Bern: Huber.
Watzlawik, P., Weakland, J. H. & Fish, R. (1984). Lösungen. Bern: Hans Huber.
Weakland, J., Fisch, R., Watzlawick, P. & Bodin, A. (1974). Brief therapy: focused problem resolution. Family Process, 13 (2), 141–168.
Wheeler, J. (1995). Believing in miracles: the implications and possibilities of using solution-focused therapy in a child mental health setting. ACPP Reviews & Newsletter, 17, 255–261.
Wheeler, J. (2001). A helping hand: Solution-focused brief therapy and child and adolescent mental health. Clinical Child Psychology & Psychiatry, 6, 293-306.
White, M. (1986). Ängste bekämpfen und Ungeheuer zähmen. Ein Ansatz zur Behandlung von Kinderängsten. Familiendynamik, 11 (3), 267–282.
White, M. (2007). Narrative Praxis und das Aufklären von Schlussfolgerungen über Identität. In M. Vogt (Hrsg.), Wenn Lösungen Gestalt annehmen. Externalisieren in der

kreativen Kindertherapie (S. 9–36). Dortmund: Borgmann.
Wieland, E. & Keßler, W. (2008). Plastisches Gestalten in der Kunsttherapie. Dortmund: modernes lernen.
Wienand, F. (Hrsg.). (2016). Projektive Diagnostik bei Kindern, Jugendlichen und Familien. Stuttgart: Kohlhammer.
Wiesenhaan, P. (2015). Sport und Bewegung für Menschen mit geistiger Behinderung. Tübingen: DGVT.
Williams, M. S. & Shellenberger, S. (2001). Wie läuft eigentlich dein Motor? Theorie und Praxis der Selbstregulierung für Menschen mit ADS / HKS – »Das Alert Program«. Dortmund. modernes lernen.
Winnicott, D. W. (1971). Vom Spiel zur Realität. (13. Aufl., 2012). Stuttgart: Klett-Cotta.

Young, S. (1998). The support group approach to bullying in schools. Education Psychology in Practice, 14 (1), 32–39.
Young, S. & Holdorf, G. (2003). Using solution-focused brief therapy in referrals for bullying. Education Psychology in Practice, 19 (4), 271–282.

Zehnder Schlapbach, S. (2010). Die heimlichen Helfer in der kinderärztlichen Praxis. Zum Gebrauch von Bilderbüchern in der kreativen Kindertherapie. In M. Vogt (Hrsg.), Wenn Lösungen Gestalt annehmen. Externalisieren in der kreativen Kindertherapie (S. 113–138). Dortmund: Borgmann.
Zehnder Schlapbach, S. (2012). Selbst- und Sozialkompetenzkarten. Soft skills spielend trainieren. Bern: CreaThera.
Ziffer, J. M., Crawford, E. & Penney-Wietor, J. (2007). The boomerang bunch: a school-based multifamily group approach for students and their families recovering from parental separation and divorce. The Journal for Specialists in Group Work, 32 (2), 154–164.
Zulliger, H. (1970). Heilende Kraft im kindlichen Spiel. Frankfurt: Fischer.

Sachwortverzeichnis